隐私计算在医疗行业中的应用

郑静 主编

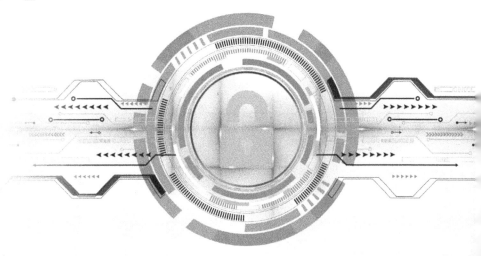

中山大學出版社
SUN YAT-SEN UNIVERSITY PRESS
·广州·

图书在版编目（CIP）数据

隐私计算在医疗行业中的应用／郑静主编. --广州：中山大学出版社，2024.7. --ISBN 978-7-306-08122-3

Ⅰ. R197.1-39

中国国家版本馆 CIP 数据核字第 2024T5Y585 号

出 版 人：王天琪
策划编辑：曾育林
责任编辑：曾育林
封面设计：曾　斌
责任校对：谢贞静
责任技编：靳晓虹
出版发行：中山大学出版社
电　　话：编辑部 020-84113349，84110776，84111997，84110779，84111996
　　　　　发行部 020-84111998，84111981，84111160
地　　址：广州市新港西路 135 号
邮　　编：510275　　　　　传　真：020-84036565
网　　址：http://www.zsup.com.cn　　E-mail:zdcbs@mail.sysu.edu.cn
印 刷 者：广东虎彩云印刷有限公司
规　　格：787mm×1092mm　1/16　13.25 印张　336 千字
版次印次：2024 年 7 月第 1 版　2024 年 7 月第 1 次印刷
定　　价：58.00 元

编　委　会

引　言

数据，在当今的数字化时代已经实现了要素化，日益成为经济活动中重要、崭新的核心生产要素之一，是各行各业信息化、数字化、智能化趋势的支柱，已经迅速渗透到社会生产、服务、运营管理、交易和监管等各领域，从根本上改变了传统的工作方式、生产模式和经营方法。数据安全制度建设事关党和国家发展安全大局。2022 年 6 月，中央全面深化改革委员会第二十六次会议审议通过《关于构建数据基础制度更好发挥数据要素作用的意见》。2022 年 12 月，中共中央、国务院发布《关于构建数据基础制度更好发挥数据要素作用的意见》（以下简称“数据二十条”），强调“加快建设数字中国，加快构建数据基础制度，充分发挥我国海量数据规模和丰富应用场景优势，激活数据要素潜能”。广东省作为我国第一经济大省，在激发数字经济活力、释放数据要素价值的顶层制度规划方面走在我国前列。2021 年 11 月，《广东省卫生健康事业发展“十四五”规划》明确提出，规范和加强健康医疗大数据保障体系建设，深化健康医疗大数据在临床科研、教育培训、产品研发、行业治理等方面应用，探索形成广东特色健康医疗大数据发展模式，完善全民健康信息化标准体系。

“数据二十条”明确了推进实施公共医疗数据的确权授权机制，文件强调了对各级医疗机构、医疗服务提供者依法履职或提供医疗服务过程中产生的医疗数据的重要性。这些数据的汇聚、共享、开放开发、授权使用和管理将有助于实现医疗领域的互联互通，打破医疗数据的孤立性。鼓励公共卫生数据、医疗健康数据在保护用户隐私和确保数据安全的前提下，按照“数据不出域、可用不可见”的要求，以模型、核验等产品和服务等形式向社会提供，对不承载个人隐私信息和不影响国家安全的公共医疗数据，按需按用途加大供给使用范围。

医疗健康大数据具有隐私性、长期保存性等特征，涉及人的出生、生长、衰老、死亡等多个环节的全生命周期。不仅有个人的日常健康体检数据，而且涉及医疗医药、疾控、健康管理服务、医保、药品监管等多源异构数据的汇聚。基于医疗健康大数据开展分析和预测工作，可以对改进医疗健康服务模式提出新的思路，在更高层次上讲对涉及国计民生的政策制定都有着重要的促进作用，是国家重要的基础性战略资源。不同于一般行业的数据，医疗领域的数据具备其特殊的敏感性和重要性，个人的健康医疗信息最为敏感，属于隐私保护范围。因此，我们需要在数据保护与数据价值的合理挖掘之间寻求良好的解决方案，综合利用技术手段和配套管理措施将数据供需关系理顺，保护数据拥有和持有主体的合法权益、隐私安全以及合法权利，促进来自不同数据源的数据进行聚合，使之便于分析和应用。在众多的前沿技术中，隐私计算为代表的一类前沿技术提供了切实可行的路径，隐私计算技术能够在充分保护用户隐私和数据安全的前提下进行数据共享与流通，实现数据价值的转化和释放，这无疑是符合医疗数据“可用不可见”需求的技术类型。隐私计算能够从源头上应对医疗数据安全的痛点，同时又为医疗数据的互联互通、高效流动奠定基础，通过底层技术创新改变医疗数据的使用方式，在保障原始数据不出域前提下，规范开展数据共享，实现数据可用不可见、“数据不动价值动”的终极愿景。

隐私计算囊括了多方安全计算、联邦学习、可信执行环境三大类技术，在产业需求的推动下正积极开展跨平台互联互通、可信硬件研发、软硬一体机产品创新，在政策支撑下，其应用落地也逐渐丰富。患者隐私与医疗数据利用之间的基本矛盾是采用隐私计算等新技术的内在驱动力，通过隐私计算技术对健康医疗数据进行安全密文融合计算，在数据提供方不泄露原始数据的前提下，对数据进行分析、计算、价值挖掘，确保数据在流通和融合的过程中可用不可见、可算不可识，可以有效落实我国《网络安全法》《数据安全法》《个人信息保护法》等多部法律法规要求，同时杜绝数据重复利用的溢出风险，有效保护患者的隐私权益。借助隐私计算技术，可以在不泄露原始数据的前提下实现算法模型的计算和统计分析结果的输出，实现“数据来源范围可界定，流通交易过程可追溯，安全风险隐患可防范”。

深圳作为我国改革开放的先行示范区，2021 年经济在全球城市 GDP 位列第十，已成为具有全球影响力的国际化大都市。根据习近平总书记指示，建设好中国特色社会主义先行示范区，创建社会主义现代化强国的城市范例，推进粤港澳大湾区建设是新时代党中央赋予深圳的历史使命。深圳代表了未来城市的发展方向，对于其他城市建设发挥着引领作用。近年来，深圳作为新型智慧城市建设先行者，通过打造智慧城市的智能中枢和数据大脑，构建数字化开放和集成生态系统，支撑各类智能化系统应用和跨机构跨行业的数据共享和业务协同。2022 年 11 月 15 日，由国家发展和改革委员会和广东省人民政府指导，深圳市人民政府主办的深圳数据交易所揭牌暨数据交易成果发布仪式在深圳举行。媒体报道的最新数据显示，截至 2023 年 2 月底，深圳数据交易所已登记备案的数据交易共 66 笔，其中累计交易金额达 16 亿元。但是业内专家表示，目前数据的流通交易在交易所场景下的实践过程中还面临数据隐私安全、数据可被无限复用等多方面约束条件，如果希望数据来源得到广泛认可，使用范围明确定义，流程可追溯，安全风险精准防控，隐私计算这类前沿技术显然为上述这些约束条件的完美解决提供了可行的路径。

过去几年中，深圳市的医疗行业数字化获得了长足发展，众多政府机构、企业、医疗机构、高校和科研机构积累了大量医疗健康数据，为隐私计算的落地提供了很好的土壤。以生态开放的格局和方式，结合隐私计算等新技术优势，充分整合城市内大学、政府、高新技术企业、科研院所等多方资源，推动数据成为像土地、资本一样的要素进行流通的关键技术研发和应用，已经成为摆在深圳市当前发展形势下的一个重要课题。为加快推动隐私计算技术应用在深圳市医疗健康大数据产业的创新发展，本调研报告在梳理隐私计算技术和数据要素流通背景的基础上，结合国家、广东省和深圳市层面最新的政策环境和行业发展态势，阐述了隐私计算技术近期的技术发展态势，对国内外医疗数据隐私计算现状重新进行了整理分析，包括隐私计算技术市场的发展态势和产业配套环境、当前隐私计算技术在合规方面的探讨，以及所遇到的挑战和难题、未来展望等，并梳理了隐私计算应用案例及场景，旨在推动隐私计算技术更有效地为深圳市医疗健康数据高水平应用服务。

目　录

第 1 章　隐私计算概述

1.1　隐私计算基本概念

隐私计算是在信息时代过渡到智能时代的背景中产生的，目前中国社会已经实现了各行各业的高度数据化，且人工智能、区块链、云计算、大数据等新兴科技发展非常迅速，已到取得下阶段突破发展的关键阶段，我们正从信息时代过渡到智能时代。信息时代的特点是所有的决策，小到订飞机、火车票，大到企业战略，都是由人来做的；智能时代则不同，改为了由机器和算法做决策。众所周知，算法的准确性源于海量数据模型训练的结果，而当前数据源分散、数据孤岛林立，阻碍了数据价值的有效挖掘，而隐私计算技术恰巧可以解决这个问题。

2021 年，我国首次把数据定位为继土地、资本、劳动力、技术之外的第五大生产要素，但数据要想成为生产要素，就必须具备可共享、可复制、可无限供给的特性，但现在最大的问题就在于数据共享这个环节，因为在基础设施不完善的情况下，共享就意味着数据泄露，数据就很难做到真正自由流通，而隐私计算就恰好解决了这个问题。

关于隐私计算这个概念，图灵奖得主姚期智院士在 1982 年提出的百万富翁的假设中，大概做过解释：假设有两个百万富翁，他们都想知道到底是谁更有钱，但是，他们又都不希望对方知道自己有多少钱，有没有办法在没有第三个人参与的情况下，知道谁更有钱呢？借助隐私计算就可以很好地解决这个问题。隐私计算技术是运用一系列计算技术和安全保护技术，设置了一个“绝对黑盒”，所有数据和计算的过程都放在这个黑盒里。两位富翁只要往黑盒子中分别输入各自的财产数据，所有数据和计算过程都在黑盒子里，保证了数据的隐私，但是又能得出谁更有钱的结论，这就是隐私计算技术。

我们可以重新表述隐私计算的核心思想是隐私计算致力于建立可计算的模型，以量化隐私信息的感知程度，描述隐私操作中隐私分量的演变规则。它还包括评估隐私保护算法的有效性、量化保护效果、控制隐私传播，并建立这些要素之间的关系映射。此外，隐私计算旨在确定在不同约束条件下可以实现的最佳隐私保护效果，并确定可实现最佳效果的隐私保护算法及其组合方式。隐私计算的最终目标是隐私保护的自动化执行，构建支持海量用户，高并发、高效能隐私保护的系统设计理论与架构，实现不同算法之间的有效组合。具体是指在处理各种信息，包括视频、音频、图像、图形、文本、数字以及泛在网络行为信息流等时，进行描述、度量、评估和整合等操作，以构建一套符号化、公式化、可量化评估的隐私计算理论、算法和应用技术。这些技术支持跨多个系统的隐私信息保护，覆盖了信息的产生、感知、发布、传播、存储、处理、使用和销毁等全生命周期过程中的各种计算操作。此外，隐私计算还包括设计理论和架构，用于支持大规模用户、高并发和高效率的隐私保护系统。

1.2 隐私计算发展脉络

隐私计算是一个系统工程技术，来源于当代密码学、数学、硬件等多个领域，主要包括多方安全计算、同态加密、可信执行环境、联邦学习等技术，此外也包括差分隐私、零知识证明、图联邦等技术。图 1-1 简要说明了隐私计算中同态加密、多方安全计算、联邦学习和可信执行环境的发展历史和标志性事件。

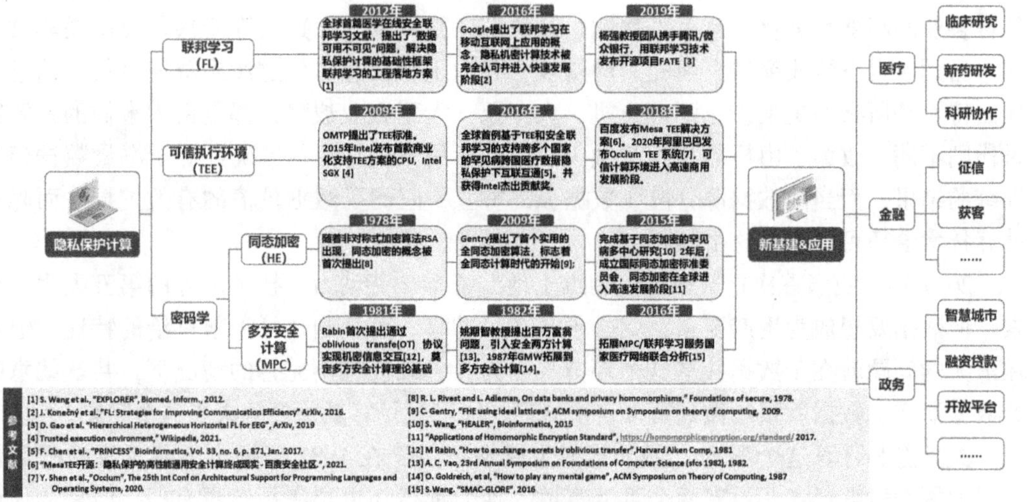

图 1-1　隐私计算发展脉络

（1）联邦学习技术。1996 年，Cheung 首次提出了一种在分布式数据库中实现关联规则挖掘的概念，这为联邦学习的发展奠定了一些基础思想。2013 年，加州大学圣地亚哥分校医学院王爽教授团队发表在 *Journal of Biomedical Informatics* 期刊上的论文 *Expectation Propagation Logistic Regression*（*EXPLORER*）：*Distributed Privacy Preserving Online Model Learning* 提出了医疗在线安全联邦学习框架，并解决数据“可用不可见”的问题。随后在 2016 年，谷歌在其官方博客中发布文章，探讨了联邦学习在移动端的应用前景。2019 年，杨强教授的团队引入了安全联邦迁移的概念，并于 2020 年发表了相关研究论文。他们结合了联邦学习和迁移学习的思想，最终推出了 FATE 开源系统。这些重要的研究和发展里程碑标志着联邦学习领域的不断进步和创新。

（2）密码学。1978 年随着非对称式加密算法 RSA 出现，同态加密的概念被首次提出。1981 年，Rabin 首次提出通过 OT 协议实现机密信息交互，奠定多方安全计算理论基础。姚期智教授提出百万富翁问题，引入安全两方计算。1987 年 GMW 拓展到多方安全计算。2009 年，Gentry 提出了首个实用的全同态加密算法，标志着全同态计算时代的开始。2015 年，王爽教授完成基于同态加密的罕见病多中心研究。王爽教授拓展 MPC、联邦学习服务国家医疗网络联合分析。2017 年，王爽教授牵头成立国际同态加密标准委员会，目前同态加密算法在全球已进入高速发展阶段。

（3）可信执行环境。在 2006 年，OMTP 工作组首次提出了一项创新的双系统解决方案。这个方案的核心思想是在同一台智能终端设备上，不仅运行多媒体操作系统，还提供一个独立的、隔离的安全操作系统。这个隔离的安全操作系统专门负责处理敏感信息，以确保信息的安全性。这个方案实际上是可信执行环境（TEE）的前身。在 2011 年，GlobalPlatform 开始制定相关的 TEE 规范标准。此举标志着 TEE 概念的进一步发展，吸引了多家公司的参与，共同致力于开发基于 GP TEE 标准的可信操作系统。这一倡议推动了可信执行环境技术的标准化和广泛应用，为信息安全提供了更可靠的解决方案。

2015 年 Intel 发布支持 TEE 的 CPU，2016 年 Intel TEE 技术和联邦学习的结合极大推进了 TEE 技术在隐私安全方面的应用，近年来国内厂家先后发布的基于 TEE 的隐私计算解决方案，已经在商业应用中被广泛使用。

1.2.1　隐私权的发展历程

目前，从隐私权理念到立法，隐私权的保护在世界各地不断取得进展：

（1）1890 年沃伦和布兰代斯在《哈佛法律评论》上发表《隐私权》。文中提到隐私权是一种“不被打扰的权利”，成为美国法律史上最有影响力的论文之一，被认为是美国第一个主张隐私权的出版物。

沃伦和布兰代斯在 1890 年发表的《隐私权》一文对隐私权的概念和重要性进行了深入探讨，成为美国法律史上具有重大影响的论文之一。该文首次提出了隐私权是一种“不被打扰的权利”，并主张个人对于个人生活、隐私和名誉的保护应当得到法律的支持。

这篇文章对于隐私权的引入和正式确立在法律和社会领域产生了重大影响。它推动了对于个人隐私的法律保护的需求和讨论，并为之后的隐私权法律发展奠定了基础。沃伦和布兰代斯的观点对于隐私权的认知深远影响了美国法律体系以及其他国家对隐私权的立法和保护。

（2）1948 年联合国人权宣言。联合国大会于 1948 年 12 月 10 日颁布《世界人权宣言》（UDHR）。该宣言是一份具有重要意义的国际人权文件，其起草过程吸引了来自世界各地具有不同法律和文化背景的代表，他们致力于确立普遍适用的人权标准。

在 UDHR 中，第 12 条对隐私权进行了明确规定。该条规定了每个人的隐私、家庭、住宅和通信不得受到任意干涉，同时要保护个人的荣誉和名誉。这一规定强调了个人隐私的重要性，并确立了对隐私的法律保护的权利。根据该宣言，每个人都有权受到法律的保护，以免受到任何形式的干涉或攻击。

UDHR 的隐私权规定奠定了国际人权法中隐私权保护的基础。它为个人隐私提供了普世的保护准则，强调了隐私权作为人权的核心要素之一。该宣言的颁布为国际社会提供了一个共同的框架，以确保个人隐私在全球范围内得到尊重和保护。

随着时间的推移，UDHR 的隐私权规定对于国际法和国内法的发展产生了积极的影响。它为隐私权的立法提供了指导，激发了各国对隐私权保护的重视和进展。许多国家的宪法、法律和法规都基于 UDHR 的原则，确保了个人隐私在法律框架内得到保护。

虽然《世界人权宣言》本身不以直接法律约束力为特点，但它为全球范围内对隐私权的认可和发展奠定了坚实的基础。随着时间的推移，隐私权的确立和保护在国际和国内法律中得到了进一步的发展和细化。该宣言为个人隐私权的确立和保护树立了重要的法律和道德准则，为构建尊重和保护个人隐私的社会提供了指引和倡议。

（3）1973 年，美国卫生、教育和福利部（HEW）秘书的自动化个人数据系统咨询委员会（SACAPDS）发布了一份重要的报告，名为《记录、计算机和公民权利》（*Records, Computers, and the Rights of Citizens*）。这份报告具有里程碑意义，被认为是公平信息实践的起源，也奠定了现代隐私立法原则的基础。

该报告关注了隐私权与信息技术发展的交叉点，并提出了一系列关于数据保护和个人隐私的原则。其中最重要的贡献之一是明确了个人对于其个人信息的控制权和隐私的保护需求。

报告中强调了以下几个核心原则：

● 信息的收集和使用应当遵循公平原则。个人信息的收集和使用应基于明确的目的，并且应告知个人被收集信息的用途。个人有权掌握自己的信息，并决定是否提供信息以及信息如何使用。

● 数据主体的权利应得到保护。个人有权访问、纠正和删除自己的个人信息。此外，个人还有权对不当的信息使用行为提起诉讼，并获得救济。

● 数据安全和保护。组织和机构应采取适当的安全措施来保护个人信息免受未经授权的访问、泄露或滥用。

《记录、计算机和公民权利》报告为隐私权保护和数据保护原则的提出及确定提供了重要的指导。它强调了个人对于个人信息的自主权和控制权，倡导公平和透明的数据处理方式，并提出了对个人数据的安全保护要求。这些原则影响了后续的隐私立法和政策制定，不仅在美国国内，而且在国际上产生了广泛的影响。

这份报告奠定了公平信息实践的基础，也推动了隐私保护的发展和进步。随着时间的推移，许多国家和地区在法律和法规中采纳了这些原则，并将其作为隐私保护的基本框架。这使得个人隐私权得到了更加明确和全面的保护，为构建数字时代的隐私保护提供了重要的法律和伦理基础。

（4）1974 年，美国颁布了《隐私法》（*Privacy Act*），这是一项针对联邦机构收集、维护、使用和传播个人身份信息的重要联邦法律。该法律旨在保护个人隐私，并制定了一系列公平信息实践准则，以规范联邦机构在处理个人信息时的行为。

1974 年《隐私法》的主要目标是确保联邦机构遵守以下原则：

● 信息收集的目的和用途。联邦机构只能收集与其职能和任务有关的个人信息，并且必须在收集信息时告知个人信息的用途。

● 信息的合法性和准确性。联邦机构必须确保个人信息的准确性、完整性和最新性，并仅在法律允许的情况下使用个人信息。

● 信息的访问和更正权。个人有权访问并纠正关于自己的个人信息。如果个人信息错误或不准确，个人可以请求进行更正。

● 信息的限制和共享。联邦机构不得将个人信息用于与收集目的不相关的事务，且这一应用受到共享和传输个人信息的严格限制。

1974 年《隐私法》的颁布填补了美国联邦政府在个人信息处理方面的法律空白。该法律明确了个人对于个人信息的权利，强调了联邦机构在处理个人信息时的责任和义务。它为个人隐私提供了一定程度的法律保护，并为个人提供了救济机制，以解决个人信息处理中可能出现的问题。

此外，美国隐私法还对违反法律的行为进行了处罚规定，以确保联邦机构遵守隐私保护的要求。这项法律为美国隐私保护奠定了基础，并为后续的隐私立法和隐私保护机制提供了重要的借鉴和指导。

（5）1995 年，欧盟通过了一项重要的法律文件，即欧盟数据保护指令（EU Data Protection Directive）。该指令旨在规范欧盟成员国内部个人数据的处理和保护。相比于美国，隐私权在欧盟是一个更加发达和重要的法律领域。

欧盟数据保护指令确立了欧盟成员国内个人数据保护的基本原则和规则。其中包括以下内容：

● 合法性和目的限制。个人数据的处理必须在合法和明确的目的范围内进行，且不能超出这些目的的范围。

● 数据主体权利。个人拥有对其个人数据的访问权，可以要求更正、删除或限制其数据的处理。

● 数据安全。组织和机构必须采取适当的技术和组织措施，保护个人数据避免未经授权的访问、泄露或滥用。

● 跨境数据传输。要求在将个人数据传输到非欧盟国家时，确保适当的数据保护措施。

欧盟数据保护指令的实施为个人数据保护提供了法律框架和指导。然而，随着技术的发展和数据处理方式的变化，对数据保护的需求也在不断增加。因此，为了适应现代数字时代的需求和挑战，欧盟于 2018 年推出了通用数据保护条例（GDPR）。

（6）1996 年美国《个人可识别健康信息隐私标准》（HIPAA）健康和医疗隐私。HIPAA 或 1996 年的《健康保险流通与责任法案》旨在简化医疗保健信息的流动，保护由医疗保健和健康保险行业维护的个人身份信息免遭盗窃和欺诈，并处理健康保险范围的限制。

人工智能技术用于医疗实践的来源已久，第一代人工智能应用“专家系统”就是在医疗行业起步的，用于辅助医生诊断并获得一定效果。随着医疗信息系统电子化、信息化、智能化，特别是新一代医疗影像、基因测序等数字技术用于诊疗，个人健康数据越来越多地被收集并用于精准医疗。相比其他领域，个人健康数据的隐私泄露除了个人医疗信息本身的敏感性以外，网络犯罪分子还可能将这些数据用于医疗相关的欺诈和犯罪，比如非法订购医疗设备和处方药、保险欺诈或其他形式的犯罪。如果这些信息被滥用或误用，就会带来极大的社会问题。

在医疗数据隐私保护方面，美国在 1996 年颁布了 HIPAA，今天 HIPAA 已经成为具有全球影响力的行业隐私标准。HIPAA 隐私规则保护“个人可识别健康信息”，也被称为“受保护的健康信息（PHI）”。该信息包括人口统计数据，其涉及以下内容：

● 个人过去、现在或未来的身体或心理健康或状况。

● 向个人提供的医疗保健服务。

● 为个人提供医疗保健的过去、现在或未来的付款。

● 个人可识别的健康信息，例如，姓名、地址、出生日期、社会安全号码。

HIPAA 标准发布后不久，美国卫生与公众服务部发布隐私规则（the Privacy Rule），以实际开展针对 HIPAA 规定的要求，该隐私规则不久覆盖医疗机构，其涵盖的实体（covered entity）包括以下要素，形成数据可能流通的整个闭环：

健康计划提供商（Health Plans）：包含商业医疗保险提供商、健康维护组织（HMO）、雇主赞助的健康计划、支付医疗保健费用的政府计划（例如，医疗保险、医疗补助以及军队和退伍军人的健康计划）等。

医疗服务提供商（health care providers）：包括医生、诊所、理疗师、药店、疗养院等。

医疗保健信息交换所（health care clearinghouses）：信息交换所包括代表相关机构处理非标准健康信息以符合数据内容或格式标准的组织。

HIPAA 的隐私规则还涵盖了医疗信息相关业务伙伴以及商务合同，包括法律、精算、会计、咨询、数据汇总、管理、行政、认证或金融服务。换句话说，与医院、诊所、医生，以及与受保护健康信息（PHI）进行交互的人员都需要遵守 HIPAA 制定的合规要求。

遵守 HIPAA 对医疗服务提供者来说是十分重要的，他们被称为受保实体。由于健康数据在各种医护环境中发挥了核心作用，各实体不得不重新评估他们用来捕获、存储、传输和交流患者记录的技术。而对于医疗数据的使用和披露，HIPAA 隐私原则规定了允许的使用和披露、需授权的使用和披露，并提出将使用和披露限制在最低限度，以及对涵盖实体必须提供的有关隐私的通知权及其他个人权利。HIPAA 还要求：

患者数据的备份必须是完整的、加密的和在监测中的。

关于 PHI 的传输，必须保证通信渠道的安全，例如访问限制，端对端加密，损失预防。

对医疗实体必须进行全面的风险分析。

健康数据是最敏感的个人数据，HIPAA 的隐私原则和全链路的隐私管理方法，给其他高敏感数据行业的隐私管理发展提供了指引。

（7）1999 年，美国通过了一项重要的法案，即 GLBA 法案（Gramm-Leach-Bliley Act）。该法案也被称为金融服务现代化法案，旨在保护金融机构处理非公开个人信息（NPI）的隐私和安全。

GLBA 法案主要关注金融机构对个人非公开信息的处理和保护，以确保客户的隐私权得到尊重和保护。该法案要求金融机构制定和实施一系列保护措施，以防止未经授权的个人信息访问、泄露或滥用。

以下是 GLBA 法案的主要要点：

● 隐私通知。金融机构必须向客户提供隐私通知，清楚说明其个人信息的收集、使用和共享方式，以及客户的权利和选择。

● 安全措施。金融机构需要采取适当的技术和组织措施，保护客户的非公开个人信息避免未经授权的访问、泄露或滥用。

● 信息共享。金融机构在与非关联方共享客户个人信息时，必须获得客户的明确同意，并提供选择拒绝共享的选项。

● 合规监督。相关监管机构负责监督金融机构的合规性，并对违反法案的行为进行调查和处罚。

GLBA 法案的通过对金融领域的隐私保护和数据安全产生了重要影响。它强调了金融机构对客户个人信息保护的责任，并促使金融机构加强隐私政策和安全措施的制定和执行。通过要求提供隐私通知和授权选择，法案确保了客户对个人信息的控制权和知情权。

GLBA 法案为金融行业提供了一个明确的隐私保护框架，并要求金融机构建立和维护健全的数据保护和隐私保护体系。该法案的实施加强了个人隐私保护的法律规范和监管措施，为金融领域的个人数据处理提供了更多的透明性和安全性。

（8）2012 年，欧盟委员会发布了一份欧洲数据保护条例草案，旨在取代早期的欧盟数据保护指令。这一法律草案引入了被遗忘权（right to be forgotten）的概念，为欧盟公民在互联网搜索引擎中保护个人信息提供了特定的权利。

被遗忘权是指个人有权向搜索引擎提出请求，要求将与其姓名相关的个人信息与搜索结果脱钩或删除。这一权利的出现是为了解决互联网时代个人信息长期存储和广泛传播可能带来的隐私和声誉问题。欧盟委员会认为，个人应有权力控制自己的个人信息在搜索引擎中的可见性，并有权要求删除不再适用或过时的信息。

欧洲数据保护条例草案要求搜索引擎接收并审查个人的被遗忘请求，然后权衡公众利益与个人隐私权的平衡。如果请求被接受，搜索引擎将不再显示与个人相关的特定搜索结果。这使得个人能够控制其个人信息在搜索引擎中的公开程度，并有权保护自己的隐私和个人权益。2014 年，欧洲联盟法院就一起关于被遗忘权的案件作出了重要裁决，要求搜索引擎运营商根据特定条件删除搜索结果。这一裁决在一定程度上强化了欧洲公民对于其个人信息在搜索引擎中的控制权，并促使搜索引擎制定了相应的删除程序和机制。

被遗忘权的引入标志着欧盟在个人数据保护领域的进一步发展和创新。它强调了个人对其个人信息的控制权，并试图平衡公众利益和个人隐私权之间的关系。该权利的确立为欧洲公民提供了更多的权力和保护，以确保他们的个人信息在互联网上得到适当处理和保护。

（9）2018 年 5 月，欧盟议会通过决策拟定的通用数据保护条例（General Data Protection Regulation，简称 GDPR）正式在欧洲范围内生效。GDPR 是一部重要的数据保护和隐私法律，适用于欧盟（EU）成员国以及欧洲经济区（EEA）的国家和地区。它旨在加强对个人数据的保护，并规定了组织在处理个人数据时必须遵守的一系列规定和责任。

GDPR 的核心目标是确保个人数据在数字时代的处理过程中得到适当的保护和合法使用。以下是 GDPR 的一些关键要点：

个人数据的合法性和透明性。组织在处理个人数据时必须依据合法性原则，并向数据主体透明地说明个人数据的收集、使用和处理方式。

数据主体权利。GDPR 赋予数据主体一系列权利，包括访问、更正、删除个人数据以及限制和抗议个人数据的处理。

数据保护责任和安全。组织必须采取适当的技术和组织措施，保护个人数据避免未经授权的访问、泄露或滥用，并及时通知数据泄露事件。

跨境数据传输。GDPR 对将个人数据传输到欧盟和欧洲经济区以外的地区设定严格的限制和要求，确保个人数据的合法和安全传输。

数据保护官员（DPO）。某些情况下，组织需要指定数据保护官员负责监督和协调个人数据的保护和合规事务。

GDPR 的实施对于个人数据的保护和隐私权利产生了深远的影响。它对组织在处理个人数据时的责任和义务有更高的要求，加强了个人数据的保护措施，并对违反 GDPR 的行为实施了更严厉的处罚措施。GDPR 还促使组织审查和更新其数据处理和隐私政策，以确保符合 GDPR 的要求。以下是一些在 GDPR 实施后遭遇处罚的知名企业的案例：

- Google。2019 年，法国数据保护监管机构（CNIL）对 Google 处以 5000 万欧元的罚款，因为 Google 未能充分透明地告知用户其个人数据处理的方式和目的。
- British Airways。2019 年，英国信息专员办公室（ICO）对英国航空公司 British Airways 处以约 1834 万英镑的罚款，因为其数据安全漏洞导致个人数据遭受未经授权的访问和泄露。
- 万豪国际酒店集团（Marriott International）。2019 年，ICO 对万豪国际酒店集团处以约 991 万英镑的罚款，因为其数据安全漏洞导致近 339 万客人的个人数据遭受未经授权的访问和泄露。
- TIM SpA。2020 年 1 月 15 日，意大利数据保护局（Garante）对电信公司 TIM SpA 多项违反 GDPR 的行为予以处罚，包括非法处理用户个人数据，在缺乏用户同意的情况下将其个人信息用于个性化营销，罚款金额达 2780 万欧元。
- H & M。2020 年 10 月 1 日，H & M 公司因非法监控数百名员工，收到德国汉堡数据保护局（HmbBfDI）逾 3500 万欧元的罚单。数据监管机构发现 H & M 公司通过与员工非正式谈话等方式，收集员工家庭情况、宗教信仰与疾病记录等隐私信息，形成详细记录予以保存，并用于评估员工绩效，或作为任用的参考因素，这违反了 GDPR 的多项规定。
- Amazon。2021 年 7 月，卢森堡数据保护委员会（CNPD）以不符合一般数据处理原则为由，对亚马逊公司欧洲核心部门处以 7.46 亿欧元罚款。亚马逊公司欧洲总部设在卢森堡，因此卢森堡监管机构有权监管亚马逊公司在欧盟的个人数据保护事宜。该笔罚款迄今为止仍是欧盟数据保护机构对违反 GDPR 的企业开出的最大罚单。

- Facebook。2021 年 12 月，CNIL 对 Facebook 爱尔兰公司处以 6000 万欧元罚款，理由同样为未提供使用户能够轻易拒绝存储 cookie 的等效解决方案（按钮或其他），拒绝所有 cookies 需要单击几次，且互联网用户必须点击标题为“接受 cookies”的按钮，才能拒绝存储 cookies，信息提供缺乏明确性。
- TikTok。2023 年 4 月，英国 DPA（ICO）对 TikTok 处以 1450 万欧元的罚款。ICO 发现英国超过 100 万 13 岁以下儿童未经父母同意使用 TikTok。ICO 批评 TikTok 未能实施足够的控制来识别和移除其平台上的未成年儿童用户。此外，ICO 发现 TikTok 没有向平台用户提供有关其数据收集、使用和披露的充分且易于理解的信息。因此，ICO 认为，TikTok 未能确保以合法、公平和透明的方式处理其用户的个人数据。
- Meta。2023 年 5 月，爱尔兰数据保护委员会根据 EDPB 的决定，对 Meta 调查案作出最终决定：①Meta 应当在 6 个月内停止非法处理个人数据，包括存储于美国的欧盟用户个人数据；②对 Meta 处以 12 亿欧元罚款。

GDPR 的实施不仅影响了欧盟成员国的组织和企业，还对与欧盟和欧洲经济区进行数据交流的全球组织产生了影响。许多国家和地区也开始借鉴 GDPR 的原则和规定，加强自身的数据保护法律和监管措施。总之，GDPR 是一项重要的数据保护和隐私法律，通过加强对个人数据的保护和合法使用，为个人隐私权提供了更强的保障。它为个人数据保护和隐私提供了一致的标准，并在全球范围内推动了数据保护和隐私法律的发展和更新。

（10）2021 年 9 月《中华人民共和国数据安全法》正式生效。明确了境内数据活动的组织和个人需要承担的数据安全保护义务。此法规定了详细的数据安全保护责任和支持措施，旨在促进数据安全。《中华人民共和国数据安全法》的实施对于在中国境内进行数据活动的组织和个人具有重要的指导和规范作用。它强调了数据安全保护的重要性，加强了个人信息的保护措施，并促使组织和个人意识到数据安全保护的责任和义务。

该法律的实施为中国的数据安全环境提供了更加清晰的法律框架，并推动了数据安全保护的加强。随着该法律的实施，组织和个人需要加强对数据安全的管理和保护，确保数据的合法、安全、稳定和可控。

（11）2021 年 8 月 20 日，中华人民共和国第十三届全国人民代表大会常务委员会通过了《中华人民共和国个人信息保护法》（以下简称《个人信息保护法》）。该法于 2021 年 11 月 1 日正式实施，标志着中国个人信息保护进入了一个新的时代。

《个人信息保护法》是中国针对个人信息保护领域的首部全面立法，旨在加强对个人信息的保护，保障公民的隐私权和个人信息权益。这部法律的通过和实施对构建数字社会的信任机制、规范数据处理行为、保障公民个人信息权益具有重要意义。该法律的主要内容包括：

- 个人信息保护原则。规定了个人信息处理的合法性、正当性、必要性原则，明确了个人信息处理者的责任和义务。

● 个人信息收集和使用。规定了个人信息处理者在收集和使用个人信息时应当遵守的规则，包括明确告知、明确目的、取得同意等。

● 个人敏感信息保护。对个人敏感信息的处理提出了更严格的要求，要求个人信息处理者获得明确的同意，并提供更高级别的保护措施。

● 个人信息安全保护。规定个人信息处理者必须采用必要的技术和手段措施来维护个人信息的安全，以预防个人信息泄露、遗失、破坏等安全事件的发生。

● 个人权益保护和违法行为处罚。明确了个人对于自己个人信息的权益，规定了违反个人信息保护法的行为的处罚措施。

通过《个人信息保护法》的实施，个人信息的合法和安全处理有了更加明确的法律规定和保障。该法律的出台将推动组织和企业加强对个人信息保护的重视，促进合规运营和信息安全管理的提升。

此外，《个人信息保护法》的实施还将对国内外企业和组织在中国境内进行个人信息处理的行为提出更高的合规要求，提出加强对跨境数据传输的监管，以确保个人信息的合法和安全处理。

总而言之，《个人信息保护法》的通过和实施是中国个人信息保护一个重要的里程碑，将为个人信息的合法、安全和隐私权的保护提供更加明确和强有力的法律保障。这将在数字时代推动个人信息保护和隐私权的发展，维护公民的个人信息权益，促进数字经济的健康发展。

1.2.2 技术发展历程

根据隐私计算技术出现、发展、落地到广泛应用的不同特点，我们将隐私计算的发展历程划分为四个阶段（如图 1-2 所示）：

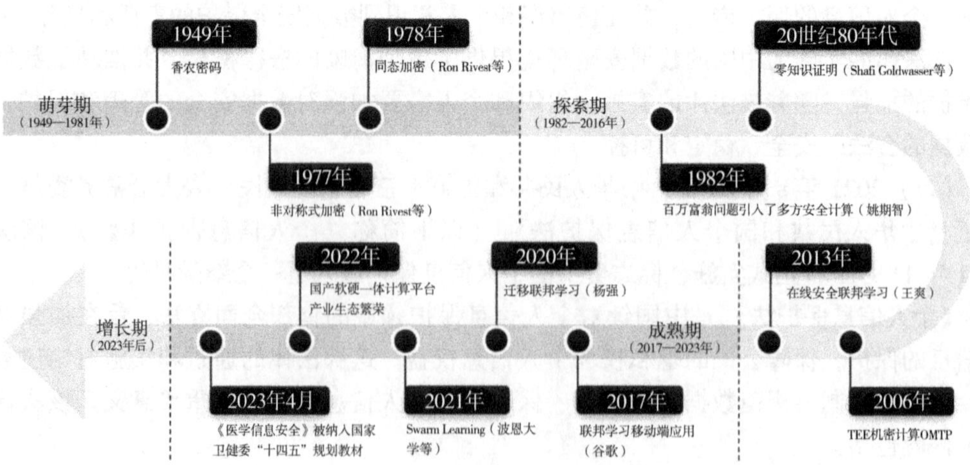

图 1-2 隐私计算技术发展历程

（1）萌芽期（1949—1981 年）。该期密码学概念萌生，技术路线尚未明确。隐私计算是一个系统工程技术，来源于当代密码学、数学、硬件等多个领域。

密码学的发展可以追溯到 1949 年以前，尤其是在第二次世界大战期间，密码学在军事和情报领域发挥了重要作用。然而，直到 1949 年，随着克劳德·香农发表了经典的《通信的数学理论》论文，密码学才作为一个独立的学科开始萌芽并获得了理论基础。在这一时期，密码学的研究主要集中在传统的对称密码系统上，如置换密码、替代密码和维吉尼亚密码等。这些方法基于密钥和算法，通过对明文进行数学上的变换来加密数据。然而，由于对称密码系统存在密钥管理和传输的问题，其安全性受到限制。

当代密码学起源于 1977 年，当时 Ron Rivest、Adi Shamir 和 Leonard Adleman 共同发明了非对称式加密算法 RSA，这一创新突破了长期以来的对称密码学的技术瓶颈，开启了密码学的新篇章。非对称式加密，也被称为公开密钥加密，通过数学理论将数据转化为密文，只有拥有私钥的人才能解读内容，解决了在不安全环境下数据隐私的存储和通信问题。然而，密码学虽然在保护数据的存储和传输方面取得了巨大成功，但在数据使用的环节仍然存在一定漏洞。当信息持有者需要将数据提交给第三方服务时，就面临着信息泄露的潜在风险，这会导致其他环节的数据加密状态失去意义。为了解决这个问题，学术界开始研究如何在数据处于加密状态下进行计算。

1978 年，Ron Rivest、Leonard Adleman 和 Michael L. Dertouzos 提出了同态加密问题，并在同一年提出了满足乘法同态性质的 RSA 算法。这一创新标志着密码学研究的转折点。在此之前，密码学主要关注数据在存储和传输过程中的静态安全性，而同态加密问题的提出将加密技术的研究引向了动态计算领域。这是一项理论上的重大突破，也开创了隐私计算的全新时代。

随着时间的推移，隐私计算技术在理论和实践上得到了进一步发展。它结合了密码学的技术基础，以及人工智能和计算机科学的方法和工具，为保护隐私和数据安全提供了强大的支持。随着隐私计算技术的不断成熟和应用，相关的标准化工作也在积极进行，以确保技术的一致性和可信度，并推动其在各个领域的广泛应用。此外，在密码学发展的同时，也出现了其他重要的密码学技术，如哈希函数、数字签名和伪随机数生成器等。这些技术为数据完整性验证、身份认证和安全通信提供了关键支持。

总体而言，从 1949 年到 1981 年，密码学经历了密码系统基础理论的建立和发展阶段。它为后来的隐私计算技术提供了理论基础和方法论，为保护隐私数据和实现安全计算奠定了重要基础。随着时间的推移，密码学的研究不断演进，融合了更多的领域和技术，从而实现了现代密码学的广泛应用，形成了隐私计算的前身。

（2）探索期（1982—2016 年）。该期主流技术相继出现，应用方案尚待探索。在密码学和隐私计算的发展历程中，1982 年是一个重要的里程碑。在那一年，图灵奖得主姚期智教授在他发表的论文 *Protocols for Secure Computations* 中引入了多方安全计算的概念，并以百万富翁问题为例进行了探讨。百万富翁问题是一个典型的隐私计算场景，它考虑了两个百万富翁在没有可信第三方的情况下，如何比较自己的财产状况，而不暴露具体的财富数额。这个问题的引入意味着密码学和计算机科学的研究者开始思考如何在保护隐私的前提下，进行安全的计算和信息交互。姚期智教授在他的论文中提出了一种名为多方安全计算（MPC）的解决方案，旨在实现在多个参与方之间进行计算，同时确保参与方的私密数据不会被泄露。MPC 的关键思想是将计算分散在多个参与方之间，通过协议和加密技术保证计算的正确性和隐私的保护。

百万富翁问题的引入不仅拓宽了隐私计算的研究方向，也为密码学和计算机科学领域的研究者们带来了新的挑战和机遇。通过多方安全计算的理论和实践探索，隐私计算技术得到了更加深入的研究和应用，为数据隐私保护和安全计算提供了坚实的基础。

在 20 世纪 80 年代，麻省理工学院的研究员 Shafi Goldwasser、Silvio Micali 和 Charles Rackoff 首次提出了零知识证明的概念。零知识证明涉及两个角色：证明者和验证者。其主要目标是解决如下问题：证明者如何向验证者证明自己拥有某特定数据，但在整个证明过程中不能泄露该数据的信息。这一概念的提出是密码学和隐私计算领域的重要里程碑。随着学术界的深入研究和发展，多方安全计算、同态加密和零知识证明等理论的进步为隐私计算提供了坚实基础，然而，实际应用中仍面临资源消耗巨大和条件苛刻等困难。

首先，实施这些算法需要大量的计算资源和存储空间。同态计算、多方安全计算和零知识证明等技术通常需要复杂的计算操作和高强度的加密运算，这导致了高昂的计算和存储成本。

其次，这些算法的实际应用需要满足严格的条件。例如，多方安全计算需要参与方之间具备高度的互信关系，并确保网络通信的安全性和可靠性。同时，零知识证明的协议设计也需要保证各方的诚实性和计算正确性，以及对潜在攻击的防御能力。

最后，这些算法在实际应用中还面临一些难以克服的困难。例如，在大规模数据处理和实时计算场景下，保证高效性和实用性仍然是一个挑战。此外，算法的可扩展性和容错性也是需要考虑的问题。

尽管在应用中存在这些困难，但学术界和工业界一直在不断努力解决这些问题，推动隐私计算技术的进一步发展和应用。随着硬件技术的进步、新的算法和协议的提出，相信隐私计算将会在实践中得到更广泛的应用，并为保护隐私和实现安全计算提供更加可行的解决方案。

1999 年，P. Paillier 等人提出了一种支持任意次数加密运算的单同态算法。这种算法被称为多项式同态加密算法，它的提出标志着同态加密领域的重要进展。传统的同态加密算法通常只支持有限次数的加密运算，即在加密状态下进行一定次数的计算后，无法再进行进一步的加密计算。而多项式同态加密算法通过引入更为灵活的数学构造和技术手段，允许在加密状态下进行任意次数的加密运算，从而提供了更高程度的计算保护和数据隐私。多项式同态加密算法的核心思想是构建一项支持多项式计算的加密机制，使得可以在加密状态下进行多项式的加减乘除运算，而无须解密数据。这样，数据的隐私得以保护，同时仍能进行计算操作，为安全计算和隐私保护提供了新的解决方案。多项式同态加密算法在隐私计算、云计算、数据共享等领域具有广泛的应用前景。它可以用于安全地进行数据聚合、机器学习模型训练、数据搜索等操作，同时保护数据的隐私和机密性。

尽管多项式同态加密算法在理论上取得了重要突破，但在实际应用中仍面临一些挑战，如计算效率和安全性的平衡、密钥管理等问题。然而，随着加密技术和算法的不断进步，多项式同态加密算法有望成为保护数据隐私和实现安全计算的重要工具之一。

2006 年，OMTP 工作组首次提出了一种双系统解决方案，为智能终端引入了一种隔离的安全操作系统，这是可信执行环境（TEE）的前身。这个方案旨在在智能终端上创建一个隔离的硬件和软件环境，以处理敏感信息并保护信息的安全。TEE 提供了一种授权安全软件的可信执行环境，它与外部操作系统分离，并具有独立的访问权限和资源。TEE 可以访问特定的软硬件资源，同时保护数据的机密性、完整性和访问权限。这种双系统解决方案为智能终端提供了一种安全的环境，使得敏感数据和关键操作能够得到保护，防止恶意软件或未授权应用程序的访问和窜改。在 TEE 的发展过程中，它不仅仅在移动终端领域得到应用，它的应用还逐渐拓展到其他领域，如物联网、云计算和边缘计算等。TEE 的出现为安全计算提供了一种较为成熟的技术解决方案，被广泛使用和接受。特别是在服务器端，利用 TEE 技术进行安全计算被称为机密计算（confidential computing）。机密计算允许在计算过程中保持数据的机密性和隐私性，即使在计算过程中也不会泄露敏感信息。这对于涉及敏感数据处理的场景，如云计算、大数据分析和人工智能等，具有重要的意义。TEE 作为一种安全的执行环境技术，可以提供隔离和保护敏感信息的能力。随着 TEE 的发展和广泛应用，它将继续为安全计算和数据隐私保护提供重要的支持，并在不同领域的商业应用中发挥关键作用。

2009 年，Gentry 首次在论文中提出了一种基于理想格的全同态加密算法——Gentry 同态加密方案。此方案首次引入了全同态加密的算法理念，使得在加密状态下可以进行计算，而无须解密数据。这对于保护数据隐私和实现安全计算具有重要意义。在 2009 年，密码学家 Craig Gentry 在他的论文中首次提出了一种基于理想格的全同态加密方案，这被称为 Gentry 同态加密方案，标志着同态加密领域的一项重大突破。Gentry 的方案引入了全同态加密的概念，它允许在加密状态下对数据进行计算，而无须解密数据。这一概念对于保护数据隐私和实现安全计算具有重要的意义。在传统的加密方案中，加密和解密是互逆操作。加密后的数据只有在解密后才能进行计算和操作，这对于涉及敏感数据的安全计算提出了挑战。而全同态加密方案则能够解决这个问题。它提供了一种加密方式，使得在密文状态下可以进行计算操作，而无须将数据解密。这样一来，数据的隐私性得到了最大限度的保护，计算可以在加密状态下进行，从而保证了数据的安全性。Gentry 的方案基于理想格（ideal lattice）的数学理论，利用复杂的数学运算和密码学技术，实现了全同态加密的概念。然而，Gentry 方案的实际可行性和效率在初始阶段受到一定的限制，需要较大的计算和存储资源。因此，自该方案提出以来，研究者们一直致力于改进和优化全同态加密的效率和可行性。全同态加密的引入为隐私计算提供了强大的工具和解决方案。它使得数据拥有方能够将数据进行加密，而其他参与方可以在密文状态下进行计算操作，而无须获取明文数据。这对于数据隐私保护、安全云计算、安全外包计算等操作具有重要的应用价值。

虽然全同态加密的实际应用仍面临一些挑战，如计算效率和安全性等方面的改进，但它已经成为密码学和隐私计算领域的重要研究方向之一。随着技术的不断进步和算法的改进，相信全同态加密将在未来为隐私保护和安全计算提供更加可行和高效的解决方案。

2013 年，前加州大学圣地亚哥分校医学院王爽教授团队在 SCI 学术期刊 *Journal of Biomedical Informatics* 上发表了具有重大意义的论文 *Expectation Propagation Logistic Regression*（*EXPLORER*）：*Distributed Privacy-Preserving Online Model Learning*，该论文标志着联邦学习系统在架构层面取得了真正的突破。这是全球范围内第一篇关于在线安全联邦学习的文献，提出了数据“可用不可见”的概念，通过多个数据源进行带有隐私保护的联合建模，而无须共享原始个体数据。该研究的突破之处在于解决了在联邦学习中隐私保护和数据共享之间的矛盾。传统的联邦学习方法要求参与方共享原始数据，但这可能涉及隐私泄露的风险。而该研究提出的方法允许不同数据源参与联合建模，同时保持原始数据的隐私性，实现了数据的“可用不可见”。同年，该团队还发布了开源联邦学习框架“WebGLORE：a web service for Grid Logistic Regression”，这一底层技术服务于多个医疗网络数据的联邦建模需求。通过合理的架构和相关技术的融合，这些成果使得隐私机密计算得以真正落地。

近年来，越来越多的行业开始部署和实施相关的联邦学习项目，其中最具规模的项目之一是 pSCANNER。这些成果引起了业内广泛的重视和借鉴，推动了隐私机密计算在实际应用中的发展。总结而言，2013 年王爽教授团队的研究标志着联邦学习系统在架构层面取得了重要的突破，提出了数据“可用不可见”的概念，并开发了相应的开源框架，为隐私机密计算的实际应用奠定了基础。这些成果在学术界和工业界引起了广泛关注，为隐私保护和安全计算领域的进一步发展提供了重要的参考和指导。

2016 年，谷歌发布了一篇名为《联邦学习：将智能带到用户数据而非数据带到智能》（*Federated Learning*：*Collaborative Machine Learning without Centralized Training Data*）的官方博客文章，首次引入了联邦学习的概念和原理。这篇文章由谷歌研究人员撰写，详细解释了联邦学习的工作原理和应用场景，标志着联邦学习在业界的重要突破。

在这篇博客文章中，谷歌介绍了传统机器学习方法，特别是在数据隐私和数据安全方面存在的一些挑战。传统机器学习通常需要将数据集中到一个中心服务器进行模型训练，但这可能涉及用户数据的隐私和安全风险。为了解决这些问题，谷歌提出了联邦学习的概念。联邦学习是一种分布式机器学习方法，它允许在终端设备上进行本地模型训练，而无须将原始数据传输到中心服务器。在联邦学习中，终端设备上的本地模型经过训练后，只传输模型的更新参数给中央服务器，中央服务器将这些参数整合起来生成全局模型，并将更新后的模型参数发送回终端设备进行迭代训练。这样，用户的数据可以始终保持在本地，不会暴露给中央服务器或其他参与方，从而保护了数据隐私。

该篇文章还介绍了联邦学习在实际应用中的潜力和优势。由于联邦学习允许在分布式数据上进行模型训练，它可以应用于许多场景，如移动设备上的个性化模型训练、医疗数据的隐私保护、智能设备的边缘计算等。联邦学习不仅提供了数据隐私保护的解决方案，还可以在保持数据安全的同时，利用分布式数据进行更精确的模型训练和预测。

谷歌的这篇官方博客文章的发布引起了广泛的关注和讨论，将联邦学习这一新兴的机器学习方法推向了业界的前沿。自那时起，联邦学习在学术界和工业界得到了持续的研究和应用，成为隐私保护和数据安全的重要工具之一，并在各个领域展示了广阔的应用前景。

（3）成熟期（2017—2023 年）。该期技术能力逐渐增强，落地场景逐步实施。在 2018 年，杨强教授团队提出了一种创新的安全联邦迁移学习方法，并于 2020 年发表了相关论文。该方法结合了联邦学习和迁移学习的思想，旨在解决数据割裂和数据孤岛等问题，为跨数据源的模型训练和知识共享提供了一种有效的解决方案。传统的联邦学习方法通常面临数据割裂和数据孤岛的挑战。数据割裂指的是数据被分散存储在不同的设备或数据中心中，使得模型训练无法充分利用所有数据资源。数据孤岛则是指数据源之间存在较大的差异和偏差，导致模型的泛化能力和性能下降。这些问题限制了联邦学习在实际应用中的效果和可扩展性。杨强教授团队的安全联邦迁移学习方法通过引入迁移学习的概念，克服了这些问题。迁移学习是一种利用已经学习过的知识来改善在新任务或新领域上的学习性能的技术。通过迁移学习，可以将已经学习到的知识从一个或多个数据源迁移到目标数据源，从而弥补数据割裂和数据孤岛带来的问题。

该方法在联邦学习框架下，将源领域的模型和知识与目标领域的数据进行迁移和融合，从而在目标领域实现更好的模型性能和泛化能力。通过跨数据源的知识共享和迁移，可以充分利用各个数据源的信息，提高模型的鲁棒性和可靠性。杨强教授团队的安全联邦迁移学习方法为解决联邦学习中的数据割裂和数据孤岛问题提供了新的思路和解决方案。这项研究的成果对于推动联邦学习在实际应用中的发展具有重要意义，为跨数据源的模型训练和知识共享提供了更加可行和有效的方法。对安全联邦迁移学习的研究和应用不断深入，预计将为实现更广泛的数据合作和联合建模提供新的机会和挑战。

2019 年，微软云发布了基于可信执行环境（TEE）的机密计算云服务，名为 Azure Confidential Computing。该服务旨在提供更高级别的数据隐私和安全保护，使客户能够在云上进行敏感数据的计算和处理，而无须担心数据的泄露或非授权访问。

Azure Confidential Computing 利用 TEE 技术，在云端提供了一种安全的执行环境，其中敏感数据和计算操作都在 TEE 中进行。TEE 提供了硬件级别的安全隔离，保护了数据和计算不受恶意攻击或非授权访问的影响。这意味着即使是云服务提供商本身也无法访问客户的数据或计算结果，确保了数据的机密性和完整性。

随后，在 2020 年，谷歌云也推出了类似的机密计算云服务，名为谷歌机密计算（Google Confidential Computing）。该服务基于 TEE 技术，在云端提供了安全的计算环境，使客户能够保护敏感数据并在云上进行安全计算。谷歌机密计算旨在满足客户对数据隐私和安全的高级需求，同时提供高性能和可扩展性的云计算服务。

这些基于 TEE 的机密计算云服务的推出，标志着云计算领域对于数据隐私和安全的持续关注和重视。这些服务通过硬件隔离和安全执行环境，为客户提供了更高级别的数据保护，并解决了传统云计算中的数据泄露和安全性顾虑。Azure Confidential Computing

和谷歌机密计算等服务的推出，为客户提供了更多选择，使得机密计算在云环境中得以实现，促进了敏感数据的安全处理和隐私保护。这些创新的云服务为用户提供了更强大的工具和平台，推动了云计算安全和隐私保护技术的进一步发展和应用。

2021 年 *Nature* 杂志发表的封面文章 *Swarm Learning for Decentralized and Confidential Clinical Machine Learning* 确实是医疗行业中隐私计算技术一个重要的里程碑。这项研究成果由德国波恩大学、惠普公司以及来自欧盟多家研究机构的合作完成，旨在解决医疗机构之间数据共享的隐私和安全问题，并在符合 GDPR 监管要求的前提下实现欧盟范围内的医疗数据整合。

该研究采用了一种名为群体学习（swarm learning）的分布式机器学习方法，结合了边缘计算、隐私计算和区块链等技术。群体学习通过在各个医疗机构之间建立对等网络协调，实现了数据共享和模型训练的分布式协作。同时，采用隐私计算技术确保了医疗数据的隐私保护，在符合 GDPR 监管要求的前提下进行数据整合和分析。这项研究成果的发布对于医疗行业具有重要意义。它提供了一种创新的方法，既保护了医疗数据的隐私和安全，又促进了医疗机构之间的数据共享和协作。通过群体学习和隐私计算的结合，医疗行业可以更好地利用分布式数据进行机器学习和模型训练，加速医学研究和临床决策的进展。

这一研究成果的发布不仅对医疗行业具有重要影响，也为隐私计算技术的应用提供了新的范例和借鉴。它展示了隐私计算在解决实际问题中的巨大潜力，并为未来隐私保护和数据共享的研究和应用提供了有价值的指导。随着群体学习和隐私计算等技术的进一步发展，我们有望在更多领域看到类似的创新解决方案的出现，这些方案将进一步推动隐私保护和数据合作。

2022 年，国内的隐私计算厂商纷纷开始加大对服务器端软硬一体计算平台的布局，并积极进行生态建设工作。隐私计算作为一项关键的数据安全和隐私保护技术，受到了广泛关注和应用。在服务器端的软硬一体计算平台中，硬件、软件和算法领域都在进行不断的研究和改进。硬件方面，厂商们致力于开发更加安全可信的硬件设备，如可信执行环境（TEE）和安全芯片，以提供更高级别的数据保护和隐私计算能力。软件方面，隐私计算厂商开发和优化了各种隐私计算框架和工具，以支持更灵活、高效的隐私计算应用。算法方面，研究人员不断改进隐私计算算法的性能和效率，以满足日益增长的业务需求。这些进展推动了隐私计算在商业系统中的广泛应用。越来越多的企业开始意识到数据隐私的重要性，并希望在数据处理和共享过程中保护用户隐私。隐私计算技术的成熟和应用成果的丰富，为企业提供了可靠的解决方案。隐私计算在金融、医疗、电信、物联网等领域得到广泛应用，为企业数据的安全处理和合规性提供了有力支持。

隐私计算技术的不断发展和应用，预计在未来还将造就更多创新和突破。隐私计算的研究和应用将进一步推动硬件、软件和算法等领域的发展，提高隐私计算的性能、安全性和可扩展性。同时，随着监管政策和法律对数据隐私的要求不断提高，隐私计算技术也将成为企业必不可少的一部分，助力构建可信赖的数据生态系统。

2023 年 4 月，四川大学华西医院沈百荣教授、王爽教授等联合业内专家共同编写的教材《医学信息安全》正式出版，这是国内第一本全面介绍医学信息安全的教材，具有重要的学术和实践价值。该教材不仅被纳入了“国家卫生健康委员会‘十四五’规划教材”和“全国高等学校教材”，而且对于医学信息安全领域的研究和教学具有深远影响。

该教材系统地介绍了医学信息安全领域的基本概念、理论框架、技术方法和应用案例。特别是在数据保护方法及模型方面，对包括隐私计算在内的多种数据保护方法进行了详细讲解。教材内容涵盖了医疗信息系统的安全性、隐私保护、数据安全管理等方面的知识，为医学领域的专业人员和学生提供了全面的学习和参考资料。教材还针对不同场景下的数据安全隐患和解决方案进行了深入描述和讨论。通过案例分析和实践指导，读者可以深入了解医学信息安全领域的挑战和应对策略。此外，教材还探讨了医学信息安全学科的未来发展方向，为相关领域的研究者和从业人员提供了前瞻性的思考和启示。

这本教材的出版填补了国内医学信息安全教材的空白，为医学信息安全领域的教学和研究提供了重要的参考资料。它不仅有助于提高医学领域从业人员对数据安全的认识和应对能力，还促进了医学信息安全学科的发展和推广。这本教材的推广和应用，有望加强医学信息安全领域的教育培训，提高医学数据的安全性和隐私保护水平，推动医疗信息化和数据共享的健康发展。

未来，随着政策和法律的清晰明确，技术进一步成熟，隐私计算作为“数据流通基础设施”将被大众广泛接受。随着“隐私计算+”的发展，行业应用稳步推进，更多大型企业、机构、政府单位将全面使用隐私计算技术，应用规模将稳定增长。

1.2.3　政策演进历程

随着信息技术的飞速发展和数字经济的兴起，数据在经济社会发展中扮演着愈发重要的角色。为了保障数据的安全和合规使用，我国加快了数据立法进程，特别是强调了数据应用过程中的数据安全。医疗数据要素安全流通政策如图 1-3 所示。

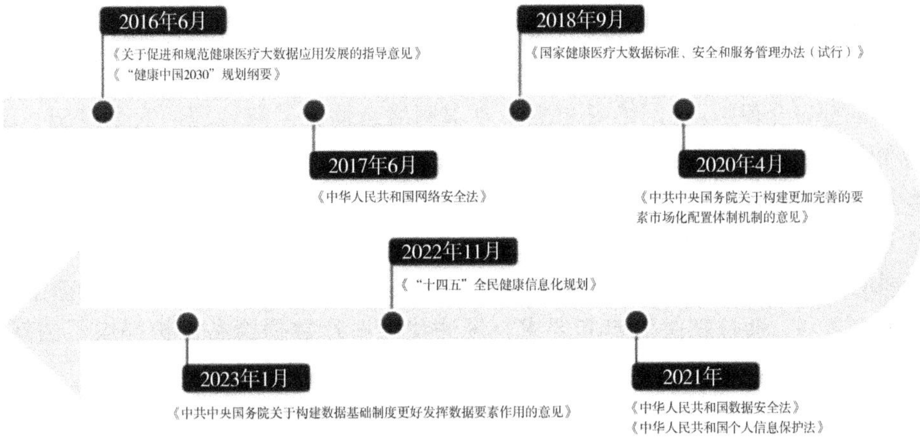

图 1-3　医疗数据要素安全流通政策

早在2016年6月，国务院就印发了医疗大数据应用相关文件——《关于促进和规范健康医疗大数据应用发展的指导意见》，明确指出将患者隐私列为与涉及国家利益、公共安全、商业秘密等重要信息同等级别加以保护。其中，在政策方面指出：加强对涉及国家利益、公共安全、患者隐私、商业秘密等重要信息的保护，加强医学院、科研机构等方面的安全防范。

2016年10月，国务院制定《“健康中国2030”规划纲要》，规定各级部门需制定分级分类分域的数据应用政策规范，并加强保障医疗健康数据安全和患者隐私。其中，在政策方面指出：加强健康医疗大数据相关法规和标准体系建设，强化国家、区域人口健康信息工程技术能力，制定分级分类分域的数据应用政策规范，推进网络可信体系建设，注重内容安全、数据安全和技术安全，加强健康医疗数据安全保障和患者隐私保护；加强互联网健康服务监管。

2017年6月，我国颁布了《中华人民共和国网络安全法》（以下简称《网络安全法》），旨在加强网络安全保护，维护国家安全和公共利益，保障个人信息和数据的隐私和安全。在《网络安全法》中，特别强调了保障医疗数据隐私的重要性。这是因为医疗数据包含个人的敏感健康信息，涉及个人隐私和权益，必须得到特别的保护。以下是关于医疗数据隐私保护在《网络安全法》中的重要内容扩展：

（1）个人信息保护：《网络安全法》明确规定，网络运营者在收集、使用和处理个人信息时，必须遵循合法、正当、必要的原则，并取得个人信息主体的同意。医疗数据作为个人信息的一部分，也必须遵循这些原则进行合法处理和保护。

（2）敏感信息保护：医疗数据属于敏感信息范畴，其保护要求更为严格。《网络安全法》要求网络运营者在收集、使用和处理敏感信息时，应当获得个人信息主体的明示同意，并提供相应的选择权。这就意味着医疗数据必须经过个人明示同意后方可使用，且个人有权选择是否提供。

（3）数据出境规定：《网络安全法》还对个人信息的跨境传输做出规定，要求个人信息的出境传输必须符合相关法律法规的规定，并经过个人同意。这一规定也适用于医疗数据的跨境传输，要求在涉及医疗数据跨境传输时，必须符合法律法规的要求，并经过相应的授权和同意。

（4）数据安全保护：《网络安全法》要求网络运营者采取合理的安全措施，保护个人信息和医疗数据的安全性。医疗机构和相关企业在处理医疗数据时，应采取加密、防泄漏等安全措施，以防止数据被非法滥用。

综上所述，2017年颁布的《网络安全法》再次强调了保障医疗数据隐私的重要性。医疗数据的隐私保护是保障公众健康权益和个人隐私权的重要一环，也是网络安全法规的重点内容之一。通过相关规定和要求，该法律为医疗数据隐私保护提供了法律依据，并促进了医疗数据在网络环境下的安全合规运行。

2018年9月，国务院办公厅印发了《国家健康医疗大数据标准、安全和服务管理办法（试行）》，这是针对健康医疗领域的大数据应用所制定的管理规范。该办法明确了健康医疗数据在采集、存储、挖掘、应用、运营、传输等多个环节中的安全和管理要求，旨在保障健康医疗数据的安全性和隐私保护，推动大数据在医疗健康领域的合规应用。通过《国家健康医疗大数据标准、安全和服务管理办法（试行）》，中国政府对健康医疗领域的大数据应用进行了规范和管理，加强了对健康医疗数据安全和隐私保护的重视，推动了大数据在医疗健康领域的安全合规应用。该办法的实施为医疗机构、医疗大数据服务商和相关企业提供了指导和参考，促进了医疗健康领域大数据的健康发展。

2020 年 4 月，中共中央和国务院印发了《中共中央国务院关于构建更加完善的要素市场化配置体制机制的意见》（以下简称《意见》），这是一份重要的政策文件，旨在推动要素市场化配置的改革，促进经济高质量发展。

《意见》的一个重要举措是将数据定性为土地、劳动力、资本、技术之外的第五大生产要素。这一决定标志着社会发展正式进入数据要素时代，强调了数据在经济发展中的重要性和价值。在这之前，传统生产要素主要包括土地、劳动力、资本和技术，而随着数字化、信息化和互联网技术的快速发展，数据作为一种非物质性资源，对经济发展产生了越来越大的影响。

将数据纳入要素市场化配置范畴，意味着政府将进一步加强数据资源的管理和保护，鼓励数据资源的合理流动和配置，推动数据产业的发展。这将有助于激发数据的创新应用和商业价值，促进数据资产的合理开发和利用。同时，这也将引导企业和机构更加重视数据的收集、管理、分析和应用，从而推动数字经济的快速发展。

在数据要素时代，数据的重要性不仅仅是数据本身，更在于数据的价值挖掘和应用。政府、企业和个人需要共同努力，加强数据隐私保护、数据安全管理，推动数据治理和数据开放，实现数据的合理共享和互联互通，促进数据在经济社会发展中的广泛应用，为构建数字经济和智慧社会提供坚实的基础。《意见》的发布对于推动数据要素时代的到来以及数字经济的繁荣发展具有重要的指导和引领作用。

2021 年，我国相继出台并实施了《中华人民共和国个人信息保护法》和《中华人民共和国数据安全法》，这两部法律进一步强调了个人健康数据在流通中的安全合规问题，为数据安全保护和个人信息隐私保护提供了更加完善的法律框架和规范。

《中华人民共和国数据安全法》于 2021 年 6 月 10 日正式实施。该法旨在加强对数据的安全保护，推动数据资源的合理开发和利用，维护国家安全和公共利益。在数据安全方面，该法规定了数据安全的基本要求，包括数据的分类、存储、传输、处理等方面的安全措施，强调数据出境的安全管理，以及数据的安全风险评估和应急预案等。特别是在个人健康数据方面，该法明确了个人健康数据的保护要求，强调医疗健康领域的数据必须经过授权或者法律法规允许方可进行使用。

《中华人民共和国个人信息保护法》于 2021 年 9 月 1 日正式实施。该法主要针对个人信息的收集、使用、处理和传输等方面进行了规范，重点保护个人信息的安全和隐私。在医疗健康领域，该法对个人健康数据的收集和使用进行了明确规定，要求个人健康数据的收集和使用必须经过明示同意，并且仅限于特定的合法用途。此外，该法还强调个人信息处理的透明度和责任，要求数据处理者应当及时告知数据主体有关个人信息的收集和使用情况，并保障数据主体行使相关权利。

这两部法律的实施，为个人健康数据的安全合规提供了明确的法律依据和指导，增强了个人健康数据在流通中的安全性和隐私保护。同时，这也促进了医疗机构和相关企业加强数据隐私保护和安全管理，推动了医疗健康领域数据合规使用，为个人健康数据的应用提供更加健康、安全的环境。

在 2022 年 11 月，国家卫生健康委员会发布了《“十四五”全民健康信息化规划》，这是针对中国在未来五年（2021—2025 年）健康信息化发展的宏观规划文件。在该规划中，隐私计算技术首次被写入行业政策，成为健康信息化发展的重要组成部分。隐私计算技术的引入意味着国家对于健康医疗数据隐私安全的高度重视。随着数字化医疗和健康信息化的发展，个人医疗健康数据涌现出大量宝贵的价值信息，但同时也面临着数据隐私泄露的风险与挑战。

在《“十四五”全民健康信息化规划》中，推动多方安全计算等关键技术的研发和应用，意味着政府将积极支持和推动隐私计算技术的发展和应用。这将涉及技术研发、标准制定、政策支持等多个层面，以确保隐私计算技术的安全性、可靠性和可持续发展。

此举对于健康信息化领域具有重要的意义。隐私计算技术的引入将加强对医疗数据隐私的保护，有助于打破数据孤岛，促进医疗机构间的合作与共享，推动健康信息化建设向更高水平迈进。同时，隐私计算技术的政策写入还将促进相关技术的创新和发展，推动我国在健康信息化领域的技术能力和产业竞争力提升，为实现全民健康和智慧医疗做出积极贡献。

2023 年 1 月，国务院办公厅发布《中共中央　国务院关于构建数据基础制度更好发挥数据要素作用的意见》，这是中国政府关于数据产权、流通、交易、使用、分配、治理和安全等基本规律的一项重要指导意见。该意见旨在推动数据要素的合理开发和共享利用，发挥数据要素价值。这份意见的重要内容包括：①强调了认识数据产权的重要性。数据作为一种重要生产要素，具有重要的经济价值和社会价值，应该被充分认识和重视。建立健全数据产权制度，明确数据的所有权和使用权，是推动数据要素作用的关键一步。②探索有利于数据安全保护和合规流通的产权制度和市场体系。为了保障数据的安全和隐私，探索合适的数据产权制度和市场体系是必要的。这将有助于构建健康的数据生态环境，推动数据的合规流通和有效利用。③完善数据要素市场体制机制。为了发挥数据要素的作用，需要建立完善的市场体制和机制。这将包括数据交易市场的建设、数据资源配置的优化以及数据流通和共享的规范等方面，以促进数据要素的流动和价值实现。

该意见的发布，对于数据要素的发挥和数据资源的合理配置具有重要意义。政府将加强对数据产权和数据市场的监管和引导，鼓励创新技术的发展和应用，推动数据要素的有效流通和利用，为数字经济的健康发展提供坚实支撑。同时，这也将促进我国数据经济的蓬勃发展，为实现经济高质量发展和全面现代化奠定基础。

未来，随着政策和法律的清晰明确，技术的进一步成熟，隐私计算作为“数据流通基础设施”将被大众广泛接受。随着“隐私计算+”发展，行业应用稳步推进，更多大型企业开始全面使用隐私计算技术，应用规模稳定增长。

1.3　隐私计算技术分类

1.3.1　联邦学习

随着信息化社会的发展，各行业积累了大量的数据，这些数据掌握在不同的实体中，受技术、安全和监管等的限制，无法有效地分享融合，形成一个个独立的数据孤岛，而互联网和移动互联网时代的发展，加速了数据的碎片化。数据里面蕴含着重要模型（Pattern），如人类生物特征、个人喜好等。通过机器学习技术可以挖掘数据中蕴含的这些模型，这些经过大量数据训练出来的机器学习模型已经应用在各行各业，如医疗行业的临床辅助诊断、新药物研发、精准医疗，安全行业的人像识别、声纹识别，等等。在这些应用中，模型的精度至关重要，而模型的精度核心依靠训练数据，只有经过大量的数据训练，才可能获得好模型。

此外，由于法律政策监管、数据隐私安全等方面的顾虑，各数据所有者也不愿直接交换原始数据，导致数据无法有效汇聚，从而影响机器学习的效果，制约着 AI 模型的提高。联邦学习正是为了解决这一两难情况而提出的高效技术解决方案。

传统的机器学习需要将数据汇聚到中心后才可以进行模型训练，在此过程中需要转移存储原始数据，随着数据量的增加，相对的成本也呈指数级增加；同时，在数据出域后，数据将变得不可控，从而导致数据隐私泄露，埋下数据安全隐患。图 1-4 给出了传统机器学习和联邦学习的对比。联邦学习技术可以实现联合多个机构构建统一的数据安全、高效、合规的多源数据应用生态系统，实现跨机构的数据共享融合，通过系统扩大样本量、增加数据维度来为大数据应用提供高精度模型构建的有力支撑，进而提供更丰富、高质量的大数据服务，为社会发展创造更多价值。例如在医疗行业，过往，各大医院之间存在数据孤岛现象，难以相互融合发挥价值。联邦学习规定各医院的特征输入一致，构建同一套数据标准形成的疾病标签集与特征集，在此特征标准上构建同一套模型。该技术可以在不泄露数据的情况下整合多家医院的数据联合进行训练，可应用到重大慢性病的发病预测等场景中。

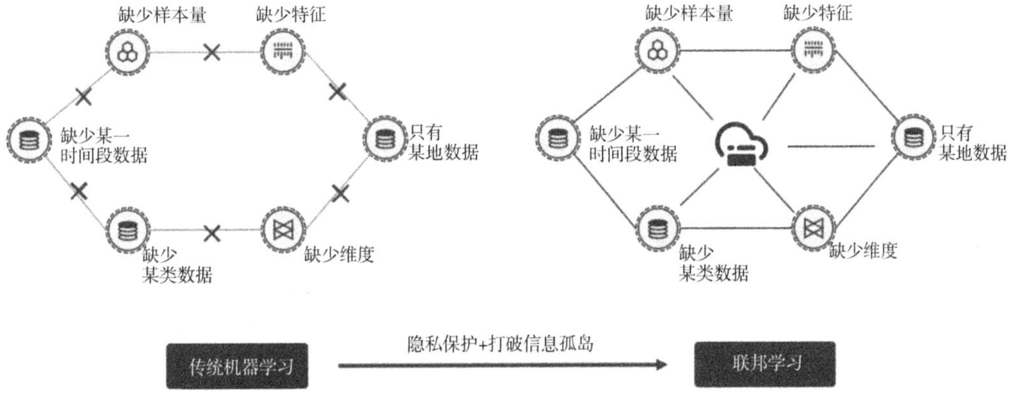

图 1-4　传统机器学习与联邦学习对比

1.3.1.1 联邦学习发展历程

1）传统的隐私保护。传统的隐私保护手段包括数据脱敏、假名化、数据消隐等。数据脱敏是信息从原始环境向目标环境交换过程中，对数据中的某些敏感信息进行一定规则的数据变形，其核心是通过剔除数据中能识别出个体的所有特征，从而达到隐私保护的目的。在涉及商业机密和个人隐私数据时，在不违反相关规则的条件下，对原始数据进行改造后才可提供使用，如个人姓名、手机号、身份证号、企业财务数据、税务供应链等机密数据，都需要进行脱敏处理。数据脱敏常用方法有泛化技术、抑制技术、扰乱技术、有损技术等。目前，各企事业单位，尤其是政府部门，均建立健全了数据脱敏的规范，数据脱敏已成为数据处理的标准流程。

数据消隐和脱敏类似，但又与脱敏不同的是，数据消隐并不直接剔除敏感的标识符或准标识符，而是通过泛化或抑制来消除数据中能够直接识别个体的部分，以避免隐私泄露。主流实现技术包括 K-匿名、L-多样性、T-亲密度以及近年发展起来的差分隐私。然而，大量研究表明，这些传统的数据保护技术其保护能力并不完善，并不能完全保证数据的隐私安全，仍然存在系统性的漏洞而使其隐私保护能力大打折扣。此外，由于对原始数据的处理，在很多场景中处理后的数据并不能满足应用的需求。例如，生物信息的基因数据，包含了独特的遗传标记，这些信息可用于家族血缘搜索，通过将脱敏后的受试者与身份已知的远亲联系起来，仍然可以识别受试者身份。因此，基因数据脱敏不足以保护隐私，需要更完善高效的技术解决数据共享过程中的隐私安全问题。

2）联邦学习技术。为了让数据共享变得简易高效，同时又能保障数据隐私安全，出现了联邦学习技术框架。可以做到在数据不流动的前提下进行数据融合共享与价值挖掘。联邦学习进行模型训练时，需要根据数据来源对任务按多个分中心进行分解，在本地利用各自数据资源进行分布模型训练，相互独立又彼此协作。它的技术理论基础可追溯到分布式数据库（distributed database）联合分析技术，Cheung 等人在 1996 年提出了分布式数据库中实现关联规则（association rules）挖掘。联邦学习涉及数据源分布形态的不同，如有些联邦网络中数据源之间样本上的重叠度比较多，有些则在特征属性结构上比较一致。因此，根据不同的数据源分布联邦学习采用的分布式算法逻辑也有差异。例如，2006 年，Yu 等人提出了带有隐私保护的分布式支持向量机建模，并支持处理横向和纵向分割的数据场景。

之后，联邦学习在相关领域的应用取得了显著性进展。如 2012 年 Wang 等人提出了分布式隐私保护与在线学习等概念，解决了医疗领域多中心合作难题，用于保护数十家医共体中的数千万患者的数据隐私。2016 年起，谷歌在其安卓手机端实现带有隐私保护的横向联邦学习，用于保护手机用户数据隐私。2019 年，产业通过将迁移强化学习与联邦学习进行结合服务于自动驾驶场景。

3）安全联邦学习。联邦学习虽然只传递中间计算结果，保障了原始数据的安全性，但在某些情况下，如果中间参数被攻击，还是能够还原出原始数据，因此也存在一定的安全隐患。

为了弥补普通联邦学习技术中存在的不足，学术界和工业界提出了安全联邦学习，并分别采用了不同的解决方案。其中，基于硬件的可信计算方案可以保护整个计算过程安全可靠。基于同态加密或多方安全计算的密码学方案可以保障中间参数及结果发放不被攻击。而基于差分隐私的统计学方案则保证了过程与结果数据的安全性，但同时也引入了一定的计算误差。不同技术路线的保护能力、计算能力和安全信任模式也不尽相同。

安全联邦学习综合利用上述技术，可以补足普通联邦学习中对于计算过程和最后结果的隐私保护缺失，为数据流通全链路提供隐私保护。同时，经过算法优化，能够处理海量数据，满足特定业务场景的需求。

4）技术原理。联邦学习是一种在计算过程中分享中间统计结果而不泄露原始数据的分布式算法框架，实现了数据在多中心协同计算中的隐私保护。其特点是在保护原始数据隐私安全的同时，又能保证计算结果准确性和精度。联邦学习通常认为有两种架构：去中心化模式和客户端/服务器模式（如图 1-5 所示）。

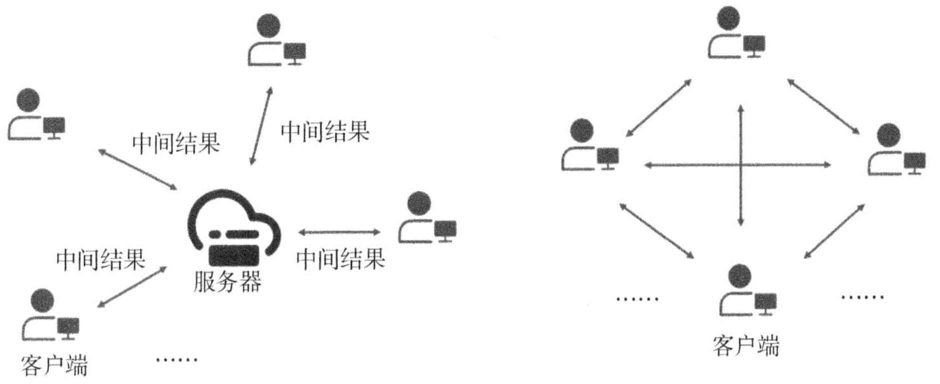

图 1-5　客户端/服务器模式和去中心化模式

（1）去中心化模式：一般使用各种分布式算法，如稀疏线性回归（SLR）、主成分分析（PCA）及支持向量机（SVM）等。其特点在于不需要中心服务器，各个相邻的客户端不断交换本地计算的中间结果，进而得到进度可靠的全局计算结果。无论哪种架构，联邦学习实体之间只传输中间结果，中间结果不涉及任何原始数据信息，从而实现了敏感数据的隐私保护。

（2）客户端/服务器模式：一般适用于预测全局模型参数和开展各种统计学检验。目前这种方式比较常见。它的本质是在中心节点的主导下，各节点协同分布式计算，在联邦学习的训练过程中，各参与方拥有基于其本地数据生成的本地梯度，通过反复交换各参与方的本地梯度来实现全局模型参数的更新，直到模型参数收敛。具体每一轮的迭代过程可分为如下几步：

● 参与方在本地进行基于原始数据的隔离计算，各自使用本地样本完成模型的更新，发送加密的梯度到聚合服务器。

● 聚合服务器对各方的梯度进行聚合，根据各个客户端的本地统计结果更新全局模型参数。

- 聚合服务器把聚合更新后的梯度发送给各参与方。
- 各参与方使用收到的新梯度更新本地模型参数。

这里示例中传递的可以是梯度，也可以是模型参数或者其他模型中间计算结果。设计合理的梯度的聚合方式和模型拆分方式不会影响最终的模型精确度。

使用各种分布式算法，如稀疏线性回归、主成分分析及支持向量机等。其特点在于不需要中心服务器，各个相邻的客户端不断交换本地计算的中间结果，进而得到进度可靠的全局计算结果。无论哪种架构，联邦学习实体之间只传输中间结果，中间结果不涉及任何原始数据信息，从而实现了敏感数据的隐私保护。

1.3.1.2 联邦学习分类

1）按数据本部模式。

（1）横向联邦学习。横向联邦学习的本质是样本的联合，适用于参与机构间业态相同但触达客户不同的场景，这种情况往往特征重叠多、用户重叠少（如图 1-6 所示）。比如罕见病研究中，每个医院病例的数据维度基本一致，但它们分别有自己不同的患者，并且病例样本有限，通过联邦学习可以让这些来自不同机构的样本在保障隐私的前提下共享，提高模型训练的能力。又如，不同地区的商业保险公司，其业务相似，但用户不同。

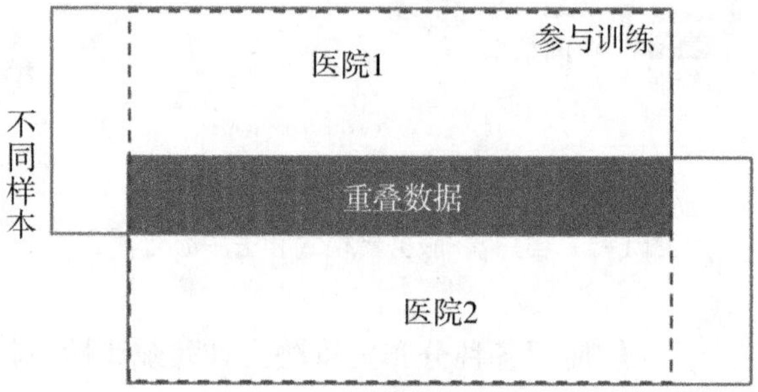

图 1-6　横向联邦学习

（2）纵向联邦学习。纵向联邦学习的本质是多用户特征的联合，适用于各参与机构间用户重叠多、特征重叠少的场景（如图 1-7 所示）。在这种情况下，数据集可以按照特征维度（即纵向）进行切分，将样本相同但特征不完全相同的部分用于联合计算和模型训练。以医疗机构和医药研发公司的合作为例，假设它们在特定地区有重叠的用户群体。在这种情况下，可以通过纵向联邦学习的方法，将两个组织的不同维度的用户特征进行聚合，以增强合作模型的性能。这种方法允许两个组织在不共享敏感数据的情况下合作，同时保护了用户隐私。纵向联邦学习的优势在于它能够充分利用数据的交叉信息，提高模型的预测能力，同时保持数据隐私和安全。这对于处理特征不完全相同但有共同兴趣的数据集非常有用，如医疗和医药研发领域的合作。

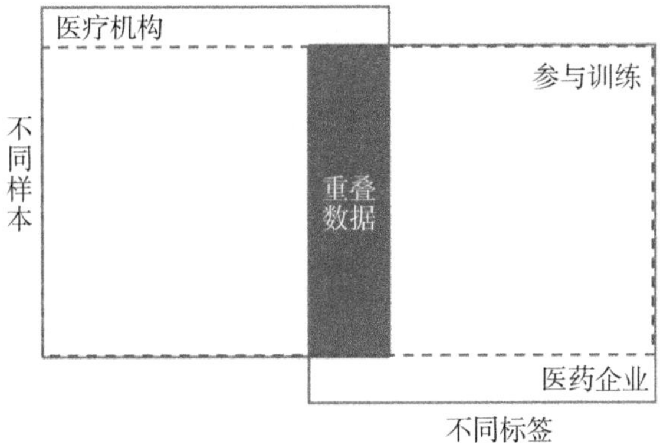

图 1-7　纵向联邦学习

(3) 迁移联邦学习。迁移联邦学习适用于两个数据集的重叠较少，不仅样本不同，而且特征空间也有很大差异的场景下（如图 1-8 所示）。如两个机构，一个是位于杭州的医药企业，一个是位于北京的医疗机构。由于地域限制，两个机构的用户群交叉点小；由于业务不同，双方的特征空间重叠也少。这种情况下可以利用迁移学习来克服数据与标签的不足，需要从公共样本获取公共表示，用于获取具有单侧特征的样本预测。迁移学习是对现有联邦学习的一个重要扩展。

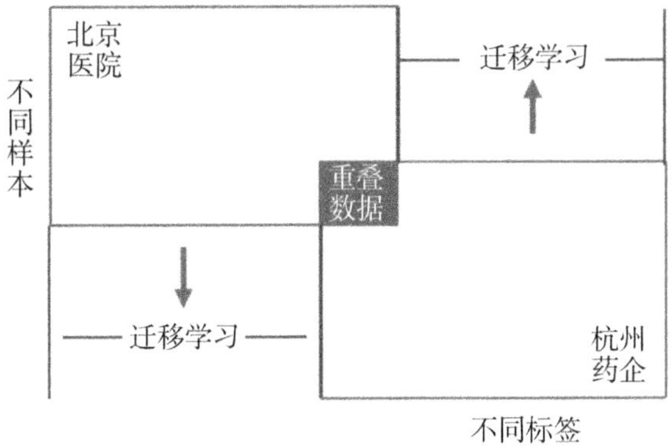

图 1-8　迁移联邦学习

2）按拓扑结构

(1) 星型结构。星型拓扑结构中，联邦学习（如图 1-9 所示）网络的各参与者通过点到点的方式连接到一个中央节点上。该中央节点作为协调者与公信方向目标节点传送信息。中央节点执行通信控制策略，任何两个节点的通信都要经过中央节点。目前大部分联邦学习系统是基于星状网络结构进行部署，即包括本地计算节点和全局协同服务节点。它在联邦学习中的作用在于全局协调本地节点，协助它们本地模型更新，进行计算任务分发以及最终模型结果的汇集。它有如下两个特点：

● 控制简单。任何参与方只与中央节点通信，访问协议与介质访问控制方法都很简单。

● 故障诊断与隔离都很容易。中央节点对地方节点可以逐个隔离进行故障检测，单个参与方故障不会影响全局。

问题主要是对中心节点的依赖太大，以及随着网络规模的扩大，节点维护与协调成本线性增长。所以它比较适用于小型网络。

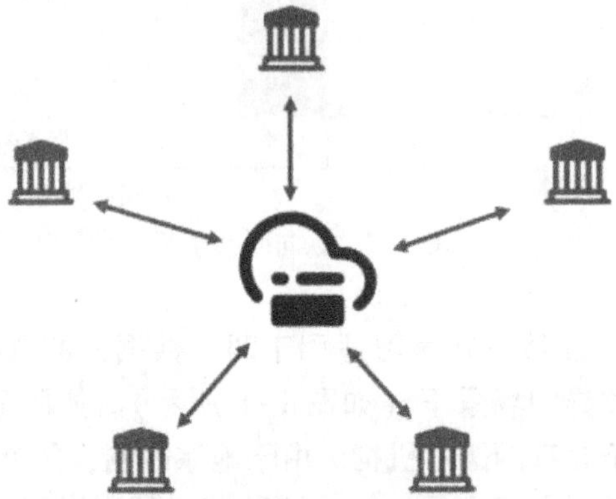

图 1-9　星型联邦学习

（2）环形结构。在有些情况下由于网络条件或者应用场景的限制，无法使用全局协同节点，环形联邦学习（如图 1-10 所示）模式也被提出。环形结构是通过将每个节点连接成一个连续的环来实现的，没有中心节点。这意味着每个节点发送的信号都可以被环上的其他节点接收到。环形结构的优势在于其简单性和对网络条件的较低要求，但劣势在于其应用场景有限，难以执行复杂的协同任务。在简单的环形网络中，如果网络中的任何部件出现故障，整个系统都可能受到影响。然而，具有更复杂结构的环形网络在很大程度上改善了这一缺点。

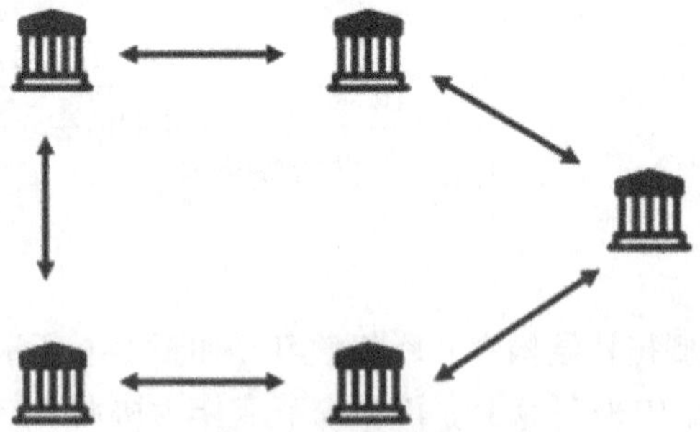

图 1-10　环形联邦学习

（3）点对点。点对点联邦学习跟环形结构一样实现了去中心化（如图 1-11 所示），联邦网络之间的各参与者都处于对等的地位，有相同的功能，无主次之分，参与者既可作为业务方，发起建模和推理研究；也可作为特征方，提供数据源。它具有以下优势：

● 不需中央节点，可在网络的各个节点共享内容和资源。

● 易于扩展，不受结构限制，也不存在增加中央节点的协调维护成本。

● 参与方的资源和算例普遍不会有太大差别，资源利用率较高。

点对点联邦学习实现了去中心化的联邦学习范式，但是它也引入了很大的计算和通信成本，要想保证计算性能与消除客服安全隐患，就对结构性设计要求较高，比较适用于大型网络。

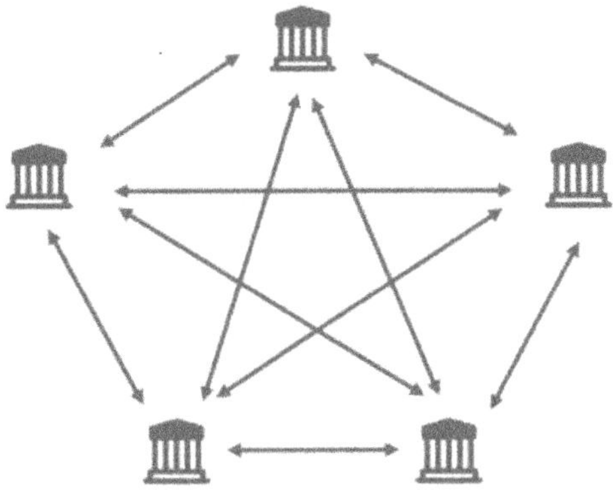

图 1–11　点对点联邦学习

3）按模型精确度。根据模型精确度的不同级别，联邦学习可以分为无损联邦学习和近似联邦学习。

（1）无损联邦学习。联邦学习的本质是各节点协同分布式计算，在联邦学习的训练过程中，各个参与方拥有基于其本地数据生成的本地梯度，通过反复交换各参与方的本地梯度来实现全局模型参数的更新，并直到模型参数收敛。根据梯度的聚合方式和模型拆分方式的不同会影响最终的模型精确度。

其中，无损联邦学习可以保证通过虚拟数据融合生成的全局模型完全等效于（如在模型参数和性能等各方面）数据汇总后的模型。目前在常用的机器学习算法中基本已经做到了无损联邦学习。

（2）近似联邦学习。近似联邦学习的目标是保证通过虚拟数据融合生成的全局在模型的某些性能上和数据汇总后的模型相当（如在预测精度方面）。造成联邦学习结果有损的大致原因有：

● 在联邦学习模型融合的时候，没有采用严格的梯度交换进行模型迭代，而是直接在本地各自训练模型，然后再将参数加权平均。这种方式在水平训练的时候可以得到比较精确的近似结果。

● 在使用联邦学习的同时，加入了其他隐私计算安全保障技术。比如，同态加密在做同态乘法规约时会造成计算误差，差分隐私在引入噪音时也会造成不完全精准。

1.3.1.3　联邦学习模型

目前基本上各类常用的机器学习算法都可以采用联邦学习的方式进行模型训练，可分别支持结构化、文本、图像等类型数据源，可在样本分类、回归预测、图像识别、基因分析、自然语言等场景进行应用。

（1）结构化数据。该场景下算法要处理的样本是结构化数据，如可以以标准的格式存在数据库的二维表中，可用于分类与回归预测等分析。该类算法的数据源一般包括若干个特征变量及一个预测变量。常用的算法有感知器、逻辑回归、多元线性回归、随机森林、朴素贝叶斯、支持向量机等。其中，多元线性回归可用来对样本预测值进行连续数值预测，如根据用户的基本信息、历史消费记录等数据预测其信贷信用值；其余可对样本进行分类，如根据用户画像预测是否是某一产品的目标用户。根据数据来源的分布是垂直还是水平，以上每种算法又可分为同质、异质。如逻辑回归有同质逻辑回归（水平逻辑回归）、异质逻辑回归（垂直分割逻辑回归）。

（2）非结构化数据。该场景下算法要处理的样本是非结构化数据，如文本、序列化二进制数据等数据。可在自然语言处理（NLP）、语音识别等场景应用。支持它的常用算法包括深度学习等，在实际计算过程中通常需要将非结构化数据通过词嵌入（word embedding）等方法进行向量化表示后进行相关统计分析。在该类算法的联邦学习中，根据数据源的分布特征同样可分为垂直学习、水平学习两种。

（3）基因数据。基因数据可用于全基因组关联分析等研究。如从人类全基因组中找出序列的变异位点，即单核苷酸多态性（SNPs）。通过对基因数据的研究分析可以找出与疾病相关的SNPs，帮助进行疾病诊断和预防。基因数据在经过处理后也可转化为结构化数据，可以利用一系列统计学方法进行分析研究。在全基因组研究的联邦学习中，不同医疗机构或部门共同提供患者基因或其他健康指标相关的数据源，进行联合模型训练。

（4）图像数据。图像数据可作为图像识别模型训练时的样本数据，所产生的模型广泛地应用于图像搜索、疾病病灶识别、产品识别、自动驾驶、安防等不同领域。如在使用卷积神经网络进行图像识别或目标检测时，用户只需要输入图片，系统利用卷积窗口计算出特征值，再对中间特征通过分类或回归计算进行图像分类与目标定位。该类算法的联邦学习一般采用水平分割的方式，在多模态场景理论上也支持垂直分割。

1.3.1.4 联邦学习安全

联邦学习是一种在计算过程中分享中间统计结果而不泄露原始数据的分布式算法和框架。自相关机构发表后受到空前的重视，被认为是兼具隐私保护和跨机构数据共享的技术解决方案。通过联邦学习框架可以连接多个不同的数据源，实现数据的安全共享，其在数据共享过程中只交换加密的中间计算参数，而不需要交换原始数据，同时达到数据共享和隐私保护的双重目标。但是具体分析研究表明，普通的联邦学习仍存在一些风险和问题。

在没有加密计算的情况下，在联邦学习阶段，每次迭代时需要交换数据源方的中间统计信息，这些信息可用于推断来自数据源的敏感私有输入数据。如成员资格和重建攻击是针对联邦学习的热门攻击。研究结果表明，对攻击者可以通过分析中间结果推断数据源中是否存在确切的某个个体；而在联合图像处理中，交换的梯度可以用来获取部分原始图像信息。

另外，联邦学习本身无法支持许多数据预处理步骤，而这些对于后续步骤中的数据分析至关重要，如重复数据消除、样本对齐、参数对齐、数据筛选等。传统的解决方案（如基于哈希的算法）容易受到侧通道攻击，这些攻击可能会泄露敏感的输入和结果信息。

在实际应用中，联邦学习通常无法提供模型评估阶段的完整隐私保护。这一阶段包含了众多敏感信息，如模型参数（可能涉及商业机密）、模型输入数据（包括用户信息），以及模型产生的结果（比如诊断结果），这些都需要额外的保护措施。由于联邦学习一般不提供模型评估过程中的隐私保护，上述敏感信息将会泄露给模型计算方。此外，联邦学习不能保护数据完整性，联合计算服务器可以在学习阶段伪造中间结果，并且其他参与者可能无法检测到。

简而言之，联邦学习是一种可以减少机器学习阶段交换的个体信息的有效参考技术框架，但是如果只单纯依赖联邦学习技术是无法确保在整个数据分析阶段最终保护敏感的私有数据。

1.3.1.5　联邦学习流程

正如前文所说，联邦学习在狭义上仅指隐私保护下实现机器学习算法的模型训练，本身不包括数据预处理、特征工程等机器学习必要步骤。实际应用落地中的联邦学习通常会涉及样本对齐、联邦数据预处理、联邦特征工程、联邦模型训练、联邦在线推理等建模全流程。

（1）样本对齐。根据联邦学习的分类模式，样本对齐可分为纵向联邦学习场景中的样本 ID 对齐和横向联邦学习场景中样本特征对齐。其主旨是在保护各自样本非交集的前提下，实现样本的求交，从而进行后续的建模流程。采用的主流技术包括基于哈希的算法、基于 RSA 等非对称加密技术、基于不经意传输（OT）等密码学协议。

（2）联邦特征工程。特征工程是机器学习中至关重要的步骤，好的特征工程往往可以达到事半功倍的效果，在联邦学习中同样适用。为保护各自数据隐私，联邦特征工程包括联邦特征分箱、联邦相关性分析、联邦特征选择等。除了支持对本地数据的直接特征预处理（如异常值清洗、缺失值清洗、特征无量纲化、特征分箱、特征编码、特征衍生、特征变换、特征交叉等）、相关性分析（如 IV 值、WOE 值、斯皮尔曼相关系数等）及基于特征工程的特征选择，还应包含跨资源的联邦场景下实现。

（3）联邦模型训练。根据实际应用场景，构建联邦学习场景下的分类（如 IV 值、WOE 值、斯皮尔曼相关系数等）、回归（多元线性回归、广义线性回归等）、无监督（K-means、PCA、Embedding 等）等联邦学习模型。

（4）联邦在线推理。模型训练完成后，需要部署到实际的生产环境中，对实时样本进行推理，得到联邦学习的预测值。这一阶段，除了对安全性的考量外，对效率（如每秒相应的请求数）也有很高的要求。

1.3.1.6　联邦学习面临的挑战

1）计算量大且通信成本高。在联邦学习中，不同计算节点需要频繁交互和计算加密数据，这导致了高通信成本和复杂的计算。为了应对这个挑战，众多研究学者从算法调优的角度入手，以提升联邦学习的性能。其中，一些学者提出了结合 FedAvg 和梯度压缩的方法，成功地减少了不同计算节点之间的数据传输量，将其减小了数个数量级。然而，需要强调的是，过度降低通信成本可能会导致联邦模型的精度下降。因此，在维持模型精度的前提下，如何有效减少通信成本或计算复杂性已经成为联邦学习研究的一个重要关注点。

2）计算精度与安全性之间难以平衡。特别是在医疗领域，数据和模型都包含高度敏感信息。联邦学习面临多种常见攻击方式，包括模型攻击、数据攻击和逃避攻击等。为了提高安全性，联邦学习可以借助多方安全计算和密码学等技术，但通常需要在保护数据集的安全性和维护模型的精度或性能之间做出权衡。举例来说，一些研究学者提出了基于差分隐私的联邦学习优化算法，虽然在不良药物预测和死亡情况预测等应用场景中验证了其安全性和有效性，但随着差分隐私噪声的增加，模型精度也会下降。

3）数据集无法满足独立均分布。医疗数据集受到数据标准和质量等多种因素的影响，这导致了在不同医疗机构采集的数据难以满足独立同分布的要求。在现实生活中，医疗机构数据集的独立同分布性是一个常见的挑战。医疗数据的特点决定了不同医疗机构采集的数据可能存在以下四个方面的差异，导致数据集无法满足独立同分布：

（1）数据采集标准不一：不同医疗机构在数据采集时可能采用不同的标准和方法，导致数据的格式、质量、标签等方面存在差异。

（2）专业性差异：不同医疗机构的专业性和医疗水平可能存在差异。例如，一些大型综合医院可能拥有更丰富的医疗资源和技术，而一些基层医疗机构可能资源相对有限。

（3）认知不统一：医疗机构内部可能存在不同医生、科室之间对于数据的认知和理解不统一，导致数据的采集和标注存在主观性和不一致性。

（4）数据多样性：医疗数据的种类繁多，包括病历记录、影像数据、实验室数据等，不同类型的数据集之间也可能存在差异。

以上这些因素导致了不同医疗机构的数据集无法满足独立同分布的要求，这给联邦学习模型训练带来了一定挑战。

4）异构数据集突出。由于患者在身体体质和健康记录信息方面存在多种差异，即使他们患有相同疾病或获得相同诊断结果，不同患者数据集之间也可能存在显著的差异。传统的联邦学习方法是通过基于不同计算节点的患者数据来训练一个统一的模型。然而，在某些领域，如穿戴传感器等个性化较为突出的领域，这种模型可能无法充分挖掘出不同个体之间的差异性。

5）利益激励分配问题。在医疗领域应用联邦学习时，通常假设各医疗机构愿意无偿共享其数据集。然而，实际情况是医疗数据集是这些机构的重要资产，因此共享数据涉及一定成本。医疗机构可能有意通过联邦学习来获得数据集的好处，这引发了关于如何公平分配利益的问题。如果利益分配不公平，可能会影响医疗机构积极参与数据分享的积极性。因此，在将联邦学习系统商业化应用于医疗行业时，除了关注系统性能和数据安全性外，还需要设计合理的利益分配策略。

1.3.1.7　联邦学习的发展方向

1）联邦学习与可信硬件技术相结合提高联邦学习效率。可信执行环境（TEE）等于在中央处理器（CPU）内部划分一个安全区域，以确保程序和数据的安全性与完整性。在 TEE 上实施联邦学习可简化传统的加密方式，减少交互频率，提高运算速度。然而，需要注意的是，与普通服务器相比，TEE 的成本较高，并且其安全性取决于芯片厂商的保障。

2）个性化联邦学习。医疗领域的数据具有很强的异质性，这导致传统的联邦学习在模型计算精度方面表现不佳。因此，引入个性化联邦学习方法以更好地适应这种异质性数据是必要的。这些方法可以分为两大类：

（1）全局模型个性化。这类方法在训练流程上与传统联邦学习相似，但在参数的初始值和更新策略上有所不同。这会导致最终的模型在不同医疗机构之间存在一定差异。虽然这种方法在处理异质数据时有一定效果，但仍然保留了全局性模型的一致性。

（2）个性化训练模型。这种方法通过改变原有的参数聚合协议，为不同的计算节点建立个性化模型。这种方法特别适用于数据集呈现非独立同分布的情况，即不同机构的数据分布不同。但需要注意，在数据集独立同分布的情况下，这种方法的模型精度不一定优于传统的联邦学习方法。

因此，在医疗行业应用个性化联邦学习时，需要仔细考虑数据的异质性和分布情况，选择合适的方法来提高模型性能。这样可以更好地平衡模型个性化和整体性能之间的权衡，以满足医疗机构的需求。

3）基于复杂加密手段的联邦学习平衡计算。基于同态加密的联邦学习在安全性方面表现出较高的水平，不会对联邦学习的精度产生不利影响。然而，它的计算复杂度较高，因此在带宽受限制的环境中更为适用。相比之下，差分隐私在计算复杂度方面较低，但其安全等级不如同态加密高。差分隐私更适用于对性能要求较高而安全性要求不那么严格的情况。因此，将联邦学习与区块链技术相结合的系统可以在确保数据安全性的同时，降低计算复杂度。联邦学习和区块链相结合还可以构建合理的激励机制。区块链作为一个分布式账本，拥有高度的可信度，能够有效防止数据篡改。由于联邦学习和区块链有着相似的应用基础，它们可以相互增强。在这种联合应用中，可以根据不同医疗机构在联邦学习中的贡献程度来制订利益分配方案，并将这些贡献度和获得的利益记录在区块链上。当联邦学习在实际服务中产生收益时，智能合约可以自动将收益分配给各个医疗机构。如果发现任何医疗机构的数据异常，也可以通过区块链进行追溯和核查。这种整合可以在医疗数据共享和联邦学习中增加透明度和信任，同时确保数据的安全性和完整性。这种方式可以确保利益分配的公平性和透明性。

1.3.2　多方安全计算

多方安全计算（MPC）是一项密码学领域的重要研究，最早由姚期智教授于 1982 年提出。其主要关注点在于如何在不泄露隐私信息的前提下，使各个参与方能够利用自己的隐私数据进行协同计算，以共同完成某项计算任务。多方安全计算是密码学领域的一个重要分支，主要应用于解决各个互不信任的参与方之间的数据隐私和安全保护的协同计算问题。其核心目标是在不泄露原始数据的情况下，为数据需求方提供安全的多方计算结果。广义多方安全计算技术，在传统的多方安全计算技术的基础上通过整合同态加密、零知识证明等技术实现对于更广泛的场景的支持。

1.3.2.1 广义多方安全计算分类

多方安全计算（MPC）涵盖多个关键技术分支，其中包括：

1）混淆电路（GC）。混淆电路协议由姚期智于1986年首次提出，旨在允许参与者在不揭示私密数据的情况下，一起执行基于逻辑电路的功能。尤其擅长处理简单逻辑运算，因其通信量与电路规模呈线性关系，不适用于复杂运算。

2）秘密分享（SS）。秘密分享技术最早由Shamir和Blakley于1979年提出，将秘密数据分割成份额并分发给参与者，允许计算者进行部分计算而不暴露原始数据。加性秘密分享在MPC中应用广泛，但其缺点是交互次数与电路深度有关。

3）不经意传输（OT）。不经意传输技术最早由Rabin于1981年提出，它使消息发送方可以将多个消息中的一个传输给接收方，而发送方不会了解接收方的选择。相关技术如不经意传输（COT）可生成相关的随机数。OT和COT是重要的密码学组件，可用于多方安全计算和随机数生成。

4）同态加密（homomorphic encryption）。同态加密是一项基于数学难题的密码学技术，允许在密文间执行多种计算功能，而不需要解密数据。全同态加密于2009年首次成功构建，虽然在实际应用中面临挑战，但在特定场景下，例如机器学习，通过算法适配和优化也能够满足需求。

根据支持的同态加密运算类型可以将同态加密方案分成两类：半同态加密和全同态加密。其中半同态加密是对不具备全同态能力的同态加密方案的统称，即只能支持同态计算一种运算，或者加法，或者乘法。全同态加密指的是能够同时支持加法与乘法运算的同态加密方案。但全同态加密理论难度较大，在密码学界被认为是研究难度最高的研究方向之一。

（1）半同态加密。

RSA：基于大整数分解问题，仅支持乘法同态运算，因其为确定性加密方案，故不满足语义安全性，实际应用较少。

Paillier：基于 n 次剩余问题，仅支持多次加法同态和数乘运算，目前应用最广。

ElGamal：基于离散对数难题问题，仅支持乘法同态运算，可使用椭圆曲线加密算法。

（2）全同态加密。根据对自举（bootstrapping）技术以及计算密钥的使用可以将目前的全同态加密方案分成三代：第一代同态加密方案通过稀疏子集和假设来压缩解密电路，并应用自举技术实现全同态加密；第二代同态加密方案放弃了计算量过大的自举技术，通过优化方案的代数结构以及一些快速运算算法提升了方案的效率与安全性；第三代同态加密方案无须使用计算密钥的辅助即可进行全同态运算，由于计算密钥的尺寸一般非常大，这一改进极大地提升了同态运算的计算效率。鉴于第一代同态加密方案使用较少，本章节主要介绍第二代、第三代同态加密方案。

BGV 方案：第二代全同态方案，现有 Helib 等开源库支持。方案中依次使用模数转换控制噪音的增长，在实际应用中无须启用计算量过大的自举。

CKKS 方案：第二代全同态方案，支持浮点数计算，非常适合统计和机器学习应用，现有 Seal 等开源库支持。方案加密时对明文进行舍入，解密时输出满足精度要求的近似值。

GSW 方案：又称为 Gentry-Sahai-Waters 方案，是一种第三代全同态加密方案。这个方案的独特之处在于，它允许进行同态加法和同态乘法操作，而无须涉及计算密钥，而是通过简单的矩阵加法和乘法来实现。当前，已经有开源库，如 TFHE 等，支持 GSW 方案的应用。这种创新的方式使得全同态加密更加高效和易于应用。

5）零知识证明。零知识证明（ZKP）是一种协议，通常涉及两个或多个参与方，旨在让验证者相信某个主张的真实性，同时不泄露有关这个主张的任何实际信息。在零知识证明中，证明者必须展示他们拥有或知道某个特定的消息，但证明的过程不会泄露有关这个消息的任何详细信息给验证者。这种方法在隐私保护和身份验证等领域有广泛的应用。

这些技术分支在多方安全计算中发挥着关键作用，为实现在隐私保护条件下的协同计算提供了坚实的理论和技术基础。

1.3.2.2 广义多方安全计算应用场景

上述五类广义多方安全计算技术各有其性能特点，如计算性能、通信效率和存储开销等。然而，单一的 MPC 技术通常无法满足实际应用中复杂函数计算的需求。因此，将多种 MPC 技术结合使用，以实现性能均衡的解决方案，已成为一种常见做法。如图 1-12 所示。

当前，MPC 技术在隐私保护机器学习（PPML）领域得到广泛应用。在模型训练和推理中，MPC 能够有效保护用户数据和模型参数的隐私。大型科技公司如 Microsoft、Amazon 和 Google 等提供了“机器学习即服务”（MLaaS）模型（如图 1-12 所示），但这些模型的数据对于公司来说具有极高的价值，一旦泄露将带来巨大经济损失。同时，用户也担心泄露他们的私人数据。在这种情况下，MPC 技术可以在保护双方隐私的前提下进行模型推理。

此外，由于隐私保护法规如欧洲的 GDPR、美国的 HIPAA 以及美国电子前沿基金会（EFF）等的要求，不同机构之间无法直接交换原始数据。MPC 技术使得在保护数据集隐私的同时，仍然可以完成模型的训练。

PPML 方案涵盖多种类型的计算，考虑到参与方的不同数据规模、计算和网络能力、安全模型等因素，通常需要根据具体情景组合多种 MPC 技术，以实现 PPML 方案的成功应用。

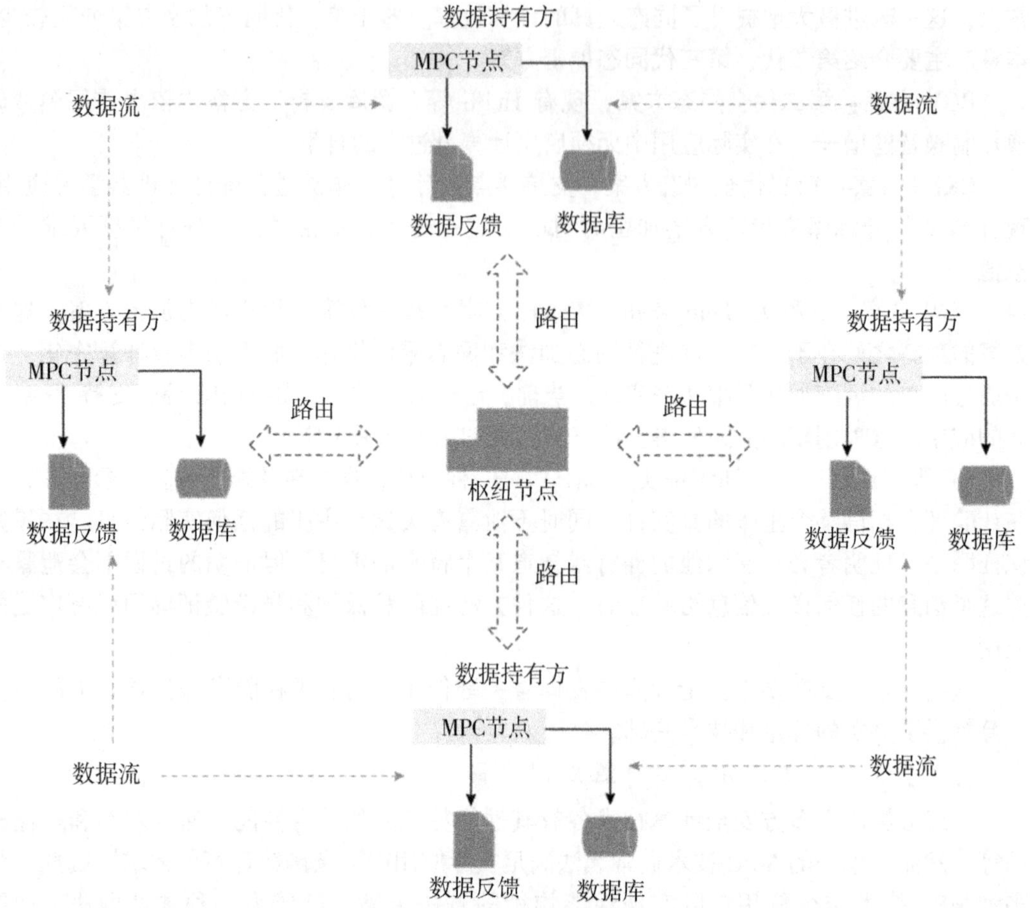

图 1-12　MPC 计算模式

在安全多方计算任务启动时，通过路由寻址的方式，根据所需数据类型进行数据的协同计算。这个过程涉及从本地数据库中查询所需数据，并在计算中使用这些数据。需要强调的是，在整个计算任务的执行过程中，数据一直保留在本地数据库中，不会外泄。此外，这种方法还允许根据各个数据参与者的需求共享数据，以确保每个参与者都能获得真实的数据，从而保障了计算的准确性。这种方式旨在维护数据隐私的同时，实现正确的计算任务。多方安全计算理论的核心目标是保护各数据参与者的隐私信息，同时确保计算的准确性。它的特点主要表现在以下三个方面：

（1）输入隐私性。在多方安全计算中，计算任务的执行始终依赖于本地数据库中的数据。这一特性保证了数据的隐私性，因为数据不会在计算过程中泄露出去。每个数据参与者根据计算需要在本地进行数据查询和计算，无须共享原始数据，因此输入数据的隐私得到了保障。

（2）计算正确性。多方安全计算通过协议和计算协同来确保计算的正确性。各个数据参与者按照约定的协议执行计算任务，这包括数据的查询和协同计算。协议的设计和执行保证了计算的正确性，即使在不信任的环境下也能够保持计算的准确性。

(3) 去中心化。多方安全计算强调去中心化的原则，没有特权的参与方或可信的第三方。相反，它使用协议来取代中心化的信任机构，确保各个数据参与者在计算中的地位和权力平等。这意味着任何数据拥有者都可以启动计算任务，而不需要依赖单一的权威机构或中介。

总的来说，多方安全计算是一种强调隐私保护和计算正确性的计算方法，通过去中心化的方式，使各个数据参与者能够在不泄露数据的前提下合作完成计算任务。这一理论在保护隐私、确保数据安全和促进去中心化计算方面具有广泛的应用前景。

1.3.2.3　多方安全计算组成模型

多方安全计算的组成模型主要由 4 个部分组成：协议参与者、协议攻击者、网络条件和通信信道。

1) 协议参与者。在协议的执行过程中，协议参与者的行为可以分为三种主要类型：诚实的协议参与者、半诚实的协议参与者和恶意参与者。

(1) 诚实的协议参与者。这些参与者是协议的理想执行者。他们按照协议规定的步骤和规则来参与计算任务，不偏离协议的约定，积极合作。

(2) 半诚实的协议参与者。半诚实的参与者不像诚实参与者那样严格遵守协议的每个步骤。他们可能会在协议执行中采取一些私下行动，如搜集额外的数据、推测其他参与者的输入数据或价值，但他们通常不会主动攻击或与其他参与者合谋破坏协议。半诚实的参与者往往难以检测，因为他们不会公开违反协议，但如果他们被攻击者利用或受到威胁，他们可能泄露所搜集的数据。

(3) 恶意参与者。这类参与者可能被攻击者收买，或者就是攻击者伪装的参与者，旨在非法获取有价值的数据。恶意参与者是最危险的，因为他们的行为可能会直接危害协议的安全性和其他参与者的隐私。在现实情况下，主要存在的是半诚实协议参与者和恶意参与者，因此设计了半诚实模型和恶意敌手模型。

- 半诚实模型 (semi-honest model)：在这个模型中，参与者按照协议规定的流程执行，但是他们可能会受到恶意攻击者的监听或监视。这意味着攻击者可以获得参与者在协议执行期间的输入、输出以及其他信息。虽然参与者按照协议执行，但其隐私信息可能会在执行过程中泄露给攻击者。
- 恶意敌手模型 (malicious model)：在这个模型中，攻击者可以采用各种不合法的手段来干扰协议的正常执行。这包括提供恶意输入、篡改输入数据以及尝试终止或拒绝参与协议等行为。攻击者的目标是获取诚实参与者的隐私信息或阻止协议的成功执行。

这两种模型代表了不同级别的威胁和攻击类型，因此在设计多方安全计算协议时，需要考虑如何应对这些潜在的威胁，以确保隐私和安全性。

2) 协议攻击者。协议攻击者和协议恶意参与者有着相同的目标，即通过非法手段获取数据。不过，它们之间存在行为方式和控制程度的差异：

(1) 协议攻击者。这是一个广泛的概念，指的是试图破坏或干扰协议执行的实体，以获取信息。协议攻击者可能采取被动或主动的方式来实现这一目标。被动攻击者仅仅窃听通信信道或者获取不诚实参与者在协同计算过程中所获得的信息，但不干扰参与者按照协议规定的步骤执行。主动攻击者则会主动改变不诚实参与者的行为，以便按照攻击者的意愿继续执行协议以获取信息。

（2）协议恶意参与者。这是一个更具体的概念，指的是实际参与协议但其行为不真实，可能违反了协议的规定。协议恶意参与者的目的是获取信息，但与协议攻击者不同，它是协议中的一个真实参与者，而不仅仅是外部的攻击者。协议恶意参与者可以被划分为被动和主动两类，具体取决于其是否通过干扰其他参与者的行为来获取信息。

综上所述，协议攻击者是一个更通用的概念，可以包括各种试图获取信息的实体，而协议恶意参与者则是一个更具体的概念，指的是实际参与协议但行为不真实的参与者。这两者都是多方安全计算中需要警惕和应对的潜在威胁。

3）网络条件。在多方安全计算中，数据所有者需要通过网络连接来协同进行计算任务。这个网络连接可以分为两种类型：同步网络和非同步网络。

（1）同步网络。在同步网络中，所有的数据参与者都共享一个全局时钟。这意味着所有信息的发送和接收都在同一时间段内。每个数据参与者可以在下一个时间段内准确地接收到属于自己的数据信息。在同步网络中，数据的传输和接收都按照固定的时间步骤进行，因此有序且可预测。

（2）非同步网络。与同步网络不同，非同步网络中，数据参与者无法共享全局时钟。在这种情况下，信息从一个数据参与者的本地数据库发送出去后，需要经过不同的时间段才能被其他数据参与者接收到。由于来自不同参与者的数据信息可能在不同的时间段到达，因此接收到的数据信息的顺序可能不是真实的发送顺序。非同步网络的特点是不受固定时间步骤的限制，因此更加灵活，但也更具挑战性，因为数据接收的时序需要额外的处理和管理。

综上所述，同步网络和非同步网络是两种不同的网络环境，对多方安全计算的实施具有重要影响。在同步网络中，数据传输有序且可预测，而在非同步网络中，数据的时序管理需要更多地考虑和处理。选择合适的网络环境取决于具体的应用场景和需求。

4）通信信道。在多方安全计算中，参与者之间的通信信道被划分为三个不同的级别，这些级别反映了通信信道的安全性和受攻击程度。

（1）安全信道。在安全信道中，通信是安全的，攻击者无法对其进行任何控制或干扰。这意味着通信内容不会受到窃听、篡改或伪装等威胁。通信在安全信道上进行，可以被视为是可信的和完整的。

（2）非安全信道。非安全信道相对较弱，攻击者可以窃听通信的内容，但不能篡改通信内容或伪装成通信的一方。尽管通信可能会被窃听，但通信内容的完整性和真实性得以保持。

（3）未认证信道。未认证信道是最不安全的信道级别。在这种信道上，攻击者可以完全控制通信，包括窃听、篡改、伪装等。未认证信道上的通信容易受到各种攻击，因此需要额外的安全措施来保护通信的安全性和完整性。

这些信道级别的划分旨在帮助参与者和系统设计者更好地理解通信环境中的风险和威胁。在多方安全计算中，通常会采取各种加密、认证和防御措施来应对不同级别的信道攻击，以确保通信的安全性和隐私保护。选择适当的信道级别取决于具体的安全需求和威胁模型。

1.3.2.4　特定的多方安全计算技术

这些特定的多方安全计算（MPC）技术，如隐私求交和隐私信息检索，通过应用密码学技术、安全协议和隐私保护算法，实现了数据隐私的保护和敏感信息的保密。它们在数据共享、信息检索和协作计算等场景中发挥着重要作用，使多个参与方能够在保护隐私的前提下，进行安全的数据交互和计算合作。这些技术的发展和应用为保护个人隐私、促进数据合作和推动安全计算提供了有效的解决方案。

1）隐私求交。隐私求交（PSI）是指参与方使用各自的数据集计算交集，但不泄露交集以外的任何数据。保护集合的隐私性在很多场景下是自然甚至是必要的需求，如当集合是某类用户的通讯录时，这样的输入就一定要通过密码学的手段进行保护。根据使用的场景不同，PSI 协议有以下五条技术路线：

（1）基于公钥密码学的 PSI 协议。基于公钥密码学的 PSI 协议，主要用途是隐私保护场景下选择偏好的匹配，两方可以在保护各自输入私密性的前提下验证各自的输入是否有某些程度上的匹配。基于 Diffie-Hellman（DH）框架的 PSI 协议底层可以使用基于 RSA 公钥体系来求交集，也可以使用运行速度更快的椭圆曲线，两种方式计算和通信复杂度都是随着集合大小线性增长的。

（2）基于不经意传输的 PSI 协议。可以实现吞吐量大、性能良好的隐私求交平台，并通过求交过程的流程控制，防止恶意方多次暴力撞库的问题出现。不经意传输扩展协议的出现使得 OT 协议的性能有了极大的提升，许多基于 OT 扩展协议的 PSI 达到了与哈希协议复杂度在同一量级的性能。使用布隆过滤器和 OT 扩展协议的 PSI 协议，构造出的协议拥有可以在亿级规模的集合上操作的能力，并且可以从理论上证明在半诚实模型和恶意模型下是安全的。

（3）基于电路的 PSI 协议。PSI 协议是用于解决多方安全计算的问题，通过电路来实现计算交集的函数，具有通用性和易扩展性。将计算交集的电路的输出连到计算其他电路的输入，可以计算集合大小、集合中元素的求和等函数，全部过程都满足保护输入的隐私性。这种易于扩展的性质是其他基于公钥加密或是基于不经意传输扩展协议的 PSI 所没有的，因此这也是一种有实际应用价值的 PSI 方案。

（4）基于全同态加密协议的 PSI 协议。全同态加密是一种功能强大的加密原语，允许运算电路直接在密文上计算，而不必首先解密数据。该协议拥有很小的通信量方面的代价，尽管使用了 Batching，Windowing，Modulus Switching 等优化方法，计算开销庞大，但仍然是未来需要解决的首要问题。

（5）基于可信执行环境的 PSI 协议。传统的 PSI 是基于密码难题来构建可信根的。另外一种构建可信根的技术是使用可信硬件，可信根比其他的可信根（如 TPM）都要更小更可信，可以提供一个安全可信的运行环境，保障代码和数据的机密性和完整度，并且可提供近似原生态的运行速度，从而大大降低运行时期的性能开销。

2）隐私信息检索。隐私信息检索（PIR）是指客户端检索数据库的一种方法，且数据库无法知道客户端检索的具体信息。PIR 最早是 1995 年由 Chor 等人提出，他们的方案严重依赖于通信效率，特别在海量数据检索应用场景中难以实际落地。后来理论和实践界研发了多种方案突破 PIR 的性能限制，主要分为以下三类：

（1）信息论安全的隐私信息检索。此类的 PIR 提供一个很强的安全概念，在假设攻击者的计算能力是无限制的条件下保证用户的隐私性能够完全地被保护。信息论安全的隐私信息检索使用分布式数据库，每个数据库存储消息的一部分分片，而数据库之间假定是无法合谋的。

（2）计算安全的隐私信息检索（cPIR）。假设攻击者的计算能力在多项式的时间内是有限制的，常基于一些密码学上的计算难题，具有一定的实用意义。cPIR 的发展路线主要有四个方向：一是结合同态加密技术，将具有同态性质的 Paillier 加密方法应用于构造单数据库的隐私信息检索协议，对于半诚实或者恶意的发送方模型都是安全的。二是使用秘密分享的思路，这个方案有一个限制条件就是需要服务端数量大于 1，通过非合谋的多个服务器共同持有秘密分片隐私信息检索。三是与不经意传输结合。优化计算速度，服务端也无法指导用户最终查询信息，此方案的缺点是增加了通信传输。四是借用一些处理技巧优化查询速度。例如，布隆过滤器、布谷鸟哈希函数、局部可解码编码技术等。

（3）基于硬件的隐私信息检索。基于安全硬件的 PIR 协议，借助一些安全硬件作为辅助设施，PIR 具有很高的执行效率，安全性主要取决于硬件的安全性。按参与方是否诚实，隐私信息检索还可划分为恶意模型的隐私信息检索和半诚实模型的隐私信息检索。按照有无服务器辅助分类可分为无服务器辅助的 PIR 和有服务器辅助的 PIR。

1.3.3 可信执行环境

隐私计算主要旨在解决多个参与方在不共享敏感数据的前提下进行跨域合作，确保数据的安全性。实现数据“可用而不可见”已经成为业界的共识。

在技术实现原理上，隐私计算技术通常可以分为两类：

第一类是基于密码学的隐私计算技术，以多方安全计算为代表。这些技术提供了更高级别的数据安全性，包括多方联合计算、同态加密、差分隐私和联邦学习等。目前，联邦学习和多方安全计算是其中的代表性技术。

第二类是基于硬件的隐私计算技术，以可信执行环境（TEE）为代表（如图 1-13 所示）。这种技术通过将软件和硬件相结合，在中央处理器中创建一个安全的执行区域。这个区域确保了加载的程序和数据的机密性和完整性。TEE 是一种隔离的执行环境，为受信任的应用程序提供了比普通操作系统更高级别的安全性，同时也提供了比传统的安全元件更多的功能。

可信执行环境通过使用进程级隔离、体系结构级隔离、虚拟化级隔离等技术，为用户提供了一个更加安全的执行空间。这个执行空间不仅具有更强的安全性，还比常规的安全芯片功能更加丰富。它能够有效地保护代码和数据的机密性和完整性，为隐私计算提供了有力的支持。

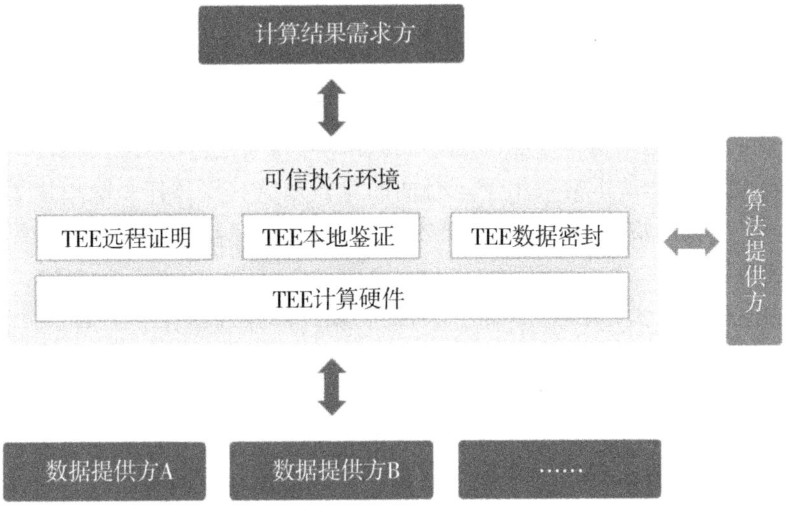

图 1-13　可信执行环境应用原理

不同于多方安全计算和联邦学习，TEE 将多方数据集中到可信硬件构建的可信执行环境中一起进行安全计算。为了保证传输至可信环境中的数据的安全性，TEE 常结合相关密码学算法来实现加密和验证方案。而作为通用的计算平台，TEE 可以在可信执行环境中对多方数据完成联合统计、联合查询、联合建模及预测等各种安全计算。

TEE 通过隔离的执行环境，提供一个执行空间，该空间有更强的安全性，比安全芯片功能更丰富，提供代码和数据的保密性和完整性保护。另外，与纯软件的密码学隐私保护方案相比，TEE 不会对隐私区域内的算法逻辑语言有可计算性方面的限制，支持更多的算子及复杂算法，上层业务表达性更强。利用 TEE 提供的计算度量功能，还可实现运行在其内部的身份、数据、算法全流程的计算一致性证明。

总体上，与密码学相比较，可信执行环境在性能上具有较大优势，并且适用的安全隐私保护场景较多。TEE 是隐私计算中更受业内追捧的一项技术。

1.3.3.1　技术分类

可信执行环境（TEE）是一种基于硬件的隐私计算技术，通过引入安全芯片架构在计算机硬件平台上创建一个安全的硬件区域。在这个安全区域内，各方的数据被集中用于计算，利用其安全特性来提高终端系统的整体安全性。

目前，有多种可信执行环境技术可供选择，其中包括英特尔的 SGX 技术、ARM 的 TrustZone 技术，以及 AMD 的安全内存加密和安全加密虚拟化技术等。这些技术都旨在通过硬件支持，为隐私计算提供额外的安全层，有效地保护敏感数据和计算过程免受潜在的威胁。

（1）SGX 技术。SGX 通过提供一系列 CPU 指令码，允许用户代码创建具有高访问权限的私有内存区域（Enclave-飞地），包括 OS，VMM，BIOS，SMM 均无法私自访问 Enclave，Enclave 中的数据，只有在 CPU 计算时，通过 CPU 上的硬件进行解密。同时，Intel 还提供了一套远程认证机制（Remote Attestation），通过这套机制，用户可以远程确认运行在 Enclave 中的代码是否符合预期。

（2）TrustZone 技术。ARM TrustZone 通过对原有硬件架构进行修改，在处理器层次引入了两个不同权限的保护域，即安全域和普通域，任何时刻处理器仅在其中的一个环境内运行。这两个域之间有硬件隔离和不同权限等属性，为保护应用程序的代码和数据提供了有效的机制。通常正常域用于运行商品操作系统，该操作系统提供了正常执行环境（REE），安全域则始终使用安全的小内核（TEE-kernel）提供 TEE，机密数据可以在 TEE 中被存储和访问。

（3）AMD SEV 技术。AMD 于 2016 年提出硬件内存加密机制 SME 与 SEV，并将其与现有的 AMD-V 虚拟化技术进行了结合。在原有的 CPU 中引入了新的片上芯片系统并将其与原有的内存控制器进行了结合以支持 SEV 和 SME 的实现。在 SME 模式下，AMD 安全处理器使用 AES-128 密钥对内存中的数据进行加密，而且每次系统重置后都会生成新的随机密钥。这些密钥对于运行在 CPU 核心上的任何软件都是不可或缺的。在 SEV 模式下，这一技术有效地解决了传统虚拟机监视器（Hypervisor）泄露的问题。监视器和运行在同一台机器上的客户虚拟机资源得到了完全隔离。代码和数据都经过标记并独立加密，只有在正确解密的情况下才能够访问，否则只能看到加密状态，这为数据和隐私提供了强大的保护。

（4）国产 TEE 技术。国内的海光 X86 CPU、华为 ARM CPU、飞腾 ARM CPU 等都实现了 TEE。蚂蚁集团推出的 HyperEnclave 是一个统一的 Enclave 平台，目前已经在蚂蚁大规模落地，支撑了多个关键业务，同时，联合合作伙伴在金融、医疗等领域开展了部署和实施工作。

1.3.3.2 可信执行环境发展历程

基于 TEE 技术路线的隐私计算技术源于 2006 年开放移动终端平台（OMTP）提出的一个针对移动终端的双系统安全解决方案。在 OMTP 方案的基础上，ARM 公司提出一种硬件虚拟化技术 TrustZone 的硬件实现方案，并于 2008 年第一次发布了 TrustZone 技术白皮书。2010 年 7 月，Global Platform 组织正式提出了 TEE 的概念并从 2011 年开始起草制定相关的 TEE 规范标准。2015 年，Intel 发布首款商业化支持 TEE 方案的 CPU，即 Intel SGX。2016 年，AMD 提出了基于 TEE 技术的 SEV 方案。次年，AMD 又提出了 SEV-ES 方案。

2022 年，可信执行环境技术路线从硬件侧到软件侧均取得了一定的进展。在硬件方面，可信执行环境的技术成熟度不断提升，例如，目前应用最为广泛的 Intel SGX 产品逐步更新到第二代，对于计算架构、Enclave 空间大小、内存管理机制、远程认证协议等都有较大幅度的升级。此外，越来越多的硬件产品中都加入了可信执行环境相关能力，国内硬件厂商如海光、兆芯、飞腾、鲲鹏等纷纷推出了集成自研可信执行环境技术的硬件产品，国外知名硬件厂商 Nvidia 也在 2022 年首次将可信执行环境技术融入了其发布的最新版 GPU 硬件中；在软件方面，针对可信执行环境技术存在的应用开发难度高、异构可信硬件隔离等问题，业内开始探索打造更加通用、灵活、适配异构可信执行环境的软件平台。例如，Usenix ATC’ 22 上发布的通用解决方案 HyperEnclave，就试图通过虚拟技术来提供统一的 Enclave 抽象，打通各异构可信执行环境平台，进而形成更广阔的应用生态。

1.3.3.3　国内标准现状

技术体系的发展壮大需要配套标准指引的支撑，可信执行环境的配套标准体系日渐完善。

国际上，TEE 最初的标准是由 OMTP 制定的 *Advanced Trusted Environment Omtptr*。随着 OMTP 组织的解散，标准被 GSMA 掌握。目前 TEE 的标准工作大部分是非营利组织 Global Platform 推动的，该组织致力于 TEE 相关规范建设，推动 TEE 与 TPM 的整合。2010 年 7 月，Global Platform 组织首次发布了系列 TEE 系统体系标准，从接口、协议实现层面上对 TEE 进行了部分的规范定义，以及典型应用规范定义，并按照其定义的各种功能接口进行规范实现。2020 年 9 月，国际标准 *Standard for Secure Computing Based on Trusted Execution Environment* 在 IEEE 电气电子工程师学会立项，该标准主要给出了通用性的技术框架，但没有深入到应用中的细节。

在国内，国家标准方面，2020 年 4 月 28 日发布的 GB/T 38638—2020《信息安全技术可信计算可信计算体系结构》和 GB/T 38644—2020《信息安全技术可信计算可信连接测试方法》规定了可信计算的体系结构、可信部件、完整性度量模式、可信计算节点类型、可信网络连接协议以及所涉及的密码算法的测试要求及方法。行业标准方面，2020 年 12 月 28 日发布的 GM/T 079—2020《可信计算平台直接匿名证明规范》规定了可信计算平台的直接匿名证明协议的功能、接口和数据结构。此外，中国信息通信研究院联合行业企业共同制定隐私计算系列评估体系和标准，包括《基于可信执行环境的数据计算平台 技术要求与测试方法》。该评测方法提出了基于可信执行环境的数据计算平台的建设目标和架构体系，并对产品能力提出规范要求。基于该标准制定的测试方式，于 2020 年 12 月和 2021 年 6 月进行了两次可信执行环境基础能力专项评测。中国信息通信研究院云计算与大数据研究所，基于已有的标准，积极参与技术产品的标准化评测工作。这些标准正在不断地随着技术的进步迭代和完善，同时也正在加速制定适用于不同产品性能和安全性的标准。这表明国内的可信执行环境技术正逐渐成熟。

1.3.3.4　产业布局

TEE 通常作为被集成在厂商的隐私计算平台或者可信计算平台中的一项功能，对外提供服务。可信执行环境在产业界呈现多种实现形态，包括基于芯片、软件厂商以及互联网应用厂商的不同形态。不论实现形式如何变化，它们都共同具备隔离机制、算力共享和业务开放等关键特点。

（1）华为：可信智能计算服务 TICS。TICS 基于可信执行环境 ARM TrustZone、多方安全计算、区块链等技术，实现了数据在存储、流通、计算过程中端到端的安全和可审计，主要服务内容为联邦 SQL 分析和联邦学习。采用基于鲲鹏的 TrustZone 以及 Intel SGX 两种方式实现可信执行环境，用于多方协同过程中隐私信息交互（SQLJOIN 数据撞、联邦机器学习模型参数）的加密保护。

（2）阿里云：DataTrust 阿里云隐私增强计算软件。DataTrust 基于 TEE、MPC、FL

等技术打造的隐私增强计算平台，面向多方数据联合分析、联合统计、联合预测、联合模型训练，实现数据要素价值的流通。DataTrust 支持以 SaaS 的方式提供服务，同时也支持独立部署的方式将服务部署在用户侧。DataTrust 基于 Intel SGX 实现 TEE 环境，目前已经支持英特尔新一代服务器 SGX2.0 硬件安全技术。

（3）百度：点石安全计算平台 MesaTEE。MesaTEE 提供了基于硬件隔离、内存加密远程证实等安全技术保护数据隐私计算任务和便利的函数即服务（function-as-a-service）接口，支持在本地和云上以容器的方式进行部署。利用 Intel SGX 技术实现 TEE，提供强安全、高性能、易扩展的芯片级数据安全计算商业化解决方案。

1.3.3.5 技术方案

结合当前对数据要素安全流通、数据高效治理的需求，构建了基于 TEE 的隐私计算业务框架（如图 1-14 所示），包括可信硬件、TEE 能力适配、业务平台以及可信应用四个部分。

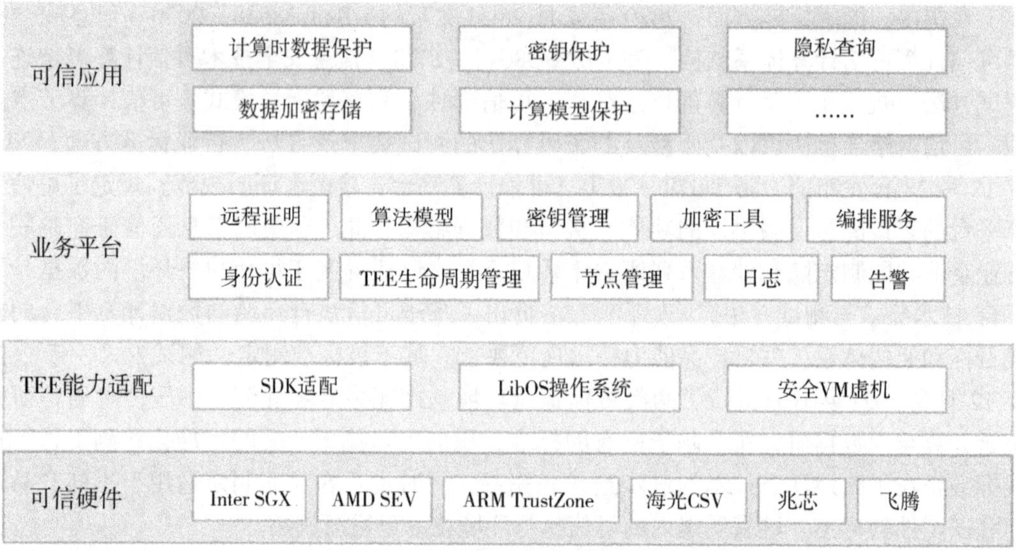

图 1-14 基于可信执行环境的业务实现框架

可信硬件采用支持可信执行环境的 CPU 硬件功能，打造统一硬件资源池，支持 Intel SGX、AMD SEV、ARM TrustZone、国产化层面支持海光 CSV、兆芯、飞腾芯片等。

TEE 能力适配可以向上层屏蔽不同类型、不同品牌的可信硬件，通过 SDK、LibOS、安全容器、安全虚拟机等方式为上层业务平台提供 TEE 计算环境。

业务平台作为 TEE 资源的管理与编排系统，具备平台系统管理的能力，包括节点管理、身份认证、权限管理、日志管理、系统告警等模块。业务平台负责整个 TEE 生命周期管理，包括 TEE 资源的创建、启动、销毁等。

业务平台为用户提供机密计算能力集，包括：远程证明能力，用户可以通过远程证明验证 TEE 环境的完整性，算法模型能力，支持通用的 AI 算法模型，也支持导入用户的算法模块；密钥管理能力，支持密钥的生命周期管理；加密工具，支持在 TEE 环境中使用通用的加密算法进行加密计算。

业务平台提供隐私计算服务编排能力，用户可以根据不同的应用场景以及与合作伙伴确定好的计算方式对 TEE 计算环境与计算任务进行编排，实现隐私计算的自动化运行。

TEE 隐私计算技术方案支持丰富的可信应用，包括计算时数据保护、密钥保护、隐私查询、数据加密存储、计算模型保护等。

1.3.3.6　应用方案

(1) 计算时数据保护（如图 1-15 所示）。随着大数据、云计算、AI 等技术的广泛应用，诸多领域尤其是金融、政府、社会治理、传媒等，各企业间都存在数据孤岛问题。采用 TEE 隐私计算技术可为多方数据联合计算提供安全保护能力。

该应用场景使用 TEE 计算环境作为安全沙箱，实现多方数据可用而不可见。不同计算参与方将各自加密后的数据通过安全链路传至 TEE 计算环境中，在 TEE 中进行数据解密并进行联合计算，如联合用户画像、金融风控预测、社会风险识别等。计算结束后将计算结果通过安全链路返回给各个参与方，原始数据则在 TEE 环境中进行销毁。

TEE 隐私计算技术可以有效保护计算时数据的安全性，防止原始数据泄露，同时也可以满足企业间数据高效协作、联合计算的需求。

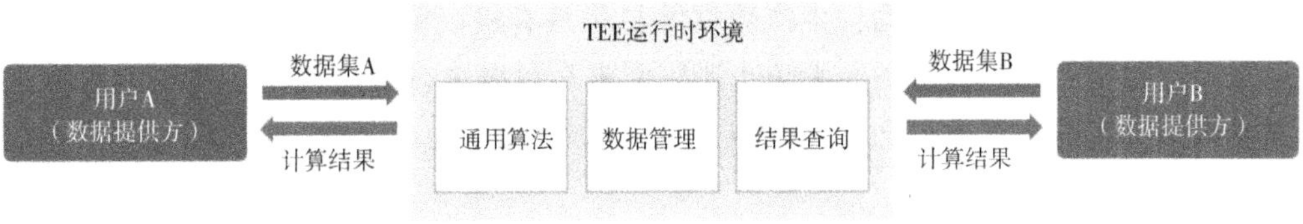

图 1-15　TEE 运行环境，计算时数据保护

(2) 密钥保护。密钥生命周期管理包括密钥的产生、分发、存储、使用、更新归档、撤销、备份、恢复和销毁等环节。密钥安全是数据安全、系统安全的关键要素。为了增强密钥的安全性，通常将密钥进行加密存储或引入专用的密钥设备。使用 TEE 隐私计算技术，在硬隔离的 TEE 环境中进行密钥管理，可以简化传统密钥管理的复杂性，又保证密钥生命周期运行环境安全可靠。密钥保护应用场景包括在 TEE 计算环境中实现密钥生成、管理等功能，同时支持通用加密算法。一方面收到用户密钥请求时使用密钥生成功能生成随机密钥证书等安全凭证，并通过安全链路传递给用户；另一方面也支持在 TEE 中使用生成的密钥结合通用加密算法对原始数据、预测结果等进行加密计算。当密钥过期、失效时，在 TEE 环境中对密钥进行销毁，增强密钥生命周期整体安全性。

(3) 计算模型保护（如图 1-16 所示）。多个企业利用在生产过程中积累的数据进行联合建模分析，为了得到更精确的结果，这些企业可以引入具有成熟算法模型的合作伙伴。在这种场景需求下，采用 TEE 隐私计算能保证算法模型安全。

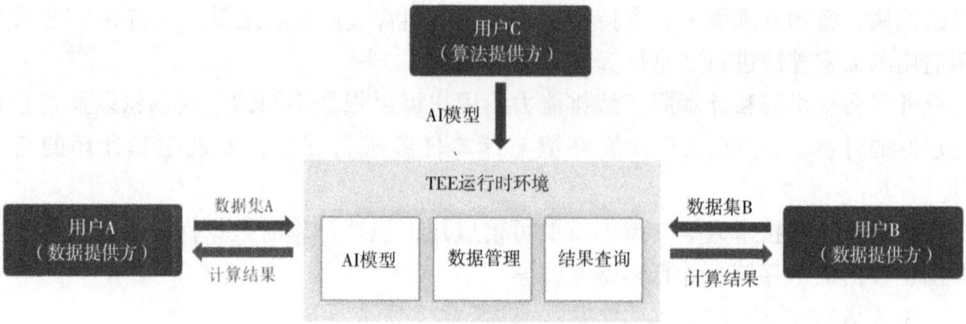

图 1-16 TEE 计算模型保护

如图 1-16 所示是计算模型保护典型场景，用户 A 与用户 B 掌握各自数据集，通过用户 C 将其模型算法构建在 TEE 隐私计算环境中，数据提供方的数据经加密安全链路传至 TEE 运算环境，采用算法提供方的 AI 模型进行建模分析，经过分析后将分析结果传递给数据提供方。同时经过训练可以进一步优化算法提供方的 AI 模型。计算任务结束后，可以将模型销毁或将优化后的模型返回给算法提供方。

通过 TEE 隐私计算对算法模型实施安全保护，可以防止算法的泄露问题，同时也可以在不获得合作伙伴原始数据的前提下，利用其数据对自身的算法进行进一步优化。

（4）数据加密存储（如图 1-17 所示）。数据作为企业资产管理的一部分，关键性数据如经营分析数据、财务数据、生产数据等更是具有极高的价值。政企客户通常极为重视这类关键数据的隐私性保护，为防止泄露要求对数据进行加密存储。使用 TEE 隐私计算技术可以为客户提供数据加密存储能力。

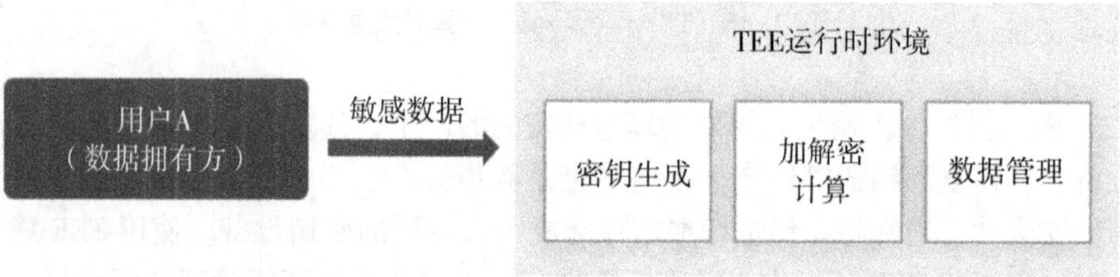

图 1-17 数据加密存储

该场景使用 TEE 计算环境作为数据加密模块，用户通过远程证明对 TEE 环境进行验证，并在 TEE 环境中生成密钥。客户关键数据在 TEE 环境内进行加密，加密后的数据可储存在 TEE 环境中，也可以存储在外部介质中。

数据加密密钥和加密过程发生在 TEE 环境内，使用 TEE 隐私计算技术进行数据加密存储可以防止内存泄漏等造成的数据安全隐患。

（5）隐私查询（如图 1-18 所示）。在医疗机构，在相似病例检索、基因数据隐匿查询等领域需具备针对用户身份进行隐私查询的能力，如通过指纹、人脸等信息对人员身份进行比对认证。在医疗领域同样存在对患者疾病病历、基因测序等数据的隐私查询。这些隐私数据往往来自多个医院、政府部门或企业。基于 TEE 隐私计算技术是实现这类具有隐私查询需求场景下数据可用不可见的有效方法之一。

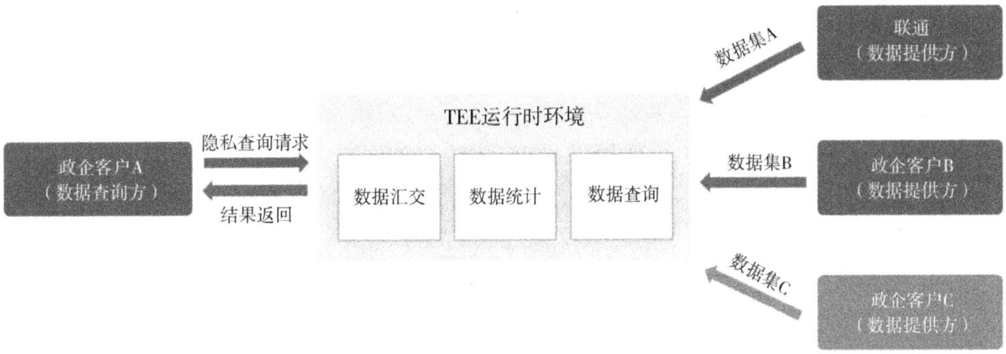

图 1-18　隐私查询

在该类隐私查询场景中，在 TEE 隐私计算环境中构建数据汇交、统计、查询能力。数据提供方将各自的原始数据经加密安全链路传递至 TEE 隐私计算环境中进行数据汇交与统计分析。数据查询方调用查询接口对其所需的内容发送隐私查询请求，TEE 环境中的查询模块根据数据查询方的身份权限向数据查询方返回查询结果。同时，也可以结合区块链等技术对数据查询方的查询操作进行存证。

采用 TEE 隐私计算进行隐私查询，数据提供方的原始数据与查询的整个过程置于硬件隔离的 TEE 隐私计算环境中，可以实现多方数据的联合汇交，丰富数据库的同时有效降低敏感信息泄露的风险。

1.3.4　零知识证明

零知识证明（Zero-Knowledge Proof）是一种验证协议式的密码学概念，最早由 S. Goldwasser、S. Micali 和 C. Rackoff 在 20 世纪 80 年代初提出。它指的是证明者能够在不向验证者提供有关某个命题的任何实际信息的情况下，使验证者相信这个命题是正确的。零知识证明实际上是一个涉及两方或多方之间的协议，需要采取一系列步骤来完成某个任务。证明者向验证者证明并让其相信自己知道或拥有某一消息，但在证明过程中不能泄露关于这个消息的任何信息。

零知识证明系统包括两个主要角色：宣称某一命题为真的证明者（prover）和确认该命题是否真实的验证者（verifier）。证明是通过这两个角色之间的交互完成的。在进行零知识证明的最后，验证者只有在命题为真时才会接受。然而，对于证明者宣称错误的命题，验证者有可能发现命题中的这个错误。这个思想源自交互式证明系统，它在计算复杂性理论中扮演着重要的角色。

零知识证明的关键概念是最小泄露证明，其中证明者向验证者证明某一事实，但验证者无法得出关于这个事实的具体信息。而零知识证明更进一步，不仅保证验证者无法得到有关事实的具体信息，还保证除了知道证明者能够证明某一事实外，验证者无法获得其他任何知识。因此，零知识证明被称为零知识协议。

零知识证明在密码学和安全领域非常有用，因为它允许在不暴露敏感信息的情况下确认某些声明的真实性，从而保护隐私和确保安全性。这一概念的应用范围广泛，包括数字身份验证、安全通信和区块链等领域。

零知识证明需要满足以下三个属性：

（1）如果语句为真，诚实的验证者（即正确遵循协议的验证者）将由诚实的证明者确信这一事实。

（2）如果语句为假，不排除有一定概率欺骗者可以说服诚实的验证者它是真的。

（3）如果语句为真，证明者的目的就是向验证者证明并使验证者相信自己知道或拥有某一消息，而在证明过程中不可向验证者泄漏任何有关被证明消息的内容。

零知识证明并不是数学意义上的证明，因为它存在小概率的误差，欺骗者有可能通过虚假陈述骗过证明者。换句话来说，零知识证明是概率证明而不是确定性证明。但是也存在有技术能将误差降低到可以忽略的值。

零知识证明可以通过一个简单的例子来说明：假设 A 想向 B 证明自己拥有某个房间的钥匙，而 B 只对此事的真实性感兴趣，而不想了解钥匙的具体样子。这时可以采用以下两种方法：

传统证明方式：A 向 B 展示了钥匙，并让 B 使用钥匙打开房间的锁，以证明自己拥有正确的钥匙。

零知识证明方式：B 告诉 A，房间内有某一物体（例如，一张特定的文件）。然后，A 使用自己的钥匙打开了房间的门，拿出了该物体，并将其展示给 B。这个过程中，A 从未向 B 展示过钥匙的具体样子，只是证明了他可以打开房间并取出内部物体，从而表明他拥有房间的正确钥匙。

这两种方法中，第二种方法属于零知识证明。其优点在于，在整个证明过程中，A 成功地证明了自己拥有房间的钥匙，但 B 从未看到钥匙的样子，因此钥匙的具体信息没有泄露。这保护了钥匙的机密性，同时确保了 A 拥有房间的钥匙这一事实得到了证明。零知识证明的关键之处在于，证明者可以证明某一事实，而验证者可以相信这一事实的真实性，但验证者不会获得有关事实的额外信息。这一思想在密码学和安全领域中具有广泛的应用。

1.3.5　差分隐私

1.3.5.1　基本概念

差分隐私（DP）是在统计学和机器学习分析背景下的关于隐私的一个强数学定义。

目的是使数据库查询结果对于数据集中单个记录的变化不敏感。换句话说，就是某个记录在不在数据集中对最终的查询结果的影响是非常小的。这样就可以防止某些攻击者通过增加或删除数据集中某条记录，进而根据所得的查询结果进行差分分析来提取隐私。差分隐私中的差分主要就体现在查询结果的差分中。

差分隐私在不损害个人隐私的前提下实现了最大限度利用数据资源的核心诉求，通常用于解决单个查询的隐私保护问题。但在实际中，经常需要面临多条隐私计算组合或在同一数据集重复执行相同的隐私计算的情况。差分隐私分为两种主要模式：全局差分隐私和本地化差分隐私。全局差分隐私通过在数据集中加入微小的噪声，从而保护所有用户的隐私，但要求所有用户将未经处理的原始数据直接存储在一个可信服务器上。本地化差分隐私则允许用户在本地对原始数据进行随机化处理，然后再将处理后的数据发送给服务器，这样用户能够获得更强的隐私保护，尽管在这一过程中加入的噪声通常要比全局差分隐私多。最初，差分隐私是为了安全查询数据库中的数据而设计的，但随着联邦学习的兴起，差分隐私也被广泛应用于联邦学习算法中。

目前最常见的基于差分隐私的机器学习算法是基于差分隐私的随机梯度下降法（DPSGD）。该算法用于预模型来更新权重的梯度以保护训练集的隐私，每次迭代中向梯度添加噪声，在多个批次训练以后，噪声自然会被抵消。

前面提到差分隐私主要是为了使得数据库查询结果对于数据集中单个记录的变化不敏感。也就是说，要对查询结果进行一定的调整，使得单个记录的变化在查询结果上是体现不出来的。为了达到这样的效果，差分隐私的做法是给查询结果增加一定的随机噪声。比如刚才的医疗科室查询案例，增加随机噪声以后，可能 100 个接诊患者中，查询到的是 5 人患癌症，此时的噪声是 0，而剔除张三再查询，查询到的还是 5 人，此时噪声是 +1。对于攻击者来说，是没有办法确定噪声是多少的，所以无法判断张三是否患癌。但是这样就出现了新的问题，加了随机噪声以后，查询到的数据已经不再精准了，那么数据本身的价值就降低了。这的确是差分隐私需要考虑的现实问题。那么差分隐私是怎么解决的呢，一方面，差分隐私通过更准确的概率模型来尽可能地让查询结果精准。另一方面，差分隐私提供了隐私预算 ε 来量化隐私保护级别。ε 的值越低，则隐私保护得越好，但也会导致数据的准确度越低。所以具体设置怎样的隐私保护级别，需要开发者自行权衡。为了更好地展示差分隐私的能力，在此举一个经典的例子。

案例：某社会调查为了统计社区内家庭中男性患抑郁症的比例，最开始想到的是通过问卷调查的方式，但是发现这样会侵犯到被调查者的隐私。于是利用差分隐私技术，对调查结果增加噪声，采用抛硬币统计法。具体的做法如图 1-19 所示。被调查的个体在回答问题之前，首先抛一枚硬币，如果正面朝上，则如实回答。如果正面朝下，则再抛一次硬币。如果正面朝上则回答“是”，正面朝下则回答“否”。

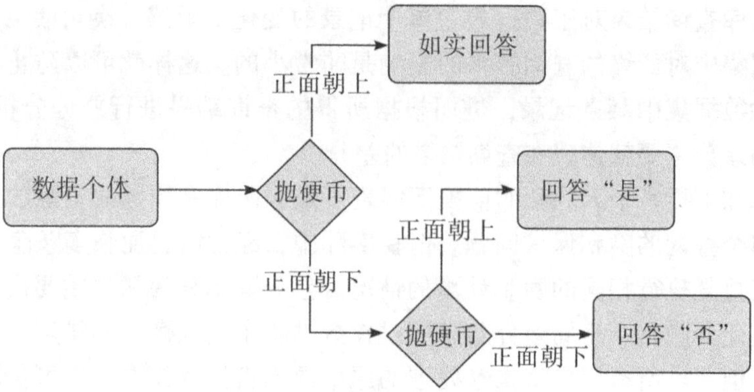

图 1-19　差分隐私技术问卷调查

在这个统计方法中，不难发现任何一个个体都至少有 1/4 的概率回答“是”，因为抛硬币这个动作是随机的。所以尽管有个体回答了“是”，也无法猜测该个体到底是不是真患有抑郁症。这也就解决了隐私泄露的问题。既然隐私泄露问题已经解决，那么怎么得到较为准确的结果呢？这可以通过概率统计学的方法进行计算获得：假设共有 N 个数据个体，其中真正患抑郁症的个体数量为 M，经过抛硬币法统计后的回答为“是”的个体共有 T 个。那么 T 的组成如下：

$$T=M\times\frac{1}{2}+N\times\frac{1}{2}\times\frac{1}{2}$$

既然 T 和 N 是已知的，那么 M 也就能计算出来。当然，在这里我们假设了一次抛硬币正面朝上的概率是 1/2，但实际上或许存在偏差。因此，计算得到的 M 也会存在一定的偏差。不过这种偏差一般不大，这是能够接受的。

1.3.5.2　技术背景

这几年人工智能、大数据技术的快速发展创造了很多机会和应用，但也使得人们的隐私数据正在不断被各种技术平台、厂商收集。这些平台、厂商为了追求商业利益或提升技术水平，总是会主动或被动地将用户的隐私数据用于自己使用或有偿提供给其他公司进行人工智能或大数据分析。这在一定程度上侵害了用户的个人隐私。

为了保护个人隐私，欧盟在 2018 年正式实施了《通用数据保护条例》（GDPR），随后在全世界范围内都陆续有隐私保护与数据安全的相关法律法规出台，我国就个人隐私保护问题制定了《个人信息安全规范》等保护条例。鉴于个人和政府对隐私的重视，很多厂商加强了对大数据中的个人隐私保护力度，如数据匿名化技术。数据匿名化通过抑制、泛化、聚合等手段来将发布的数据集中的敏感信息隐藏，这在一定程度上能够保护用户的个人隐私，但如果要防范一些专业的隐私窃取组织则远远不够。

现在考虑这样一种隐私窃取模型，设想一个受信任的机构持有涉及众多人的敏感个人信息（如医疗记录、观看记录或电子邮件统计）的数据库，且能够提供一个全局性的统计数据。这样的系统被称为统计数据库。尽管表面看来，只有经过处理的统计特征被发布，但这些统计结果也有可能揭示一些涉及个人的信息。例如，当研究人员同时使用两个或多个分别进行过匿名化处理的数据库时，个人信息的匿名化手段仍然可能失效。比如，现有一个仅能查询全局性统计数据的查询人员，他首先查询到某科室今日接诊的 100 个人中，有 5 个是患艾滋病的，若查询人员修改了查询条件，将张三从这 100 个人中剔除（如张三的数据被手动标记了重复）后再重新查询，发现有 4 个人患艾滋病。那么此时查询人员可以推测，张三患艾滋病。上述攻击技术主要是通过对统计数据库的查询结果和查询条件进行分析，我们称这类技术为统计数据库再识别技术。

差分隐私就是为防护这类统计数据库被再识别而提出的一个概念。差分隐私技术的引入具有双重益处。首先，企业可以在不侵犯个人隐私的前提下，充分利用大量的敏感数据进行研究或商业化应用。其次，研究机构可以基于差分隐私开发适用于数据社区的敏感数据云共享技术，从而在不侵犯个人隐私的情况下解决数据共享的挑战。这一技术为保护隐私和促进数据驱动的研究和商业活动之间的平衡提供了有效的解决方案。

1.3.5.3　技术原理

假设有随机算法 M，S 是 M 所有可能输出结果组成的集合，$Pr[\cdot]$ 表示概率。对于任意两个相邻的数据集 D 和 D'，D 和 D' 之间只有 1 条记录是不一样的。如果能够满足以下公式：

$$\Pr[M(D)\in S]\leqslant \exp(\varepsilon)\Pr[M(D')\in S]+\delta$$

我们在此先只考虑 $\delta=0$ 的情况，$\delta=0$ 时称算法 M 提供 ε-差分隐私保护（ε-differentially private）。其中 ε 也叫作差分隐私预算。现在对上述公式做简单的变换，将 D 和 D' 替换位置（D 和 D' 只相差一个条记录，反过来一样是成立的），则有：

$$\Pr[M(D')\in S]\leqslant \exp(\varepsilon)\Pr[M(D)\in S]+\delta$$

又因为 $\delta=0$，则不难得出：

$$\exp(-\varepsilon)\leqslant\frac{\Pr[M(D')\in S]}{\Pr[M(D)\in S]}\leqslant\exp(\varepsilon)$$

所以，ε 越接近于 0，随机算法 M 在 D 和 D' 输出的数据分布越接近，它们表示的结果就越难区分，也就意味着隐私的保护程度越高。当 $\varepsilon=0$ 时，M 在 D 和 D' 输出某个结果的概率就完全一样，输出结果不可区分。但此时原始数据的价值也就没了，因为根据公式继续推算，最后会发现 M 在相邻数据集中产生任意结果的概率是一样的，也就是说，M 的结果完全独立于数据本身（完全随机）。所以，无论是在人工智能还是大数据分析上，都需要数据分析者权衡 ε 的取值来兼顾隐私和数据价值。

(1) 拉普拉斯机制。在前文介绍了差分隐私的数学定义，也知道了差分隐私主要通过增加噪声来缩小结果对单个记录改变的敏感度。但是噪声具体怎么增加、怎么去量化等问题并没有解决。要想让差分隐私真正可用，则必须有一个具体的机制来增加噪声，随后的研究中，人们发现拉普拉斯分布是能够满足 ε-差分隐私保护的，可以在数值型的数据库查询结果中加入服从拉普拉斯分布的噪声来实现差分隐私保护。拉普拉斯分布的概率密度函数为：

$$p(x\mid\mu,b)=\frac{1}{2b}\exp\left(-\frac{|x-\mu|}{b}\right)$$

拉普拉斯产生的概率密度函数如图 1-20 所示。

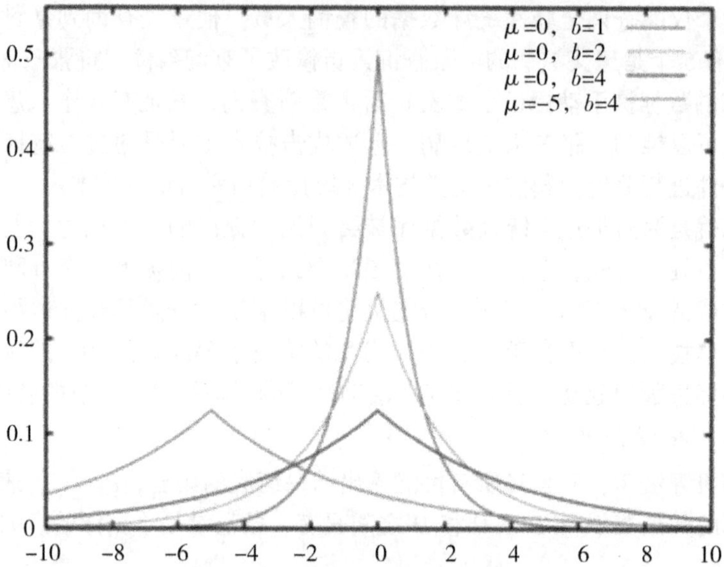

图 1-20　拉普拉斯概率密度函数

拉普拉斯机制的差分隐私保护定义为：给定数据集 D，假设有函数 f：$D \rightarrow R^d$，敏感度为 Δf，随机算法 $M(D)=f(D)+Y$ 提供 ε-差分隐私保护，其中 Y 服从拉普拉斯分布：$Y \sim \text{Lap}(\Delta f/\varepsilon)$。从公式中可以看出，$\varepsilon$ 越小，b 越大，则噪声越大，隐私保护程度越高。

（2）RNM。在文章 *The Algorithmic Foundations of Differential Privacy* 第 35 页通过一个例子解释 RNM 算法。

案例：假设我们希望知道哪一种疾病是在一组被调查者的医疗史中最常见，则需要进行一系列的调查。但是由于个人不希望别人知道自己的病史，所以需要在每个计数中添加 Lap（$1/\varepsilon$）噪声来解决。尽管通过噪声来保护个人的隐私，但是如果将所有的计数公布出去，尽管这些计数带了噪声，但还是会披露其他疾病的信息（我们需要统计的是最常见的，根据信息最小化原则，别的疾病信息不应该被披露）。所以，需要使用 RNM 报告最大的含有噪声的计数，而不是公布所有的计数结果。还有一点需要指出，RNM 算法也是符合 ε-差分隐私保护的。

1.3.6　区块链技术

区块链技术是一种通过去中心化、高信任的方式集体维护一个可靠数据库的技术方案。由于具有“去中心化”“分布式数据存储”“可追溯性”“防篡改性”“公开透明”等优势特点，区块链技术能够有效解决数据领域的数据真实性、安全性与开放性问题，通过建立可信任的数据管理环境，防范和避免各类数据造假、篡改、遗失等数据管理问题，促进数据的高效共享与应用（如图 1-21 所示）。

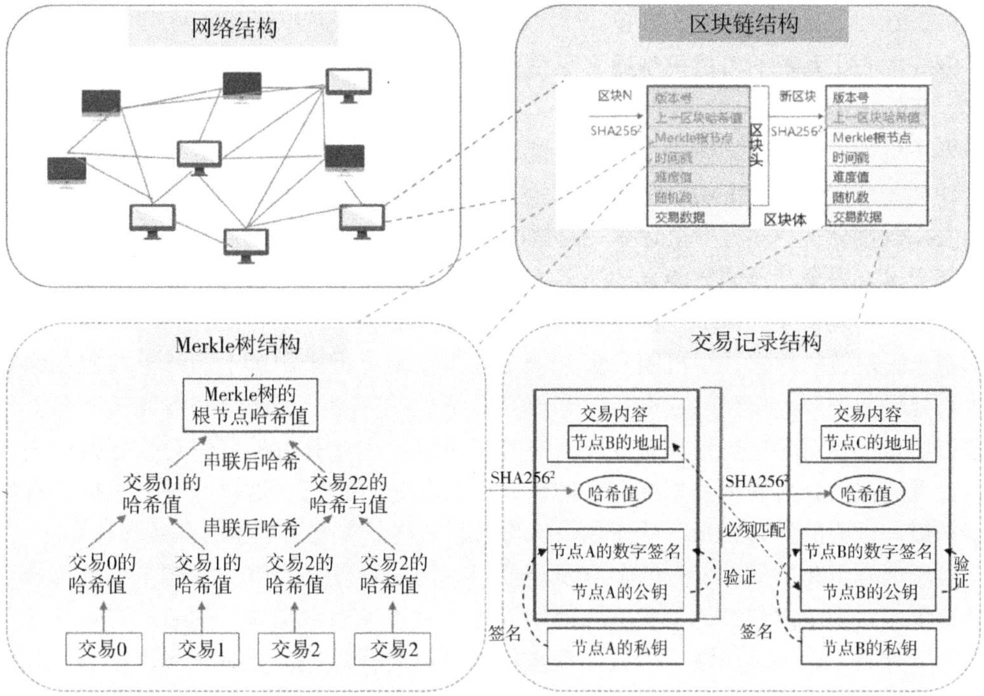

图 1-21　区块链数据结构

区块链技术具有“信息数据共享和透明”的特点，但无论从市场商业竞争角度还是个人信息安全角度来看，都没有人希望自己的数据完全公开、透明。因此，隐私保护合规成为数据管理领域的一条重要“红线”，一方面保护着数据所有者的隐私安全，另一方面也影响着数据流通共享的效率与发展。区块链隐私计算是一种保护用户隐私，确保数据安全和保密的技术，通过区块链技术和密码学算法等手段实现了用户之间的数据安全共享和隐私保护。区块链技术为提供分布式信任机制的关键技术，在与隐私计算技术的融合方面具有巨大潜力，能够整合两者的优势，实现相互补充。将区块链与多方安全计算相结合，可以确保链上数据的安全性，将多方安全计算应用于授权、密钥管理和共识机制，从而增强区块链的整体安全性，促进不同机构之间的信任合作，实现联合运营。

在联邦学习方面，区块链技术的应用可以改善奖励机制，鼓励更多高质量的参与者加入训练，提高模型的准确性。此外，通过区块链对模型参数进行筛选，可以避免低质量的模型参数在受到攻击后对全局精度产生不利影响。

隐私计算技术与区块链相结合，能够使用可信执行环境对链上数据进行保密计算，同时对智能合约进行隐私保护。这种方法相对于其他加密技术具有更低的计算损耗。此外，基于可信硬件的应用可以对各方的数据进行交叉验证，以实现上链存证，进一步增强了数据的安全性和可信度。

总之，区块链与隐私计算技术的融合为联邦学习和其他领域的安全合作提供了强大的工具。这种整合不仅能够保护数据隐私，还可以增强合作的可信性和效率，推动了安全、高效的跨机构协作。

1.3.6.1 区块链与多方安全计算的融合

传统中心化系统的可信机制通常不依赖于完全可信的第三方，这导致数据隐私容易泄露。此外，用户无法自行控制其数据，这种不可控性会引发一系列安全问题。多方安全计算注重计算过程中的保密性，但不能确保数据的正确性。区块链技术能够帮助多方安全计算实现计算周期下的全程可追溯性，也可以与区块链结合，实现跨机构的联合运营和联邦数据分析。多方安全计算在跨链时还可以充当可信的中介。

基于多方安全计算的智能合约为多方共同完成的智能合约增加了输入隐私性，确保计算节点在出现错误的情况下仍能实现安全的群组通信。

基于区块链的数据共享机制和多方安全计算模型可以采用链上和链下存储相结合的方式来处理数据。大规模的数据可以存储在链下数据库中，而链上则存储链下数据的加密索引信息。在需要进行计算时，数据持有者可以使用计算方的公钥对数据索引进行加密，计算完成后，再使用数据持有者的公钥对结果进行加密。这样，每个数据持有者都不会知道其他人的计算结果，从而在保护隐私的前提下实现了数据联合共享计算。

对于公开可验证的、安全的多方安全协议，同样可以分为链上和链下两个部分。链下部分负责数据生成和密钥生成，并使用同态加密技术对数据进行加密。计算任务则放置在链上进行，确保透明性，所有计算步骤都可以公开验证，同时所有数据输入和输出都经过加密，保护了数据隐私性。这种综合应用可以有效提高数据安全性和隐私性，同时实现联合运营和联邦数据分析。

1.3.6.2 区块链与可信执行环境的融合

可信执行环境与区块链具有相互补充的特性。可信执行环境的计算开销较小，可在安全的环境中执行计算，而区块链节点通常计算能力有限，需要公开其整个状态以供其他节点验证。虽然可信执行环境不能保证可用性或对网络的可靠访问，但区块链可以保证其状态的强可用性和持久性。

将区块链与可信执行环境相结合可以提高区块链的效率和安全性。可信执行环境为区块链提供了可信的底层网络，复杂的链上计算任务可以在链下运行，而区块链则用于记录数据。可信执行环境可用于验证事务并确认其有效性，而不需要所有共识节点的验证。在通过受信任的软硬件创建的安全区域内，可信执行环境可以确保进程运行时的内部数据对非安全区域不可见，只能通过特定的访问接口来进行操作。在与区块链的结合中，可信执行环境主要用于执行秘密交易、计算、共识和跨链操作，特别适用于可能存在恶意参与者、计算逻辑复杂且需要在短时间内完成的场景。

如果将可信执行环境的硬件根源、计算功能和代码等公开在区块链上，就可以实现基于区块链和可信执行环境的共识。

在物联网数据管理中，使用智能合约可以解决权力集中和透明度不足等问题。各方可以通过智能合约规定交互规则，这些规则在区块链上独立执行，而不需要一个集中式系统。

使用哈希锁和时间锁加密，将可信执行环境提供的可信资源访问和授权与区块链支付结合起来，可以在保障安全的前提下完成支付，并将支付记录存储在区块链上，为支付记录的完整性提供了保证。这种融合为区块链应用提供了更高的安全性和可靠性，同时保护了数据的隐私。

使用盲签名和同态加密技术来保护投票的隐私是一种有效的方法。投票者可以通过远程认证，在其客户端和具备可信执行环境的平台之间建立安全信道。加密操作是在可信执行环境内完成的，这为智能合约提供了可信的数据源，有助于简化智能合约中的复杂操作，降低智能合约的执行成本。

另外，基于区块链的可信执行环境也可以用于数据交易，为公平的数据交易提供了一个可信的去中心化平台。这个可信数据交易平台由正常节点和可信交换节点组成。在交易过程中，数据买家首先广播其数据需求，并根据需要找到合适的数据卖家。数据买家在区块链上选择一个可信的交易节点，并将该节点的地址通知给数据卖家。接下来，数据卖家将数据发送到受信任的节点。最后，在可信交易节点的区域内运行的可信交易程序会检测到数据买家已向数据卖家支付费用后，数据买家才能够从该区域内接收数据。这样，基于区块链的可信执行环境能够有效确保数据交易的公平完成。

这些方法结合了区块链和可信执行环境的优势，提供了保护隐私和公平交易的解决方案，同时降低了操作成本，为各种应用场景提供了强大的支持。

1.3.6.3　区块链与联邦学习的融合

区块链和联邦学习是当前备受关注的研究领域。联邦学习是一种基于隐私保护的分布式机器学习方法，而区块链则是一种分布式数据库，它使用加密算法和共识机制，确保存储的数据不可篡改且公开透明。虽然区块链和联邦学习都属于分布式体系结构，但它们的本质不同。联邦学习的核心思想是保持数据在本地，而区块链则通过分布式共识来确保每个节点的一致性。

区块链可以为联邦学习引入类似虚拟货币的激励机制，通过这种机制鼓励参与者共享计算资源和数据。区块链可以代替联邦学习的中心服务器，为联邦学习提供安全的数据交换环境。此外，区块链的可追溯性特性可以帮助联邦学习系统识别恶意参与者，并采取相应的措施，如停止合作和惩罚。

联邦学习的安全需求主要涉及模型质量和数据隐私。恶意参与者可能通过数据污染来影响局部模型的质量，从而降低全局模型的准确性。此外，未经加密的局部模型上传可能因面临被攻击者进行推理攻击的风险，而导致数据泄露。

在工业物联网应用中，基于区块链的联邦学习系统可以鼓励工厂共享设备的运行数据。这些数据可以用来确定设备故障的位置，通过对客户端数据进行哈希运算，并将根节点存储在区块链上，可以验证客户端数据的完整性。参与方不仅托管本地设备数据，还管理区块链节点。为了鼓励他们贡献算力和数据，可以在智能合约中引入奖励机制，根据参与方的训练状态、训练轮次和数据集大小等因素发放虚拟货币奖励。这种融合可以提高工业物联网中联邦学习的效率和安全性。

采用基于区块链的异步联邦学习机制可以一定程度上解决联邦学习效率低和易受攻击的问题。通过将设备虚拟连接到区块链节点，可以确保数据的分布式安全存储，并防止单个服务器的故障导致数据丢失。此外，将训练相关的信息上传到区块链上，可以实现模型的及时更新，从而提高了抗攻击能力。对于大型模型，可以采用智能合约进行分块运算，将数据和模型参数分成多个小的智能合约，然后进行联邦学习，进一步提高效率和安全性。

然而，区块链在隐私计算中仍然存在一些问题，包括加解密过程的计算和通信资源损耗较大，以及差分隐私、数据质量和数据大小对模型精度的影响等。因此，设计合理的激励机制和保障训练的公平性是区块链融合联邦学习的关键。此外，由于面临多种攻击和标准不完善等问题，区块链和可信执行环境的结合仍然有待进一步发展和完善。

总的来说，隐私计算和区块链的结合具有巨大的潜力，可以为数据安全、隐私保护和数据价值发掘提供解决方案。然而，需要清楚其局限性和适用场景，区块链可能只是实现隐私计算的一种辅助技术，而不是通用的安全技术。在实际应用中，需要权衡不同技术的优劣势，以满足具体需求。

1.3.7　数据脱敏和去标识化

脱敏技术通常用于处理敏感数据，它通过应用一系列脱敏规则对数据进行变换，以减少数据的敏感程度，降低敏感数据被准确识别的风险，从而达到保护敏感数据的目的。数据脱敏在保留一定的数据可用性、统计性等基础上，通过失真等变换降低数据的敏感度。脱敏数据需要进行传输通信，而在传输过程中或者之后，攻击者或数据获取方仍可通过特定的技术手段对脱敏后的数据进行推理，进而获取部分乃至全部原始信息。在医疗行业，医疗数据脱敏是指将数据中能够直接识别患者个人身份的信息（如患者姓名、身份证号、电话等）或者有些信息可能需要借助额外的数据或者加密规则进行处理，以使其无法识别患者的个人身份。这个过程旨在可靠地保护敏感隐私信息，使其不再可被识别，同时依然保持其他数据的格式和属性，保留医疗数据的有用性。

例如：某医疗大数据公司为了保护个人隐私，保护数据代表的对象利益不受侵害，通常在前置机端即需要对数据进行脱敏处理。数据脱敏模块可以根据不同的应用场景对数据进行脱敏处理，提供动态脱敏脱密和静态脱敏脱密两种技术手段，动态脱敏脱密是指在调用数据时进行脱敏；静态脱敏脱密是指在数据使用前进行脱敏处理，可以在原始数据层、通用数据库层、主题库层等数据资源库上进行脱敏。按照医院的建设需求，医疗大数据系统内所有的脱敏均不可逆，数据脱敏后不能进行反脱敏。

通常需要脱敏的信息包括患者信息、医务人员信息、医疗机构信息，大数据平台通常还可以根据项目建设过程中的新需求进行调整。常规脱敏内容如下：

（1）患者：需要按 HIPPA 要求，对患者隐私信息进行脱敏处理，包括患者姓名、出生地、工作单位、工作单位及地址、工作电话、身份证号、家庭电话、现住址、户口地址、联系人姓名、联系人地址、联系人电话。

（2）医务人员：医务人员姓名、医务人员 ID。

（3）医疗机构：医疗机构名称、医疗机构代码。

去标识化属于脱敏技术中的一种，一般是针对个人信息的脱敏处理。通过去标识化计算，使其在不接触额外信息的情况下，达到无法识别个人信息主体的效果。两种技术所针对的数据范畴虽然不同，但是在实现时所采用的技术方案基本是一致的，计算性能高，适用于大数据量处理，但其可追溯性差，数据脱敏后的去向和使用难以从技术上有效控制，只能用作隐私计算应用过程的辅助手段以隐藏数据信息。

主要采取的技术方案包括以下七大类：密码技术、假名技术、抑制技术、泛化技术、随机化技术、统计技术、数据合成技术。

（1）密码技术。通过密码学的加密算法将数据进行加密，以完成变形脱敏。采用密码技术脱敏后的数据是可以还原的。当需要复原时，用相同的算法并输入密钥，即可完成还原。常用于脱敏的加密算法可以分为确定性加密和随机性加密两类。确定性加密的主要特点是相同的明文在使用相同的密钥进行加密后，都会得到相同的密文。这种特性常见于多种加密算法，包括对称加密算法、非对称加密算法，以及一些具有特殊要求的加密技术，如保序加密和保留格式加密；而随机性加密的特点是，相同的明文会在每次加密后都产生不同的密文，如同态加密。

（2）假名技术。直接使用假名进行替换来完成脱敏。假名化技术一般采用某种计算规则由原始数据参与计算后生成假名数据，或直接随机生成假名数据。利用假名技术脱敏后的数据无法直接进行还原，但是可以通过建立原始数据—假名数据的映射表来实现假名数据的还原。如果遇到需要将多份假名化处理后的数据进行关联的情况，则这几份数据需要采用相同的计算规则进行假名化，或通过同一张映射表进行假名化，否则就会出现数据无法打通的情况。假名技术最常用的计算规则就是各类散列算法。但是，由于原始数据空间的可举性，攻击者可通过彩虹表的攻击形式对假名化的结果进行反向还原。为应对这种攻击，可在计算散列值时加入噪声，以提高破解难度。

（3）抑制技术。对需要脱敏的数据项进行删除或进行屏蔽。抑制技术适合用于具有可识别性特征的属性字段的脱敏处理。这类字段虽然不具有唯一可识别性，但是结合其他信息就能够具体识别到某一特定的信息主体。抑制技术可以采取全部抑制，即删除（清空）处理，也可以采用部分抑制技术，对字段中的部分信息进行屏蔽或遮掩。采用抑制技术脱敏后的数据是无法还原的。

（4）泛化技术。通过降低数据集中所选属性粒度来实现脱敏。泛化技术的目标是减少属性的唯一值，尽可能地消除原始数据的唯一性，使原始数据中的多个数值都对应到泛化后的同一个值上。常用的泛化技术有分层、取整等，采用泛化技术脱敏后的数据是无法还原的。

（5）随机化技术。通过随机化修改属性的数值以达到脱敏效果。对于随机化后的数据集里的单条数据，其属性特征已发生了改变，因此很难结合其他数据属性推断出特定的信息主体。常用的随机化技术包括噪声添加、置换等。置换技术在不改变数值的前提下，将数据集里所选属性的值进行重新排列，保持了数据集的统计特性。在进行噪声添加时往往也会尽量保证数据集的统计特性。采用随机化技术脱敏后的数据是无法还原的。

（6）统计技术。利用统计学的方法，将属性数据进行处理来实现脱敏，同时又能够保留该数据集的统计学特性。常用的统计技术有数据抽样和数据聚合。数据抽样是在数据集中选择具有代表性的子集来对原始数据集进行分析和评估。数据聚合则是利用统计值替代属性的具体数值，这样就无法反映出单条数据记录的特征，但数据集整体的统计特性没有发生改变。采用统计技术脱敏后的数据是无法还原的。

（7）数据合成技术。以人工的方式生成数据，使其符合该属性的取值范围。数据合成技术常用于测试数据的生成。往往测试环境中需要一些数据进行系统测试和验证，而真实数据用于测试环境可能会造成敏感数据泄露。在此种场景下数据合成技术可帮助解决此问题。

1.3.8 技术组合

虽然当前隐私计算正处于快速发展阶段，各主流技术路线的创新与突破层出不穷，但是在短时间内仍然难以从本质上解决单一技术的瓶颈限制，各技术路线都存在着不同的局限性（表1-1）。

表1-1 三大主流技术路线整体描述及分析

技术	性能	通用性	安全性	可信方	整体描述	技术成熟度
联邦学习	中	中	中	均可	综合运用MPC、DP、HE方法，主要用于AI模型训练和预测	快速增长的技术创新阶段
多方安全计算	高低—中	高	高	不需要	通用性高、计算和通信开销大、安全性高、研究时间长、久经考验性能不断提升	已到技术成熟的预期峰值
可信执行环境	高	高	中—高	需要	通用性高、性能强、开发和部署难度大、需要信任硬件厂商	快速增长的技术创新阶段

为了解决单一技术的局限性，多技术融合为解决隐私计算的各类技术瓶颈问题提供了有效手段。在一些场景下，计算融合往往能够产生“1+1>2”的效果。

多方安全计算与联邦学习融合，借助多方安全计算完成各参与方本地模型的汇聚，增强对中间数据的安全保护能力，实现更加安全的联邦学习聚合算法，如通过秘密分享或全同态加密等方式在密态的环境下完成模型训练。

多方安全计算与可信执行环境融合，借助多方安全计算技术将明文态的数据转为密态后再放入可信执行环境中进行计算，解决可信执行环境所面临的硬件安全威胁，防止硬件环境被破坏导致的数据隐私泄露。同时，依靠可信执行环境的一系列安全能力，将跨网的多方安全计算节点安全地放置在同一网络内，能够降低多方安全计算通信瓶颈的影响，提高效率。

联邦学习与可信执行环境融合，在可信执行环境内完成各类数据的融合计算操作，借助可信执行环境的可信性和隔绝性，保护相关数据的安全与隐私，通过技术手段降低对可信第三方的信任依赖，增强整套系统的安全性。

在产业实践方面，隐私计算的技术融合应用已经成为一大趋势。根据产品评测实践及市场调研，截至 2022 年 12 月，已通过中国信通院“可信隐私计算”产品评测的 100 多家单位中，38%支持多种不同的隐私计算技术，其中以多方安全计算加联邦学习的占比最高，达到了 33%。

除各主要技术路线之间的融合，零知识证明、差分隐私、区块链、数据脱敏和去标识化等技术也常被应用于或辅助隐私计算。零知识证明能够补充计算过程中对各方计算结果正确性的验证，确保各参与方在计算过程中是诚实的；差分隐私能够作为一种增强数据保护程度的技术手段，与其他隐私计算技术融合应用。区块链一方面能够实现计算全流程可记录、可验证、可追溯、可审计；另一方面可以加强对参与方身份的认证，实现隐私计算任务定向授权验证。数据脱敏和去标识化，有时会与上述技术结合使用，数据脱敏的最大问题是数据脱敏后的去向和使用难以从技术上有效控制，只能用作隐私计算应用过程的辅助手段以隐藏数据信息。

1.3.8.1　隐私计算与深度学习

隐私深度学习技术作为隐私计算技术在深度学习领域的特定应用，旨在解决多方参与方之间隐私数据保护和深度学习模型训练的问题。其核心目标是在不泄露多方私有数据的前提下，实现深度学习模型的训练和推理，并同时确保数据的可用性和隐私的保护。

传统的深度学习技术通常基于数据集的集中存储和处理，但由于数据孤岛问题，许多参与方的私有数据无法共享，从而限制了深度学习技术的应用和效能。隐私深度学习技术提供了解决这一问题的方案，主要包括基于多方安全计算（MPC）的深度学习路线和联邦学习路线。

一方面，基于 MPC 的深度学习采用可证明安全的密码算法和协议，通过交互式的数据和计算结果处理，实现隐私的保护。在这种方法中，数据被分割成碎片并进行秘密分享处理，各类基础算子和衍生算子被设计用于构建复杂的深度学习模型。基于算术电路和秘密分享的 MPC 协议适用于机器学习类的复杂计算任务，它提供了一种安全的方式，使得多方可以共同参与模型的训练，同时保护数据隐私，适用于机器学习类复杂计算任务（基于 MPC 的深度学习框架如图 1-22 所示）。

另一方面，联邦学习作为一种分布式机器学习架构，通过数据切分和模型迁移，实现在不共享原始数据的前提下，多个参与方协作构建机器学习模型。尽管联邦学习在实现数据隐私保护和协同学习方面具有潜力，但其安全性在某些情况下尚难以严格证明。

综上所述，基于 MPC 的深度学习路线是学术界和产业界在隐私深度学习领域发展的重要方向。它利用多方安全计算的技术手段，克服了数据孤岛问题，保护了参与方的数据隐私，并支持构建复杂的深度学习模型。这种方法在隐私计算和深度学习领域的研究和应用中具有广泛的潜力和前景。随着技术的不断进步和研究的深入，隐私深度学习技术将为保护个人隐私、促进数据合作和推动深度学习的发展做出更大的贡献。

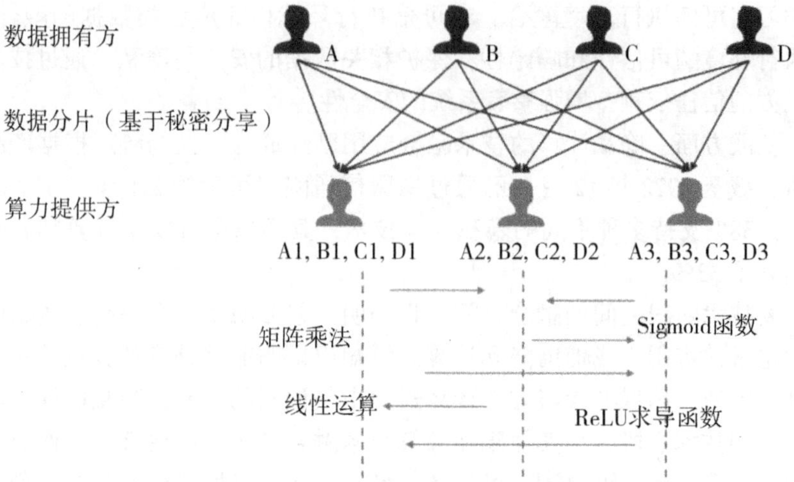

图 1-22　基于 MPC 的深度学习框架

1.3.8.2　隐私计算与知识图谱

知识图谱是由数字、文字、图像、符号等，经过筛选、分析、归纳、总结等知识组合构建形成，提炼出各种有用的知识，进而可以构建机器的先验知识，用于智能搜索、深度问答、智能决策等场景任务推理。目前知识图谱的应用都是基于单一完整图谱的理想状态进行设计，但在实际应用场景中，构成知识图谱的知识往往散落在不同的机构或个人手中，形成一个个数据孤岛。如果仅基于自身数据构建来构建图谱，由于数据量原因，推理准确率往往较低。同时，出于自身利益和数据合规性的考虑，各机构难以直接通过数据共享的形式，将数据集中起来形成完整的知识图谱，进而进行推理。通过知识的表示学习，在不泄露彼此数据的前提下，对多个参与方知识进行抽象，并完成联邦融合，最终完成协同知识联邦推理。

1）知识推理技术方案。

（1）知识抽象表示：各个机构组织在日常运营过程中产生各种各样的知识，组合构建为知识图谱。通过图神经网络算法，可以把图节点特征及相关结构信息抽象表示为低维向量（如图 1-23 左半部分所示）。

（2）知识联邦融合：各个参与方依据自身知识，经过知识编码，形成对相同实体的各自低维向量表示。第三方接收各参与方抽象知识，进行联邦融合，得到综合后的向量表示。第三方获取的抽象知识不包含敏感数据，也不可反推出各个参与方的图谱原貌（如图 1-23 右半部分所示）。

（3）知识联邦推理：根据任务不同，可以选择不同的推理方式。对于节点分类任务，得到综合后的向量表示，可直接激活函数，得到最终的节点类别。

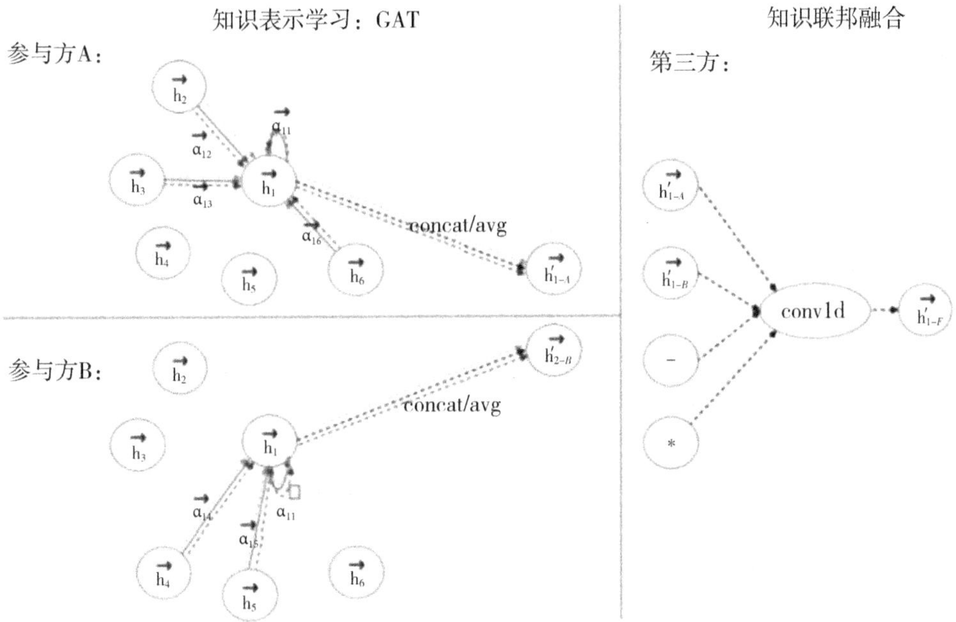

图 1-23　基于知识联邦的知识推理方法

2）技术优势。

（1）把各参与方连接起来形成知识联邦，协同进行知识推理。

（2）弥补现有隐私计算技术对于非结构化数据的处理能力的不足。

（3）在训练与推理中，只传输抽象后的知识表示向量，保证各参与方数据安全及隐私。

（4）经实验验证，试用知识图谱推理方法协同分类准确率远超单节点准确率，接近集中化分类准确率。

隐私计算和医疗知识图谱推理技术融合，可以提供隐私保护和智能推理的医疗应用。隐私计算和医疗知识图谱推理技术可在以下方面进行融合：

数据隐私保护：医疗数据涉及敏感的个人健康信息，隐私保护至关重要。隐私计算技术可以应用于医疗数据的处理和分析过程中，确保个体数据的隐私得到保护。通过使用同态加密、多方安全计算等隐私计算技术，可以在不暴露原始数据的情况下，对医疗知识图谱进行推理和分析，从而保护个体数据的隐私。

联合学习和推理：医疗知识图谱是医疗领域的专业知识的集合，可以用于辅助医疗决策和疾病诊断。隐私计算可以支持多个医疗机构或参与方共享和联合使用各自的医疗数据，构建一个更完整和全面的医疗知识图谱。通过联合学习和推理，可以利用隐私计算技术在多个参与方之间进行模型训练和知识共享，从而提高医疗知识图谱的质量和准确性，促进医疗决策的智能化和个性化。

患者隐私权控制：患者对个人健康数据的隐私有高度的关注和需求。隐私计算技术可以赋予患者对其数据的控制权，使其能够选择共享哪些数据以及与哪些医疗机构共享。通过医疗知识图谱推理技术，可以根据患者的隐私授权，对医疗知识图谱进行相应的推理和分析，以提供个性化的医疗建议和决策支持，同时保护患者的隐私。

隐私保护模型的建立：医疗知识图谱推理技术可以结合隐私计算技术，建立针对医疗数据的隐私保护模型。通过分析医疗知识图谱的结构和特点，设计相应的隐私保护算法和策略，确保在推理过程中不会泄露敏感信息。这种融合可以为医疗领域提供可靠的隐私保护解决方案，同时保证医疗知识图谱的有效推理和应用。

综上所述，隐私计算和医疗知识图谱推理技术可以相互融合，以实现医疗数据的隐私保护和智能推理。通过结合这两种技术，可以构建安全、智能和可信的医疗应用，促进医疗决策的优化和个性化，并保护患者的隐私权。这种融合有助于推动医疗领域的创新和发展，为医疗健康提供更好的服务和保障。

1. 3. 8. 3　隐私计算与区块链

1）区块链技术及其在医疗数据安全共享领域的应用。区块链（block chain）技术是一种不依赖第三方、通过自身分布式节点进行网络数据的存储、验证、传递和交流的一种技术方案，以去中心化、不可篡改和安全性高等特点而受到关注。区块链技术的基本原理是将一系列交易记录组成的区块通过加密算法连接在一起，形成一个不断增长的链状结构。每个区块都包含上一个区块的哈希值，这使得一旦数据被写入区块链，就无法轻易地进行篡改。此外，区块链采用共识机制，使得整个网络中的节点数据保持一致性。

通俗一点说，区块链是一种基于密码学，实现多方之间数据安全传输，保证数据一致、难篡改、防抵赖的技术，作为一种分布式账本技术，通过建立有效的互信共识机制保障数据的完整性，同时，利用区块链的去中心化和匿名特征能最大限度保护数据收集和处理时的隐私安全；利用区块链的智能合约可以自主跟踪数据流转合规情况、实时向相关方发送通知，有效去除检查环节，简化执行流程，降低监管成本。目前已有集成了区块链平台的互联网医院信息系统，虽然用的是厂商的云区块链平台，关键医疗数据经过脱敏加密后在区块链平台存储共享，完整数据依旧保存在医院系统上，数据的所有权依旧属于医院。区块链平台为医疗机构提供了互信机制，在确保全程留痕的同时，采用多节点的去中心化模式，最大限度提高数据的防篡改能力，保证了患者的隐私权。随着数据链路的纵深拓展，区块链技术将会在医疗健康管理、医疗安全管理、医疗资产管理、健康保险理赔等方面发挥更大的价值。

区块链在医疗健康领域的应用主要是在“区块链+医疗”场景下进行创新，将区块链与医疗健康领域相结合，区块链技术可以有效解决医疗数据共享过程中的一些核心问题，如数据隐私保护、数据安全性、数据一致性等，实现医疗数据的安全共享，具体包括以下方面：

（1）数据隐私保护。区块链采用去中心化的存储方式，可以确保数据不被集中存储和管理，降低数据泄露的风险。此外，区块链支持智能合约技术，可以实现对数据访问的精确控制，确保只有被授权的用户才能访问数据。

（2）数据安全性。区块链具有不可篡改的特性，一旦数据被写入区块链，就无法轻易地被篡改。这使得医疗数据在区块链中具有很高的安全性。同时，区块链采用加密技术，可以确保数据在传输过程中不被窃取。

（3）数据一致性。区块链采用共识机制，使得整个网络中的节点可以就数据的正确性达成一致。这意味着，所有参与区块链网络的医疗机构可以实时同步数据，确保数据在各个机构之间保持一致性。

2）隐私计算与区块链在数据安全流通领域的互补性。随着政策法规的不断完善，数据野蛮使用和随意共享的时代已经落幕。要使数据要素在合法合规、保证各方权益的前提下有序流通，需要明确数据要素流通的价值，探索数据要素流通的可行模式，构建保障各方主体权益的规范性制度，对于加快培育数据要素的流通配置体制有着重要的现实意义。而隐私计算与区块链在多方计算、多方协作、多方信任等方面，具有良好的互补性。

隐私计算作为一个囊括密码学、数据科学、安全硬件等多领域融合的技术体系，以保护数据全生命周期隐私安全为基础，实现对密态数据的计算和分析，从而达到促进数据要素流通融合，激发数据要素价值的目的。在保证各方原始数据安全隐私性的同时，完成对多方数据的融合计算，实现多方数据的"可用不可见"。然而，数据的真实性、数据来源、数据确权及流转过程是否安全和合规是隐私计算技术面临的难点。同时，由于多方数据质量参差不齐，数据所有者缺乏可信的激励机制、贡献评估和利益分配流程，使得隐私计算技术同时面临多方难互信、多方难协作等问题。

而区块链具有数据可追溯、难篡改等技术特点，是解决多方协作和多方信任问题的一把利器。通过共识机制建立多个参与方之间的信任，实现点对点对等的价值传递和价值协作。利用区块链的去中心化、不可篡改、不可伪造等特性，可实现数据溯源、智能合约自动执行等能力，恰好可以提供隐私计算过程中数据全生存周期的全闭环管理，使过程更加安全、可信。

将隐私计算和区块链两者相结合，发挥各自的技术优势，解决实际应用问题，实现"1+1>2"。一方面，隐私计算技术实现数据共享过程中的隐私数据保护，实现数据的安全流通；另一方面，区块链技术保证数据可信和数据权属明确，保障数据要素流通合规问题，形成的综合解决方案是建设高效、安全和合规的数据要素市场体系的重要基础。两项技术的配合主要表现在以下三个方面：

（1）数据流动和保护的统一。区块链构建全网统一账本，通过交易实现信息流动。隐私计算则实现数据隐私保护，为数据价值流动提供技术支持。

（2）分布式体系架构的统一。区块链是分布式体系架构，通过各方自治协作保障事务的一致性。隐私计算同样是分布式体系架构，各参与方通过协同计算完成数据价值的共享。

（3）生产力与生产关系的统一。区块链构建参与方之间形成一致、稳定的生产关系；隐私计算则构建数据要素价值流通的规模化生产的生产力。

3）单一技术难以构建高效、高流动性的可信数据共享网络。任何单一技术都有一定的使用范围，只有从单一技术走向融合技术，才能满足数据安全流通的多种需求。要让数据充分流动起来、更高效地互通共享以产生更大价值，有必要打造开放的、多元化的、多层次的数据共享网络，吸引不同需求、不同偏好的数据持有者参与进来，并进行高效的可信协作，形成网络效应。不过，打造数据共享网络还有一系列问题需要解决，如数据可信溯源、数据安全审计、数据权属界定等问题，这些问题仅靠隐私计算一项技术难以解决，还需要多元化的解决方案，主要原因包括以下两个方面：

（1）数据共享流程缺乏安全性校验，参与者身份及数据缺乏记录和验证。隐私计算主要是解决了计算环节的数据隐私保护问题，但站在数据共享流通的全链条来看，参与者身份是否真实、是否有主观作恶风险，数据内容是否完整可信等问题都会带来数据隐私和可用性的风险。以联邦学习为例，参与联邦学习的客户端很多，他们可以利用模型参数和训练数据实施攻击。另外，由于中央服务器负责聚合数据、客户端选择和全局模型维护，因此中央服务器可能会被攻击者所利用。其他隐私计算技术也同样面临安全性风险，比如，部署在可信执行环境里的可信应用缺乏校验身份、自证清白的公共平台，使用多方安全计算的参与方缺乏安全通信通道和作恶监测机制，等等。

（2）多方参与数据共享缺乏合理的权益分配激励机制和公平的协作环境。由于各数据参与方的数据质量不同、数据特征不同，使得其在参与基于隐私计算的数据共享场景中的贡献度不尽相同，因此，需要基于隐私保护技术，从数据共享的粒度、模式和参与方角色等多个维度，综合设计一套合理的数据价值评估机制和权益分配激励机制，从而推动各方积极参与，形成可持续发展的数据要素流通生态。在复杂的多边关系场景下，如果信任成本太高、合作摩擦系数太大，将导致多方协作无法建立，难以达成规模效应。

但与此同时，区块链这一项技术在数据安全流通领域也存在以下困难：

（1）链上账本数据公开可见，无法满足多元化的数据隐私保护要求。从本质上来说，区块链是一个分布式账本系统，需要不同节点对交易以及状态进行验证来达成共识，这要求链上数据都是公开共享的。虽然数据的透明度提高了，却带来了数据的隐私问题。区块链中部分数据提供方可能并不希望自己的数据全部公开，如交易身份、金额、合约等比较敏感的数据，这不仅包括个人交易隐私，还包括应用场景中各种业务数据。因此，为在更广阔的领域使用区块链技术，需要解决链上数据的隐私保护问题。此外，虽然区块链可以解决链上数据的正确性问题，如数据上链后不能篡改、可追溯等，但如何保证数据存入区块链之前的真实性和可靠性仍存在挑战。

（2）链上数据处理能力不足，制约了区块链进一步拓展应用场景。链上计算受限于虚拟机执行和网络共识性能，导致了链上无法承载大量交易和无法即时交付等问题，然而很多时候区块链应用需要支持高吞吐的交易量和即时交付的能力。具体来看，首先，区块链智能合约的计算能力亟待扩展。随着区块链业务场景的复杂度增加，仅通过区块链链上智能合约实现的逻辑极为有限，急需在保证数据隐私安全的前提下扩展链上的计算能力。其次，缺乏链上链下协同、可支持多种业务验证需求的可信执行环境。将链上计算任务外包给链下执行，需要连接链上链下数据的可信通道；为保证链上数据的真实性，需结合链下数据进行融合计算，需要链下执行计算的可信环境。

4）隐私计算与区块链融合带来的优势。隐私计算和区块链均是密码学发展的产物，二者具有天然的互补性。在区块链中，密码学的运用是为了验证和协作，在隐私计算中则是为了安全和隐私。隐私计算虽然保证了输入数据的隐私安全，但原始数据、计算过程和计算结果均面临着可信、可验证问题。区块链凭借分布式、公开透明和不可篡改的特性，可有效构建信任协作网络，完美契合数据确认、有序流通、透明监管的需求。区块链与隐私计算的有机结合，实现了在原始数据不出域和归集条件下的多节点间数据可信协同，有效解决数据过度采集、数据隐私泄露等问题。区块链保证计算和数据可验证、可信，隐私计算实现数据可用不可见，两者相结合，优势互补，支撑更广泛的数据共享协同，具体体现在以下六点：

（1）提升身份及密钥管理的安全性和灵活性。基于区块链和隐私计算的身份及密钥管理能力既能对节点和网络进行安全加固，又能为链上数据提供增强版安全服务，实现数据合作参与方的进一步增信，为高要求的行业应用提供更安全的技术支撑。从技术角度看，基于区块链隐私计算实现的密钥分发功能，可降低密钥中心化存储的安全风险，体现密钥分片存储的价值。基于区块链隐私计算实现的密钥协商功能，通过区块链公开传输密钥材料并进行身份核验，可防止中间人攻击和丢包攻击。基于区块链隐私计算实现的多重签名及组装验签功能，各参与方使用自身私钥和群签名完成签名并将签名分片发送给组织方，同时组织方根据收到的全部签名分片计算得到最终的多重签名并可根据群公钥验证其有效性，从而增强数据协作的安全性和效率，体现出分布式签名的价值。基于区块链隐私计算实现的分布式身份和可验证声明功能，可使数据资产标准化且授权可控，结合数字签名和零知识证明等技术，可以使声明更加安全可信，为进一步的精细化权限管控提供基础工具。

（2）解决数据共享参与者身份及数据的可信问题。参与者身份不可靠或者存在主观作恶意图，就可能会在隐私计算过程中合谋推导出其他参与者的隐私数据，或者在计算过程中提供假数据参与计算，造成非预期的计算结果，极大地影响了数据共享挖掘出的数据价值。应用隐私计算和区块链技术，一是提升隐私计算的活动监测和监管审计能力。可以通过技术手段和共识机制对参与共享计算的关键数据进行链上共享和真实性交叉验证，同时亦可以对参与方的数据操作进行溯源，使得数据共享过程具有可追溯性。二是提升恶意参与者的作恶成本。通过分布式数字身份，可以实现对参与方的数字身份管理，通过签名算法确保参与方的真实可信，避免参与方的仿冒。参与者的行为记录如数据写入、计算结果传递等都可记录在链上，永久存储并不可篡改。三是提升参与共享计算的数据质量。利用区块链技术全称记录各参与方的数据共享过程，同时，依靠数据质量评价机制，推动各方积极参与数据共享。比如，在联邦学习中，将全局模型中的预测值上链存储，监控其变化，从而可以追溯确定客户端聚合值变化源头，并且利用智能合约上传的局部梯度进行异常识别并剔除可疑数据。另外，在多方安全计算中，关键中间参数上链，支持核查计算流程中的异常行为，保证计算流程的安全可信。

（3）增强区块链的隐私保护能力。区块链的隐私保护方案可以分为以下三大类：混淆方案（obfuscation）、隔离方案（isolation）和密码学方案（cryptographic）。其中链上交易机密性、不可链接性和不可追踪性是密码学方案的主要目标。通过在区块链系统中引入用于隐私保护的密码学算法，如同态加密、环签名、零知识证明等隐私增强技术，在链上直接解决数据隐私保护问题。比较常见的方案是在原有区块链的账户模型上进行拓展，附加一层隐私交易方案，以此来保护账户和交易信息的隐私。近些年，区块链的隐私保护能力已经从匿名账户和机密交易拓展到通用的隐私计算，在数据结构、共识机制、虚拟机等层面引入隐私增强技术均有相应的方案用于尝试。

目前，半同态加密是区块链链上数据隐私保护的主要手段。上链的数据可通过调用Paillier 半同态加密库对明文数据进行加密，链上的密文数据可通过调用 Paillier 预编译合约实现密文的同态加运算，密文返还回业务层后，可通过调用 Paillier 库完成解密，得到执行结果。

（4）扩展数据安全流通纵深体系。链下计算作为区块链扩展方案之一被广泛采用，链下计算的基本思路是将原本置于链上处理的各类事务，外包给链下处理，而链上仅保留验证的部分，以此间接提升区块链的数据处理和隐私保护能力。通过扩展链下计算网络，区块链专注业务逻辑可信执行与数据权属凭证流通，而链下隐私计算网络则负责大规模运算和数据价值流通。近些年，以零知识证明技术为主的公链链下计算方案层出不穷，主要是通过将链下数据处理过程压缩成一个可验证的证据包置于链上，以减少链上的计算规模和成本。不过应用过程中仍难以平衡好安全性、隐私性和性能，会带来较为严重的性能损失，无法支持大规模的计算场景。目前一种比较好的解决方案是结合可信执行环境来解决。可信执行环境起到了硬件中的黑箱作用，在可信执行环境中执行的代码和数据操作系统层都无法被偷窥，只有代码中预先定义的接口才能对其进行操作。于是结合可信执行环境可以把区块链隐私问题转化为权限控制问题。在应用中，用户可以通过软件层权限定义来设计各种模型的隐私保护需求；在效率方面，由于可信执行环境的黑箱性质，在可信执行环境中进行运算的是明文数据，而不是同态加密中的复杂密码学运算，计算过程中效率没有过多损耗，因此，与可信执行环境结合可以在性能损失较小的前提下在很大程度上提升区块链的数据处理和隐私保护能力。

（5）构建全程闭环的数据生命周期安全管理。数据生命周期全流程管理包括数据采集、传输、存储、使用、流通、销毁等环节。隐私计算结合区块链技术可以应用到数据流通全流程各环节当中，包括数据生成及采集合法性验证、数据处理存证和共识、数据使用授权、数据可信流转、数据安全加工和协作，以及数据管理审计等，实现全流程数据安全和隐私服务。

数据共享计算参与者可以在链上用智能合约来实现计算过程中的协作管理功能，由参与方之间共同治理隐私计算过程，协作过程公平公正、公开透明、权责对等，避免了中心化协调方参与带来的隐私泄漏的风险；另外，数据持有者可将共享数据目录、数据使用申请、数据使用审批、数据使用审计等功能上链，链上参与方可以对其他参与方的数据资源一目了然，计算过程的数据使用情况可以存证留痕，确保参与方按照约定的方式进行计算，提升数据共享协作效率。可通过多方签名确认的方式记录数据的关键状态，进一步提高数据可信度，同时可通过对哈希值的验证匹配，实现信息篡改的快速识别。基于链上数据的记录与认证，可通过智能合约，实现按照唯一标识对链上相关数据进行关联，提升数据的可追溯性。

（6）培育共享共生的数据要素市场生态。数据要素市场化的基础是成熟的数据确权机制和安全有序的数据流通机制。数据权属难划分或界定不清、流转无序、定价机制不健全、安全与隐私保护缺乏等问题是数据要素市场发展的桎梏。只有保障数据资源的价值、解决数据权属关系边界模糊的问题，让数据主权真正地回归到每一家机构和每一个个人，才能使数据具备权利属性，进而设定为资产。首先，利用区块链技术使数据成为具有唯一标识的链上资产，然后，将数据与其持有者的数字身份进行绑定，实现数据权属的唯一性确认。其次，基于区块链构建的可信协作关系，各参与方可进一步共创数据价值流转和分配机制，让数据资产交易的公平透明度提升，激励参与方积极贡献数据、模型或算力。再次，配合智能合约和隐私计算控制数据使用的具体算法及次数等，实现数据共享的精确可控可计量。数据所有者通过签名算法声明数据的所有权，通过加密算法规定数据的使用权。数据交易市场可以从数据持有者收集数据，然后为数据消费者提供隐私计算服务。数据消费者只需要提供具体的计算任务模型，特定数据的使用权是输入，输出是数据消费者需要的结果。这样，数据的所有权和使用权进行了分离，并且可以使数据资产价值以市场化的方式计量，从而进一步促成数据交易市场的定价机制。

综上所述，隐私计算与区块链结合，能够实现“数据不动价值动”的应用效果，有效平衡数据共享中的价值挖掘与隐私保护难题。未来，隐私计算及区块链作为数据要素流通的关键技术，为数据确权、数据价值化、数据要素市场的发展奠定基础。

1.3.8.4　隐私计算与人工智能大模型

海量多源数据是打造生成式大模型的基础：

人工智能大模型（以下简称“AI 大模型”）是基于海量多源数据打造的模型，训练大模型需要高质量、大规模、多样性的数据集。AI 大模型具备通用、可规模化复制等优势，是实现 AGI（通用人工智能）的重要方向。AI 大模型当前包含自然语言处理（NLP）、计算机视觉（CV）等，如统一整合的多模态大模型等。GPT 是一种基于 Transformer 模型的语言生成模型，由 OpenAI 团队开发。自 2018 年发布以来，GPT 系列模型已经成为自然语言处理领域的重要研究方向之一。OpenAI 于 2022 年 11 月 30 日开放测试 ChatGPT，此后 ChatGPT 风靡全球，在 1 月的访问量约为 5.9 亿。ChatGPT 核心技术主要包括其具有良好的自然语言生成能力的大模型 GPT3.5 以及训练这一模型的钥匙——基于人工反馈的强化学习（RLHF）。AI 驱动的聊天机器人 ChatGPT 成为互联网发展二十年来增长速度最快的消费者应用程序。ChatGPT 和 GPT4 的诞生引发了生成式大模型的研发热潮，显示了人类迈向通用人工智能（AGI）的可能性。

当前行业专家普遍认为，AI 的三大基石是数据、算法、算力。而数据，又被称为 AI 时代的“石油”，是基石中的基石。但对于 AI 医疗来说，医疗数据是永远的痛点。据医疗从业人员透露，放射科医生通常需要工作 15 年时间，平均每年经手至少 15000 个病例业务上才算小有所成。这意味着人工智能需要进行同等规模病例（22.5 万）的学习才能达到放射科专家水平。遗憾的是，这种大规模高质量的标注后的病例数据集通常很难直接通过公开数据或者一个数据源直接获得。数据是算法训练的养料，前期需要给模型喂养大量数据，形成模型理解能力，中后期数据质量决定了模型精度。

AI 大模型需要高质量、大规模、丰富性的数据集：

（1）高质量。高质量数据集能提高模型精度与可解释性，且减少收敛到最优解的时间。

（2）大规模。OpenAI 在 *Scaling Laws for Neural Language Models* 中提出 LLM 模型所遵循的“伸缩法则”（scaling law），即单独增加训练数据量、模型参数规模或者延长模型训练时间，预训练模型效果会更好。

（3）丰富性。数据丰富程度提高模型泛化能力，单一数据会容易拟合训练数据。

参数量和数据量是判断大模型的重要参数。2018 年以来，大语言模型训练使用的数据集规模持续增长。2018 年的 GPT-1 数据集约 4.6 GB，2020 年的 GPT-3 数据集达到了 753 GB，而到了 2021 年的 Gopher，数据集规模已经达到了 10550 GB。总结来说，从 GPT-1 到 LLaMA 的大语言模型数据集主要包含六类：维基百科、书籍、期刊、Reddit 链接、CommonCrawl 和其他数据集。

数据将是 AI 大模型的关键竞争要素之一，数字中国战略有望助力我国 AI 大模型训练数据集的发展。近日，中共中央、国务院印发了《数字中国建设整体布局规划》，明确数据要素为数字中国建设战略中的关键一环。我们认为当前国内虽然数据资源丰富，但优质的中文大模型训练语料仍然稀缺。

数字中国战略将极大促进我国数据要素市场的完善，从数量和质量两个维度助力中文大模型数据集的发展：

（1）数量方面，各地数据交易所设立并运营后，数据资源将能够在各行业、各企业之间自由流通，缓解大模型训练数据数量不足的问题。

（2）质量方面，国内数据服务产业有望蓬勃发展，未来数据服务商将提供数据标注、清洗、维护等服务，大数据产业专业化分工将助力大模型训练数据集质量提升。

尽管国内数据资源丰富，但由于数据管理的开放性低、有限的数据资源不能有序自由流通等问题，可获取的优质中文数据仍然稀缺。例如，ChatGPT 训练数据中中文资料比重不足千分之一，为 0.0991%，而英文资料占比超过 92.6%。据加利福尼亚大学和 Google 研究机构发现，机器学习和自然语言处理模型使用的数据集 50%由 12 家 Top 机构提供，其中 10 家为美国机构，1 家为德国机构，仅 1 家机构来自中国，为香港中文大学。值得一提的是，数据集与数据机构的基尼系数有升高的趋势，即数据集被少数 Top 机构或特定数据库掌控的集中度有所增加。

目前行业认为，国内缺乏高质量数据集主要有以下五个方面的原因：

（1）高质量数据集需要巨大资金投入，当前国内数据挖掘和数据治理的力度不足。

（2）国内相关公司不具有开源意识，数据无法在市场上自由流通。

（3）国内相关公司成立较晚，数据积累相对国外公司更少。

（4）学术领域中文数据集受重视程度低。

（5）国产数据集市场影响力及普及度较低等。

事实上，各个医疗机构都拥有大量有价值的患者数据，但因为隐私和法规的原因，这些数据没有被充分的利用。无论是人工智能企业，或是正在使用人工智能的医疗机构都只能依赖手头仅有的数据来源。高质量训练数据的严重匮乏，严重阻碍了医疗 AI 的更进一步。

由于开源较少，数据无法在市场上自由流通，目前中文优质数据集相对稀缺。对于大模型训练，能否未来得到优质的大模型，投入的数据质量非常关键，包括通用参数、文本语言、图像、视频音频等，投入数据的质量高低，会直接影响模型最终生成的内容。以 GPT-3 为例，其训练集中中文数据仅占 0.1%，这一方面因为 GPT 为美国开发，以英文语料为主；另一方面也反映了目前可获得数据集中，中文内容仍然相对稀缺。国内大模型训练基于中文原生内容仍是第一选择，翻译数据训练效果劣于中文原生内容。未来随着各地积极推动数据交易所建设，数据有望在各行业、各企业之间实现自由流通，缓解国内优质数据集不足问题。据上海数据交易所相关负责人介绍，上海数据交易所 2023 年场内交易额有望突破 10 亿元。据深圳数据交易所预计，未来 2～3 年，其数据交易规模超过 100 亿元，设立合规工作站 100 家以上，培育、引入数据服务企业 50 家以上。数据交易所将是实现数据流通的重要模式，中小型模型训练方可直接购买交易所的行业数据产品，有助于提升大模型训练数据的可获得性。

数据服务商链接数据要素产业链上下游，助力形成优质数据集。上海数据交易所在全国率先提出“数商”概念，以数据交易为中心激活数据要素上下游产业链，并提出了 15 个“数商”类别。服务商又分为两大类：①传统大数据服务商，包括数据咨询服务商、数据治理服务商、数据资源集成商、数据加工服务商、数据分析技术服务商等；②数据交易相关服务商，包括数据合规评估服务商、数据质量评估商、数据资产评估服务商、数据经纪服务商、数据交付服务商、数据交易仲裁服务商。我们预计数据服务商的参与将会进一步激活数据交易流通市场，提供更多样化的数据产品，将促进我国大模型数据集的发展。

数据服务商参与有望提升国内大模型训练数据质量。据 Dimensional Research 全球调研报告，72%的受访者认为至少使用超过 10 万条训练数据进行模型训练，才能保证模型有效性和可靠性，96%的受访者在训练模型的过程中遇到训练数据质量不佳、数量不足、数据标注人员不足等难题。我们认为随着国内数据服务产业蓬勃发展，数据服务商未来将在数据加工处理，数据基础设施建设，数据资源集成，提供数据分析服务等方面协助企业构建高质量数据集，这将进一步提升我国大模型训练的数据质量，从而促进各行业大模型的发展效率提升。

人工智能引发数据隐私关注，需平衡技术发展与隐私保护。随着人工智能技术的不断发展和应用，大量的个人数据被采集、存储和处理，由此引发了人们对于 AI 时代数据的隐私保护的关注和讨论。数据隐私问题的严重性不言而喻，如何平衡人工智能技术的应用与数据隐私保护之间的关系、如何实现人机共存的良好发展是现在亟须解决的问题。隐私安全对于医疗行业而言尤为重要，事关人命的性质注定了医疗行业的专业性和严肃性，医疗场景对问题的容错率低，这自然对语言大模型提出了更高的要求，即 AI 需要基于医疗专业语料给出更专业、更精准的医疗建议。除此之外，“AI+医疗”在临床应用中还面临着诊断误差的风险、泄露患者隐私等挑战，因此，在应用大模型前，需要建立严格的数据隐私保护机制，充分评估其诊断准确性，确保患者及其信息的安全。而在临床应用上，业内人士指出，完全依赖开放数据库训练的模型，很有可能缺乏真正的临床价值。2021年，剑桥大学对公开发布的有关医疗AI的2212篇论文进行筛选，从中选出62篇可以达到研究人员设定的较高的入选标准的论文。然而，研究人员最终发现所有62篇实际上还未达到临床应用的标准。不难发现，围绕医疗数据的发展瓶颈正是解决AI医疗在临床实践中最关注的普适性和精准度问题的方向。

医疗机构作为最主要的健康医疗大数据来源，既是医疗健康大数据应用发展的基石，也是医疗健康大数据应用发展的使用场景。一方面，医疗机构不断产生数据，为医疗健康大数据的应用发展提供底层资源；另一方面，医疗健康大数据的应用发展也反哺医疗机构，助力医疗质量提升、医疗资源均等化。不同于一般行业的数据，医疗领域尤其是医疗机构掌握的数据具备其特殊的敏感性和重要性。医疗是关系国计民生，需要加强监管的行业。

尽管医疗大数据对于生成式大模型的价值已经被广泛认识，但是大部分医院之间的数据信息不能共享，包括患者生命体征信息、疾病信息、影像检验报告、互联网诊疗记录、药品使用等基础数据，一个医院系统就如一个“数据孤岛”，还包括相对独立的政府管理的医保结算、药物审批等数据，难以形成互联互通的合力。

健康医疗数据跨部门、跨机构的共享安全涉及以下三个层面：

（1）技术层面。国内医院医疗信息化系统建设水平参差不齐，可能存在的业务漏洞、敏感端口开放、基于互联网的数据传输等安全问题均有可能导致数据存在安全隐患。

（2）管理层面。内部工作人员的权限管控制度和管控手段不完善，部分非权限人员可以接触患者信息，造成较大泄露风险。健康医疗大数据的应用具有开创性，因此，存在未知的数据安全问题。在这种情况下，相关部门管理者、信息部门负责人往往出于规避潜在数据信息安全风险的角度考虑而“不敢共享”。

（3）收入归属层面。目前医疗机构参与数据交易缺乏相应的政策法规、收费科目、管理措施的支持，无法确保数据交易相关的收入通过合规路径进入医院账户。

总之，对医疗的数据和知识进行充分利用，是垂直医疗领域大模型发展的前提。目前，虽然整个医疗体系已经积累了很多数据，但数据呈现碎片化局面，数据的标准尚未得到统一，医疗数据具有异构性、难流通的特点。如果数据的价值不能得到安全高效的释放，就无法为通用大模型提供足够的专业语料训练数据，行业或专业大模型的准确性也很难得到提升。因此，医疗大模型的发展不是孤立的，它必须伴随着隐私计算、大数据、人工智能等一系列技术的深入落地，伴随着医疗数据价值的充分释放和利用。这也是“AI+医疗”在发展过程中必须解决的首要挑战。随着全球对数据隐私及安全的重视程度日益增加，在医疗领域更是如此，医疗领域作为国家最早布局和推动数据应用的领域之一，是数字经济建设的重要组成部分，也是最难的部分，在当下我国传统医疗模式进入数字化转型的关键周期内，基于算法+数据+云端算力的AI应用创新逐渐成为新的增长引擎，而隐私计算因其可保证数据隐私且具有更好的性能等特性，将在未来决定医疗AI是否能够进一步向前发展，也将成为串联起AI医疗与医院、患者之间的最好的信任主线。

生成式大模型存在隐私和安全方面的挑战：

AIGC 作为一种新兴的内容创作方法，已被应用于各个领域。然而，AIGC 中存在大量隐私和安全方面的挑战。在生成式大模型带来各种革命性的技术进步的同时，其自身带来的一系列安全与隐私问题也值得我们注意，如引发的数据泄露，助长虚假信息传播等。首先，AIGC 模型可能采用用户数据作为训练数据，这引起了人们对用户数据隐私的极大关注。其次，AIGC 模型生成的内容难以控制，其中可能包含伪造和欺骗性的内容，会给用户带来不正确的引导，甚至输出歧视性和有偏见的内容，可能会造成不良的社会影响。此外，AIGC 模型本身也可能受到恶意用户的攻击。当前，AIGC 面临以下四类数据安全挑战：

（1）流通数据的隐私。在使用 AIGC 的服务时，用户不可避免地会将他们的一些个人数据上传到 AIGC 的服务器，而在数据流通过程中存在一些安全风险，这又涉及以下两方面的安全风险考量：

第一，个人数据的安全。将个人敏感数据直接上传到生成性 AI 模型是一种有风险的做法。大型语言模型（LLM）复杂性高、预训练中使用的数据量大，这意味着 AIGC 具有更高的数据泄露风险。目前，还没有足够有效的手段来保护用户的个人数据不被侵犯。在最近流行的 ChatGPT 中，OpenAI 尚未在技术上实现对用户隐私的有效保护。也就是说，它们几乎不可能从提供给 ChatGPT 的数据中删除所有用户的个人信息。

第二，身份认证与访问控制。大型生成式 AI 模型的强大能力使其能够快速学习用户隐私数据。然而，通过 AIGC 服务将这些数据毫无保留地呈现给所有用户，会带来严重的安全问题。身份认证和访问控制能够限制具有不同身份的用户访问特定的数据。然而，目前 AIGC 服务中缺乏相应的限制措施。如 OpenAI 曾经默认将用户输入的内容用于模型训练，从而导致了多起隐私数据泄露事件。据媒体报道，亚马逊公司发现 ChatGPT 生成的内容中发现与公司机密非常相似的文本。韩国媒体报道称，三星公司在引入 ChatGPT 不到 20 天内就发生 3 起涉及机密数据泄露的事故，其中 2 起与半导体设备有关，1 起与会议内容有关。据网络安全公司 Cyberhaven 调查，至少有 4%的员工将企业敏感数据输入 ChatGPT，而敏感数据占输入内容的 11%。目前，包括微软和亚马逊在内的公司已经警告他们的员工不要在 ChatGPT 分享内部机密信息，因为已经出现了 ChatGPT 的输出与企业机密内容密切相关的情况。

（2）生成内容的质量与安全。AIGC 具有一定程度的随机性，人类无法完全控制 AI 生成的内容。因此，人工智能生成的内容具有安全风险。具体来说，AI 生成内容的威胁可被归纳为以下四个方面：

第一，事实上的失真（Distortion）。AIGC 失真指的是生成与事实相悖的内容，产生虚假信息并误导用户。这样的内容会影响信息的准确性，并可能对用户的决策产生负面影响。

第二，观点上的偏见（Bias）。AIGC 的偏见包括与人类价值观不一致、对特定群体的成见或歧视，这可能损害社会和谐并加剧不同群体之间的冲突。

第三，高度的伪装性（Camouflage）。通过对大量数据的持续迭代训练，AIGC 模型可以产生与人类创造的内容非常相似的内容。这意味着，人类可能无法辨别合成的内容和人类创造的内容，这可能导致一系列问题，包括陷害、恶意欺诈、政治操纵等。

第四，对版权（Copyright）的威胁。现有的AIGC技术可以生成精美的艺术作品，但这些作品是否应该受到版权保护一直是有争议的。在过去，作品创作曾经是人类主导的技能，机器作者的概念不能适用于版权法。近年来，由于人工智能生成的作品在法律上的模糊性，因此对人工智能生成的作品的版权问题存在一些疑问和争议。

（3）恶意用户的威胁。并非所有的AIGC用户都是善意的，AIGC模型本身可能会受到恶意用户的攻击，从而进一步威胁到AIGC的隐私和安全。总体而言，目前大语言模型面临的风险类型包括提示注入攻击、对抗攻击、后门攻击、数据污染、软件漏洞、隐私滥用等，这些风险可能导致生成不良有害内容、泄露隐私数据、任意代码执行等危害。在这些安全威胁中，恶意用户利用有害提示覆盖大语言模型的原始指令实现的提示注入攻击，具有极高的危害性，最近也被OWASP列为大语言模型十大安全威胁之首。常见的攻击类型包括以下四种：

第一，模型逆推攻击（Model Inversion Attack）。模型逆推攻击从已经训练好的AIGC模型中提取训练数据，目的是获得模型背后的敏感数据，如个人身份信息和商业秘密。例如，ChatGPT的Redis客户端开源库的一个错误，导致1.2%的ChatGPT付费用户个人信息泄露，包括聊天记录、姓名、电子邮箱和支付地址等敏感信息。随后，OpenAI网站又被爆出Web缓存欺骗漏洞，攻击者可以接管他人的账户，查看账户聊天记录并访问账单信息，而被攻击者察觉不到。360 AI安全实验室近期还发现大模型软件LangChain存在任意代码执行的严重漏洞。

第二，成员推理攻击（Membership Inference Attack）。成员推理攻击是一种针对隐私的攻击方法，旨在通过观察特定样本是否被用作模型的训练数据，推断出模型所产生的样本或输出。数据窃取攻击指的是通过目标模型的多次输出获取训练过程中使用过的数据的分布，攻击者可以利用这些推理结果来披露用户隐私信息或窃取敏感数据。成员推理攻击是对AIGC模型的一个严重威胁。如果攻击者能够知晓GPT模型训练过程中使用过的数据，就有可能会造成数据隐私损害，研究者发现人工智能模型使用过程中产生的相关计算数据，可能会泄露敏感信息，这会产生深度学习模型数据泄露问题。例如，模型逆向攻击，就是攻击者利用模型结果等信息反向推导出用户隐私；成员推断攻击，就是攻击者根据模型的输出判断一个具体的数据是否在训练集里面。

第三，投毒攻击（Poisoning Attack）。数据投毒指的是在训练数据中插入攻击者特殊设定的样本，如输入错误的label给数据，或在数据中插入后门触发器，等等。投毒攻击的目的是故意制造并注入恶意的数据样本，使AIGC模型在生成内容时产生误导性或有害的结果。攻击者给输入的数据贴上特定的触发器。在数据具有触发器的时候，会常常引起模型输出错误，而没有触发器的时候，则模型运行正常。

第四，模型窃取攻击（Model Extraction Attack）。模型窃取指的是攻击者依靠有限次数的模型询问，得到一个和目标模型的功能和效果一致的本地模型。目的是从AIGC模型中提取敏感信息或重建模型的内部结构，这可能导致模型滥用，并对模型的版权构成威胁。这类攻击的性价比非常高，因为攻击者不需要训练目标模型所需的金钱、时间、脑力劳动的开销，却能够得到一个原本花费了大量的时间、金钱、人力、算力才能得到的模型。

利用隐私计算技术解决生成式大模型安全与隐私方面的问题：

如何解决上述 AIGC 面临的隐私与安全问题？从技术探索的角度可以得到答案：隐私计算等新兴技术，可以与 AIGC 相结合。例如，联邦学习（Federated Learning）技术在 AIGC 服务的生命周期中，用于训练的大规模数据集和用户的私人信息需要得到保护。由于 AIGC 应用与互联网高度集成，用于 AIGC 模型训练的数据发生在边缘服务器和移动设备上，它们对各种威胁隐私的攻击的防御能力较弱。最近，已经有几个分布式学习框架可用于隐私保护。联邦学习可被用来在移动设备上进行模型微调和推理，以满足保护隐私的要求。联邦学习在训练期间不传输原始数据，而是传输本地模型，这可以为 AIGC 网络的运行提供隐私和安全的保证。以医疗领域内的一个联邦学习案例为例，假设三家医院决定联合起来建立一个中心深度神经网络用于帮助自动分析脑肿瘤图像，并选择使用客户机-服务器的联邦学习。在整个架构中，中心服务器将维护全局深度神经网络。每个参与医院将获得这个神经网络模型的副本，以便使用自己的数据进行训练。一旦在本地对模型进行了几次迭代训练，参与者就会将模型的更新版本发送回中心服务器。该过程只发送训练完的模型和参数，而不会发送病例数据。同时，传输数据经过特殊加密，具有很好的保护效果。在收到各地上传的更新模型后，服务器将汇总各地上传的、更新后的局部模型，并更新全局模型。然后，服务器会与参与机构共享更新后的模型，接着继续进行本地训练。可以发现，在整个过程中，共享模型接触到的数据范围比任何单个组织内部拥有的数据范围都要大得多，训练也更为有效。与此同时，因为只需要传输模型数据，其对网络传输带宽的要求也降低了很多。

今年，中国互联网信息办公室发布了《关于征求生成式人工智能服务管理办法（征求意见稿）意见的通知》，提出了从各个方面规范使用 AIGC 算法，保护用户的权益和数据安全。数据是大模型的基石，针对“如何在发展医疗领域大模型的同时保障数据与个人隐私安全”这个问题，前加州大学圣地亚哥分校医学院王爽教授指出：“大模型可以分成两部分，一部分是通用化的模型，可以基于一些公开的数据集进行大模型的训练；一部分是行业大模型，当行业大模型应用到某一个领域、特别是医疗领域的时候，需要进行模型的微调才能够提供更精准的结果。在模型微调的过程中需要利用大量高敏感的患者隐私数据，这些数据直接用于训练会产生很多潜在的风险。为了确保生成结果的准确性，需要结合专业的医学领域知识库进行过滤，同样需要应用隐私计算技术，结合多元知识库来提高模型精确度。因此，医疗领域大模型的发展离不开隐私计算。”王爽教授还表示，“在大模型时代，隐私计算技术能够大幅降低大模型的隐私信息泄露风险，可以结合多种技术路线保证数据不出本地的情况下完成高效的计算，保证模型在安全计算环境中的运算能力，并在不影响模型效果的情况下提高模型的安全性。在众多前沿技术中，隐私计算能在充分保护数据和隐私安全的前提下，既解决医疗数据安全的痛点，同时又为医疗数据的互联互通、高效流动奠定基础，是最符合医疗数据可用不可见需求的技术类型”。清华大学精准医学研究院智慧健康中心主任杨斌表示，“医疗数据来源多样、场景各异，甚至不同科室都有不同的数据，而在破局医疗数据困境，寻求医疗数据的开放应用、安全保护与利益共享的平衡方面，隐私计算是重要的技术解且大有可为”。通过隐私计算实现生成式大模型的安全与隐私，具体体现在以下四点：

（1）数据收集过程中的隐私保护。使用局部差分隐私技术，在确保用户隐私的同时，保证数据的可用性和有效性，促进数据协作和共享，进一步推动 ChatGPT 大模型的应用前景发展。同时，使用基于自然语言语义的差分隐私机制，保证采集数据的语义连续性，从而避免因数据的扰动导致信息的丢失或者歧义性增加，同时也可以有利于降低噪声或者随机性扰动的影响。

（2）训练数据存储的安全性保护。用户对话记录相关数据可以通过数据加密进行安全存储，从而提高数据的安全和隐私保护程度；通过限制访问对话记录的对象和权限，例如，使用属性基加密对数据访问者的权限控制，或者使用代理重加密对用户自身的对话记录，密文安全转换为有权限机构可解密的密文。利用密码学算法层面的访问权限控制手段、云计算中物理层面对访问权限设置等技术手段，限制可以访问对话记录的对象，起到保护用户隐私的目的。

（3）模型训练过程的数据隐私和安全。用户对话数据也是大模型训练需要的语料，有些敏感性数据不方便被外界得知，所以需要在保护用户隐私的情形下进行模型训练。可以对用户敏感信息进行加密上传，通过多方安全计算、同态加密等密码学隐私计算技术，仅在密文上进行模型训练，或者结合联邦学习技术在用户数据不出域的情形下实现隐私保护的模型训练，确保外界无法获得用户的隐私数据。

（4）下游应用的隐私保护。在 GPT 的下游任务（如广告投放）中，广告投放模型会根据用户的偏好进行精准喜好预测，从而泄露用户隐私。建议可以通过设置不同的隐私保护措施来合理地控制广告投放机制限制获取和使用的数据规模和质量，以保障用户的隐私安全。例如，可以采用数据屏蔽、数据加密、数据扰动等技术手段，来限制广告投放机制仅能访问特定的数据子集或者经过特定加密处理的数据子集，以避免用户的敏感隐私信息泄露。另外，也可以使用同态加密、多方安全计算、联邦学习等隐私计算手段，限制下游任务执行者只可以在密文或者用户隐私数据不出域的情形下完成相应的任务，从而防止用户隐私数据的暴露。

未来十年，数字医疗将会进入 AI 结合大数据的时代。越来越多的数据被产生出来，包括基因组学数据、影像学数据、报告的数据等，需要通过 AI 将这些数据过滤成有用的结果、进而支持医疗诊断，辅助医生在疾病诊断、治疗、预防等方面进行决策。其中最核心的问题，还是怎么更好地利用这些数据。数据是 AI 的基础，这其中会涉及大量的数据隐私保护问题。如何确保这些数据的安全、保护患者的隐私将成为行业更加关注的问题。隐私计算技术可以确保“数据可用不可见”“数据不动价值动”，是医疗数据隐私保护与安全共享的“最优技术解”，在医疗数据价值释放的客观需求驱动下，未来，隐私计算将成为医疗行业刚需，也会进一步支撑数字医疗，成为医疗数字安全的技术底座。

第 2 章　隐私计算领域近年科研成果

2.1　标准情况

隐私计算是一个涉及数据隐私保护的重要领域，制定统一的标准规范对于推动技术应用和确保数据安全至关重要。各个国际和国内标准化组织都在积极推动隐私计算相关标准的研制工作。以下是一些涉及隐私计算标准制定工作的国际和国内组织：

国际标准化组织（ISO）：ISO 在隐私计算领域起到重要的标准制定作用。ISO/IEC JTC 1/SC 27 委员会负责信息安全和隐私保护的国际标准工作，其下的工作组在隐私计算方面进行标准制定。

国际电信联盟（ITU-T）：ITU-T 是国际电信联盟下的标准化部门，致力于推动全球电信领域的标准化工作。ITU-T 的相关工作组也参与到隐私计算标准的制定中。

中国通信标准化协会（CCSA）：CCSA 是中国的通信行业标准化组织，积极参与隐私计算领域的标准研制工作。CCSA 牵头或参与了一系列隐私计算标准的制定，推动了国内隐私计算标准化进程。

全国金融标准化技术委员会（简称“金标委”）：金标委是中国金融领域的标准化组织，负责推动金融行业的标准制定工作。金标委也参与到隐私计算相关标准的研制中。

这些组织在制定隐私计算标准时，涵盖了框架类、功能类和技术应用类等不同方面。这些标准的制定将有助于确立隐私计算的基线，提供指导和规范，促进隐私计算技术的应用和安全性发展。

随着隐私计算技术的不断落地应用，标准化工作在国际和国内范围内取得了重要进展。国际标准化组织如 IEEE、ISO、ITU-T 等，以及 CCSA 和金标委等国内组织，都在积极组织行业专家制定隐私计算相关标准。

在国际标准化组织方面，从 2018 年开始，各个组织陆续启动了隐私计算技术标准的制定工作。除了最早针对密码学技术（如同态加密、秘密分享等）的国际标准外，现在还涵盖了框架类、功能类和技术应用类标准的发布和编制。

框架类标准是指为隐私计算提供整体指导和架构设计的标准。这些标准旨在规定隐私计算的基本概念、架构模型、安全机制等，为隐私计算技术的应用提供统一的基线。这样的标准能够帮助组织和实施隐私计算项目，并确保项目的一致性和安全性。

功能类标准关注于特定的隐私计算功能和应用场景。例如，对于多方安全计算和联邦学习等领域，已经发布了安全要求标准，以规范这些领域中的隐私保护措施和安全机制。这些标准能够引导开发者设计和实现具体的隐私计算解决方案，并提供技术支持和指导。

技术应用类标准涉及隐私计算技术在具体应用领域的标准化工作。例如，针对互联互通和一体机等技术应用场景，相关的标准正在编制过程中。这些标准旨在确保不同系统和设备之间的互操作性，促进隐私计算技术在各个领域的广泛应用。

标准化工作的重要性在于为隐私计算技术的发展提供了统一的规范和指导，推动技术的进步和应用的推广。通过制定标准，可以确保隐私计算技术的安全性、可靠性和互操作性，促进行业合作和创新。

在隐私计算技术标准的制定过程中，行业专家的参与起着关键的作用。他们贡献自己的专业知识和经验，对技术进行评估和规范，并促进标准与实际应用的紧密结合。这种合作和共同努力将推动隐私计算技术标准的不断发展，为隐私保护和数据安全提供更加可靠的解决方案。

总之，随着隐私计算技术的快速发展，标准化工作也在积极推进。国际和国内的标准化组织通过制定框架类、功能类和技术应用类标准，为隐私计算技术的安全应用提供了指导和规范。这将有助于保护用户隐私，促进数据安全和信息交流，推动隐私计算技术在各个领域的广泛应用和发展。

隐私计算国际标准见表 2-1。

表 2-1　隐私计算国际标准

组织	标准名称	状态	发起/牵头单位
IEEE（电气和电子工程师协会）	P3652. 1 *IEEE Guide for Architectural Framework and Application of Federated Machine Learning*（联邦学习架构框架与应用指南）	2018 年立项 2021 年发布	微众银行
	P2842 *Recommended Practice for Secure Multi-Party Computation*（多方安全计算参考框架）	2019 年立项	阿里巴巴
	P2830 *Standard for Technical Framework and Requirements of Trusted Execution Environment Based Shared Machine Learning*（基于共享机器学习的可信执行环境的技术框架和要求）	2019 年立项	蚂蚁集团
	P2952 *Standard for Secure Computing Based on Trusted Execution Environment*（基于可信执行环境的安全计算）	2020 年立项	蚂蚁集团
	P2986 *Recommended Practice for Privacy and Security for Federated Machine Learning*	2021 年立项	中国电信
	P3156 *Standard Requirementsfor Privacy-preserving Computation Integrated Platforms*（隐私计算一体机技术要求）	2022 年立项	蚂蚁集团

（续上表）

组织	标准名称	状态	发起/牵头单位
IEEE（电气和电子工程师协会）	P3117 *Standard for Interworking Framework Privacy-Preserving Computation*（隐私计算互联互通框架）	2022 年立项	洞见科技
	P3169 *Standard for Security Requirement Privacy-Preserving Computation*（隐私计算安全要求）	2022 年立项	蚂蚁集团
ISO/IECJTC1SC27	ISO/IEC 19592－1 *Information Technology-Security Techniques-Secret Sharing*（信息技术－安全技术－秘密分享）	2016 年发布	—
	ISO/IEC 18033 － 6 *Information Technology-Security Encryption Algorithms-Parttechniques Homomorphic encryption*（信息技术－安全技术－加密算法－同态加密）	2019 年发布	—
	ISO/IEC 4922－1 *Information Security-Secure Multiparty Computation-Part* 1：*General*（信息安全－多方安全计算－第 1 部分：通用）	2020 年立项	德国标准化学会
	ISO/IEC 4922-2 *Information Security-Secure Multiparty Computation-Part* 2：*Mechanisms Based on Secretsharing*（信息安全－多方安全计算－第 2 部分：基于秘密分享）	2020 年立项	德国标准化学会
ITU-T	F. 748. 13 *Technical Framework for a Shared Machinelearning System*（共享学习系统技术框架）	2021 年发布	蚂蚁集团
	Management Equirements for Federated Machine Learning Systems（联邦学习管理能力要求）	2021 年立项	北京邮电大学
	X. 1770 *Technical Guidelines for Secure Multiparty Computation*（多方安全计算技术指南）	2021 年发布	阿里巴巴
	Assessment Criteria for Federated Learning Platforms 联邦学习平台评估方法）	2022 年立项	中国信通院
同态加密联盟	*Homomorphic Encryption Standard*	2020 年发布	—

国内隐私计算相关标准的发展正在迈向应用场景。相对于国际标准，国内的隐私计算相关标准迭代速度更快，已经从技术产品的功能、性能和安全等方面向应用场景软硬结合等方向扩展。在国内，中国通信标准化协会大数据技术标准推进委员会（CCSA TC601）自 2018 年开始制定隐私计算领域的相关标准。该委员会由中国信通院云大所和

隐私计算联盟牵头联合业内单位共同组成，已经建立了可信隐私计算标准体系，包括产品基础能力、性能、安全、互联互通和各类行业场景应用等系列标准。

除了 CCSA TC601，全国信息技术标准化技术委员会（TC28）、全国信息安全标准化技术委员会（TC260）和全国金融标准化技术委员会（TC180）等组织和单位也在各自领域内统筹规划和稳步推进相关标准。这些标准的制定涵盖了隐私计算在不同行业和领域中的应用需求和技术要求。

通过制定和推广隐私计算相关标准，国内能够推动行业内企业和机构在隐私计算领域的技术研发和应用实践，并促进相关产品的合规性和互操作性。这些标准的制定有助于推动隐私计算技术的标准化、规范化，提升产品质量和安全性，并为企业和用户提供更可靠的隐私保护解决方案。

随着国内隐私计算标准的不断完善和应用场景的逐步落地，将有助于推动隐私计算技术的广泛应用，促进数据隐私保护和安全计算的发展。同时，随着标准的推动，也将进一步促进国内隐私计算领域与国际标准接轨，实现全球范围内的技术交流和合作。国内相关标准见表 2-2。

表 2-2　隐私计算国内标准

组织	标准名称	标准类别	进展
中国通信标准化协会	基于多方安全计算的数据流通产品　技术要求与测试方法	功能	已发布
	基于联邦学习的数据流通产品　技术要求与测试方法	功能	已发布
	基于可信执行环境的数据计算平台　技术要求与测试方法	功能	已发布
	区块链辅助的隐私计算技术工具　技术要求与测试方法	功能	已发布
	隐私计算　多方安全计算产品性能要求和测试方法	性能	已发布
	隐私计算　联邦学习产品性能要求和测试方法	性能	已发布
	隐私计算　可信执行环境产品性能要求和测试方法	性能	已发布
	电信网和互联网联邦学习技术要求与测试方法	性能	制定中
	隐私计算　多方安全计算产品安全要求和测试方法	安全	已发布
	隐私计算　联邦学习产品安全要求和测试方法	安全	已发布

（续上表）

组织	标准名称	标准类别	进展
中国通信标准化协会	隐私计算　可信执行环境产品安全要求和测试方法	安全	已发布
	隐私计算安全部署环境技术要求	安全	制定中
	隐私计算应用　面向金融场景的应用要求	应用	已发布
	隐私计算应用　面向政务场景的应用要求	应用	制定中
	隐私计算应用　面向互联网场景的应用要求	应用	制定中
	隐私计算应用　面向通信场景的应用要求	应用	制定中
	联邦学习业务质量评估方法	应用	制定中
	隐私计算应用一体机技术要求	服务	制定中
	隐私计算　跨平台互联互通技术要求	互联	制定中
全国信息标准化委员会	信息安全技术　机密计算通用框架	功能	制定中
	隐私计算计算应用指南	应用	制定中
	隐私保护的数据互联互通协议规范	互联	制定中
全国金融标准化技术委员会	多方安全计算金融技术应用规范	应用	已发布
	联邦学习金融技术应用规范	应用	制定中
	共享学习系统技术要求	功能	已发布
中国互联网协会	金融场景隐私保护计算平台技术要求与测试方法	应用	已发布
中国支付清算协会	多方安全计算金融应用评估规范	应用	已发布

2.2　论文专利情况

作为一种新兴的融合技术，隐私计算在理论研究和技术应用方面都呈现出上升的趋势，这与世界各国对数据隐私安全的重视政策一致。截至 2022 年 11 月，统计数据显示，根据论文作者所在机构的所属国家进行排序，近五年来隐私计算论文发表量排名前十的国家依次为中国、美国、印度、澳大利亚、日本、加拿大、英国、德国、韩国和法国。其中，中国和美国是发表相关论文数量最突出的两个国家，分别发表了 5121 篇和 4899 篇论文（如图 2-1 和图 2-2 所示）。

中国在隐私计算领域的研究和应用方面取得了显著的成果，积极推动隐私计算技术的发展和应用。中国的研究机构、高校和企业在隐私计算领域进行了大量的研究工作，并发表了众多具有影响力的论文。同时，中国还在政策层面加大了对数据隐私保护的法律法规制定和实施力度，为隐私计算的研究和应用提供了良好的环境和支持。

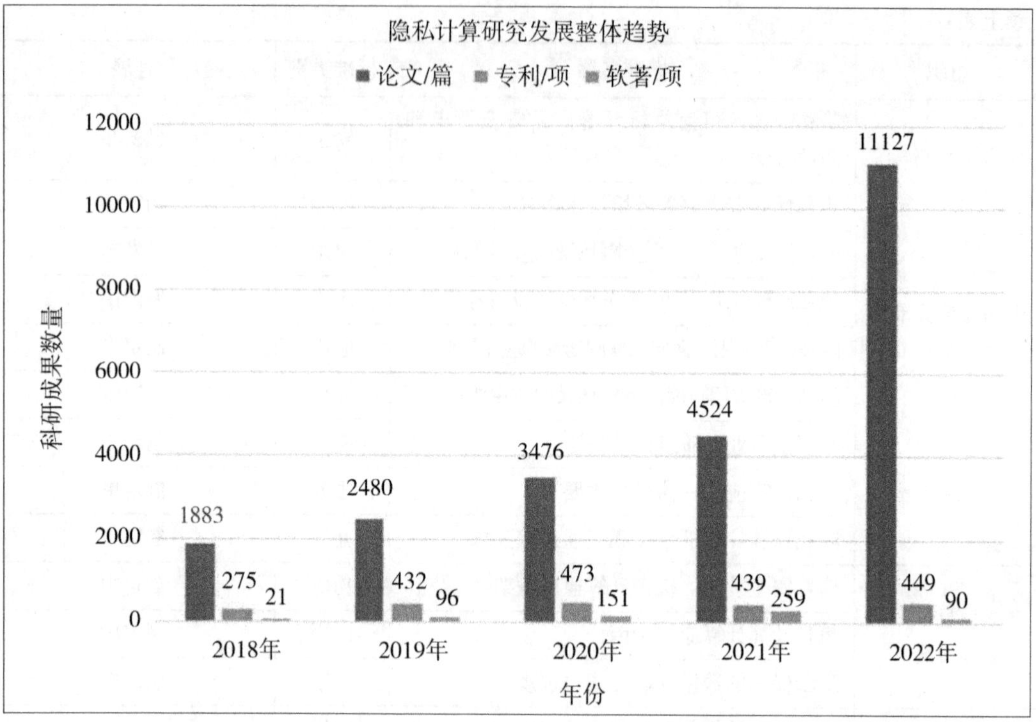

图 2-1　近五年隐私计算科研成果（论文、专利、软著）统计

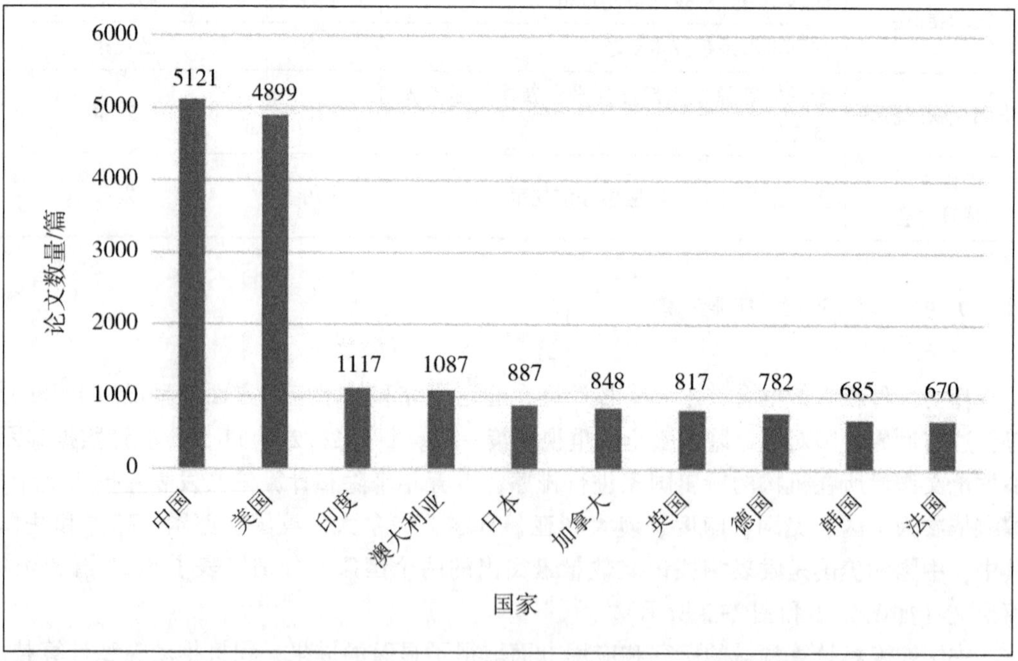

图 2-2　各国隐私计算领域论文发表数量（Top10）（2018—2022 年）

美国作为科技创新的重要驱动力之一，也在隐私计算领域做出了重要贡献。美国的研究机构、大学和科技公司在隐私计算技术的研究和开发方面具有强大的实力和影响力。

随着隐私计算在保护数据隐私和实现安全计算方面的重要性日益凸显，美国在隐私计算领域的研究和创新仍然处于领先地位。

除了中国和美国，其他国家如印度、澳大利亚、日本、加拿大、英国、德国、韩国和法国也在隐私计算领域取得了一定的研究成果，并积极开展相关的技术应用和探索。这些国家的学术界、产业界和政府部门都意识到隐私计算的重要性，并致力于推动隐私计算技术的发展和应用，以应对不断增长的数据隐私和安全需求。隐私计算作为一项重要的技术领域，各国在理论研究和技术应用方面都展现出了积极的态势。不同国家在隐私计算领域的贡献和进展反映了全球范围内对数据隐私安全的高度重视，并为隐私计算的发展提供了广阔的合作和创新机遇。

根据科研成果的分布情况来看，不同隐私计算技术的科研产出存在显著差异。截至 2022 年 12 月，从论文、专利和计算机软件著作权（简称“软著”）方面的数据来看，可以得出以下结论：

● 联邦学习、差分隐私和可信执行环境是研究论文中发表和引用数量最多的技术。这些技术在学术界受到广泛关注，得到了大量研究人员的关注和讨论。

● 在专利方面，联邦学习和可信执行环境的公开和授权数量最多。这表明这两个技术在工业界也受到了广泛的关注和应用。

● 在软著方面，联邦学习和多方安全计算的转换成果最多。这说明这两个技术在实际应用中得到了较多的关注和推广。

综合来看，多方安全计算技术相对较为成熟，已经有一定的理论基础和实际应用案例。联邦学习、可信执行环境和差分隐私等技术正处于技术创新期，正在经历快速发展和爬升阶段。其中，联邦学习的研究增速最快，得到了顶级期刊如 *Nature* 和 *Science* 的关注。如图 2-3 至图 2-5 所示。

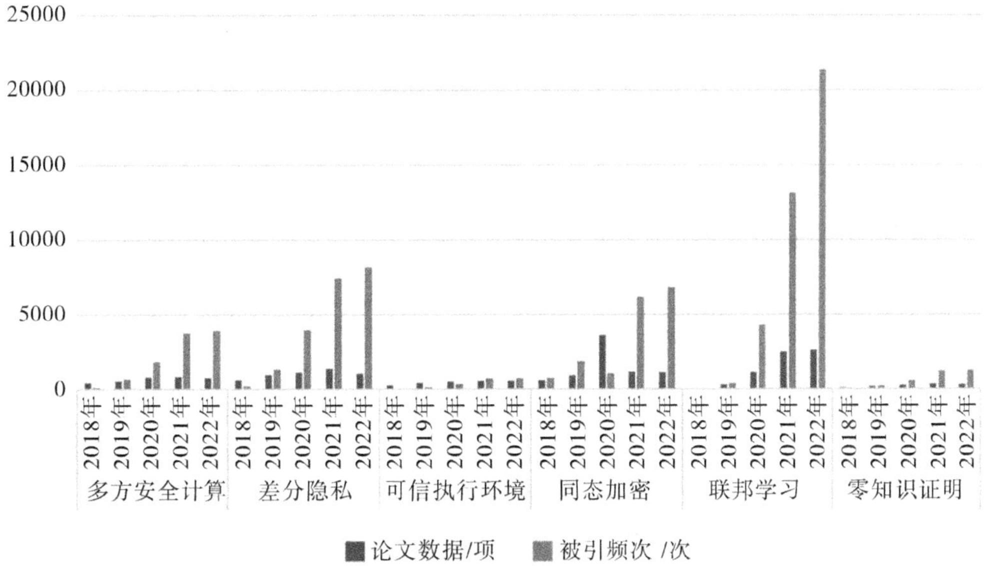

图 2-3　隐私计算研究论文近五年发展趋势（2018—2022 年）

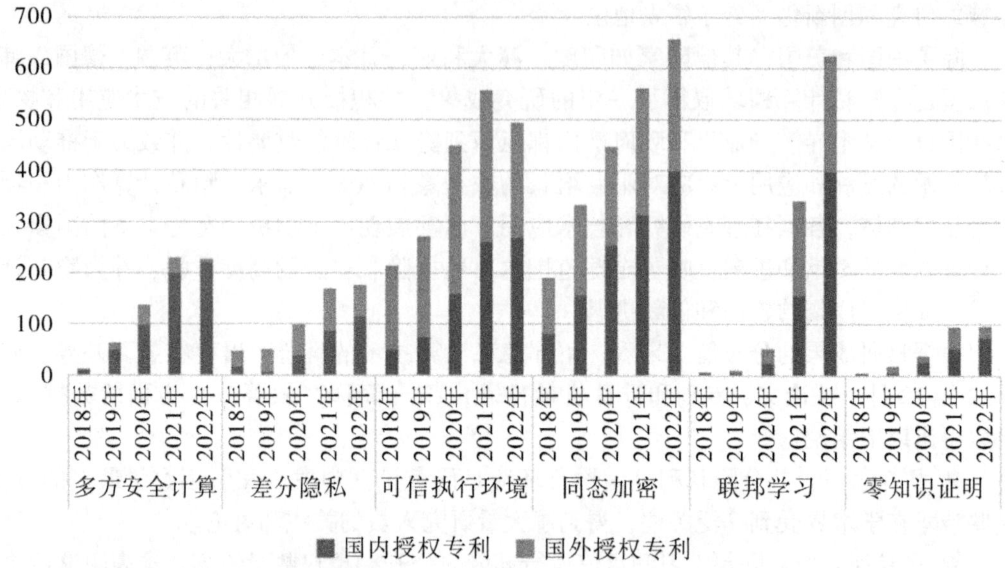

图 2-4　隐私计算海内外专利近五年发展趋势（2018—2022 年）

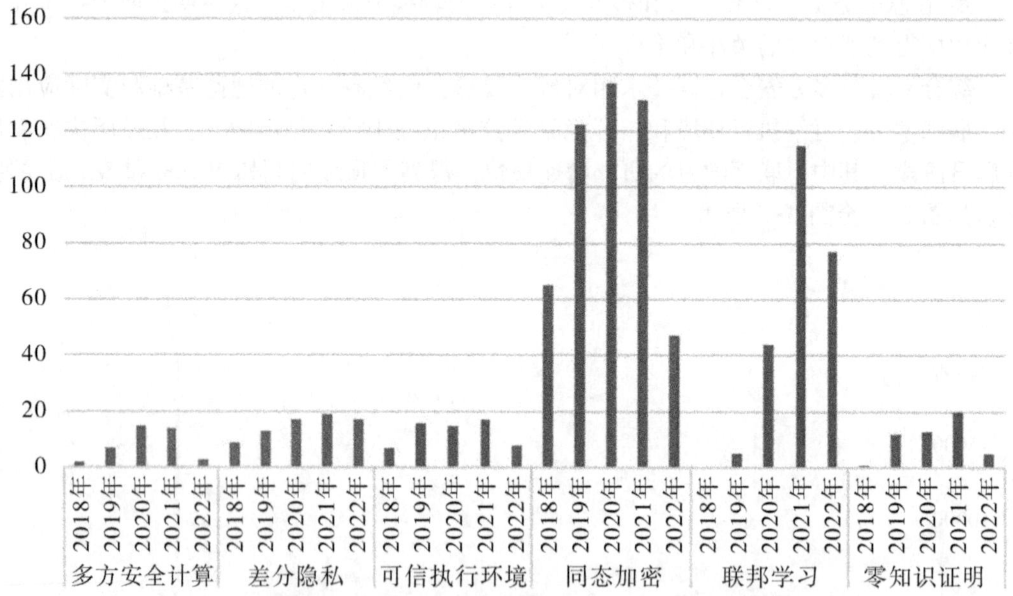

图 2-5　隐私计算国内软著近五年发展趋势（2018—2022 年）

从技术研究现状来看，各项技术的发展阶段和研究热点也有所不同。多方安全计算技术在理论研究方面相对较少，更注重与云计算、移动计算、区块链、物联网等应用领域的结合。联邦学习技术正处于技术创新触发期，其发表论文、专利和软著的数量呈指数增长态势。当前研究热点包括数据和系统异质性、降低通信开销、提升模型精度等方面。可信执行环境技术在国内专利数量上已超过海外专利总量，软著数量也呈快速增长趋势，表明国内企业正在积极进行可信执行环境的软、硬件研发工作，主要关注如何实现支持大规模计算或数据密集的计算方案。

总体而言，隐私计算技术的研究和应用正在不断推进，不同技术领域的发展具有各自的特点和研究重点。随着隐私保护需求的增加和技术的进一步发展，预计将有更多创新和突破出现，推动隐私计算技术在实际应用中发挥更大的作用。

2.3　研究热点趋势分析

近年来，隐私计算技术快速发展，正在多行业逐步落地应用。在隐私计算应用阶段，应更加关注技术的安全特性如何在不同场景下保证合理应用，如何在保证安全的同时有效提升产品性能，差异部署的产品平台如何有效互联互通，实际应用中如何与相关法律法规适配等问题。因此，本章将从技术本身特征出发，为适配不同场景应用进行隐私计算安全分级探讨，为大规模应用进行跨平台互联互通探讨，为持续健康发展进行合规性探讨。

1）隐私计算安全性分析。安全性是隐私计算的第一要素。隐私计算通过只输出中间参数标签等信息，或在可信受控环境中对数据进行处理的方式，保障了数据的安全性，提高了数据流通的主动性。当前隐私计算的安全分级是技术在不同场景中应用过程中的重点、难点，隐私计算产品安全边界的界定需要考虑不同行业、不同场景和不同技术的差别，也需要平衡计算准确性和计算效率的要求。因此，安全风险点和安全分级思路也需明确。

（1）隐私计算安全性现状分析。隐私计算分支技术的安全根基各不相同，需要形成通用的评价方法来验证、度量隐私计算技术的安全性。隐私计算交叉融合了密码学人工智能、计算机硬件等众多学科，形成了多方安全计算、联邦学习、可信执行环境等主要技术路线，各分支技术的安全根基各不相同。多方安全计算基于密码学，针对密态数据进行多方联合计算，在固定的安全模型下，能够达到可证明安全；联邦学习基于分布式机器学习、差分隐私等，计算过程中仅传递处理后的中间数据，保护了各方隐私数据的安全；可信执行环境依赖于硬件，通过隔离技术，为使用者创造了一个安全可信的执行空间，并提供了代码和数据的保密性和完整性保护。然而，在客观现实世界中，绝对安全的系统是不存在的，随着技术的不断发展，新的安全威胁也会持续产生。因此，对于隐私计算技术安全性的验证与度量至关重要。

除技术自身的安全性外，算法实现、密码模块、通信框架、节点系统等都会影响产品整体的安全性。虽然隐私计算的核心是计算，但是从技术应用和产品的角度来看，除了算法协议原理的安全性，还需要综合考虑算法工程化实现、产品使用的密码模块和通信框架、调度管理功能的设计与实现等多方面的安全性，系统整体的安全性由其中最薄弱的环节来界定。

现实应用场景的安全需求不同，应结合场景需求对隐私计算产品进行安全分级。站在应用需求方的角度看，使用隐私计算是为了在保护隐私的前提下实现数据安全流通，发挥数据价值。然而，流通过程中难以兼顾数据可控程度和价值损失程度这两者。在实际应用中各场景对应的参与方信任程度不同、数据类型不同，这造成了其需要达到的数据可控程度也是不同的。一味地追求高安全水平可能会造成数据价值无法达到预期，导致各主体的参与积极性降低。分级框架的形成，有助于推动技术应用方结合其自身业务需求选择适当安全等级的方案，实现数据可控程度和数据流通价值的最大化。

（2）隐私计算安全分级探索。近年来，业内逐步开始了对隐私计算产品安全分级的实践探索。在中国信通院“可信隐私计算”标准和评测体系中，首次提出了针对多方安全计算、联邦学习产品算法协议部分的安全分级，为行业供需双方提供了参考指导。在国际标准方面，IEEE P2986、P3169 等项目中也都开展了对隐私计算产品的安全分级的深入讨论。

针对隐私计算产品的安全分级，主要包括以下三个步骤：

一是全面梳理产品的潜在安全威胁。只有全面、系统地识别出威胁，才能有效地进行后续的风险评估与等级评定。当前应关注的算法协议和平台产品的主要安全威胁包括节点系统、应用平台、通信网络、算法实现、数据与文件、密码安全、镜像安全、身份认证、流程制度等方面。

二是定量分析产品的数据保护程度。根据各分支技术产品的威胁模型与环境模型（可能发生威胁的操作和技术），设置统一的数据保护程度评价指标。结合主动攻击和定量分析的评价方式，预测各威胁场景或单个威胁事件的可能性和影响程度，进而得到威胁的风险严重性以及产品所能达到的数据保护程度，做到安全可验证、可度量。

三是对产品的安全评测与等级评定。结合各行业的数据分类分级要求，确定各业务场景的安全基线。依据前序步骤得到的威胁列表中各威胁的风险严重性以及产品的数据保护程度，结合各实际业务场景的安全需求，实现场景化的隐私计算产品安全等级评定。

2）隐私计算性能分析。隐私计算能够实现如基础运算、联合统计、安全求交、隐匿查询和联合建模等多类应用，但由于算法实现中涉及大量的密码学操作和通信带宽等资源限制，当前隐私计算的性能仍有待提高，这也是阻碍隐私计算更大规模应用的主要因素之一。

（1）隐私计算性能现状分析。目前，隐私计算算法在安全求交和联合建模等场景中的性能有待提升。隐私计算各类算法在不同条件和场景下耗时差异大，所以考量性能应使用固定的硬件资源和数据集，同时算法满足安全性和结果准确性的要求。其中，安全性指的是产品应保证数据在传输中的安全性、算法安全和密码的安全强度达标等，另外对于可信执行环境产品，应满足内部的计算环境安全性。准确性是指隐私计算产品所使用的某些特定算法可能会导致加密计算结果与明文存在一定程度的偏差，在实际应用中，小范围内的偏差是可接受的。

根据中国信通院发布的隐私计算性能标准和测试统计结果，基础运算和联合统计通常作为其他复杂运算的算子，计算性能普遍较高。在隐匿查询场景中，典型的实现方案有 XPIR、KeywordPIR 等，当前单次的百万级不可区分度的隐匿查询最快可达到秒级，隐匿查询在某些场景已达到可用程度。对于安全求交，典型的方案包括基于 RSA 盲签名的方案、基于不经意传输扩展的方案等，由于计算量和通信量不同，因此不同方案有着不同的适用场景。例如，两数据方均持有亿级别数据量的平衡场景的耗时在半小时左右，非平衡场景较平衡场景耗时少；三数据方场景的耗时有一定增加，平均耗时接近小时级。联合建模场景中，对于两方各持有几十万行乘以几千维度量级的数据集进行逻辑回归建模，使用基于秘密分享的方案和基于同态加密的联邦学习方案均接近一小时完成，但后者相比较快，而对于树模型建模，由于涉及运算更复杂，用典型的 SecureBoost 方案建模平均耗时在小时级以上，如果使用多方安全计算的方式则耗时更长，并且随着数据规模逐渐增大到百万级，建模的性能会更差。

（2）隐私计算性能优化方法。性能提升可以从算法层面优化与硬件层面加速相结合实现。在算法层面，一是可以进行并行化处理，如数据并行处理、算法并行操作或工作流水线并行等，充分利用现有资源提升效率；二是针对联邦学习模型，可通过模型压缩控制每轮信息传输大小和通过增加本地计算降低交互轮数的方式提高通信效率；三是在充分考虑场景的安全性和准确性的前提下，可通过使用差分隐私手段牺牲准确性来换取可能的性能提升。在硬件层面，当前也出现了专用的加速卡和隐私计算一体机产品，原理是将同态加密等复杂运算转移至 GPU、FPGA 和 ASIC 等硬件设备上执行，以硬件加速方式缩短计算耗时。

3）隐私计算互联互通分析。互联互通是构建基于隐私计算的数据流通基础设施的必经之路，当前隐私计算技术产品百花齐放，产品在算法协议、任务调度和管理等方面存在较大差异。为实现多方数据融合，用户往往要付出极高的沟通成本甚至重复建设系统平台。着眼广阔的数据要素流通前景，构建基于隐私计算的数据流通基础设施，以跨平台互联互通为前瞻目标，探索兼容性强、开放度高的互联互通协议，有望推动数据流通基础设施的建设落地。

（1）隐私计算互联互通现状分析。实现隐私计算的互联互通确实需要一系列统一规范的接口和协议，以便在不同平台之间实现数据、算法和算力的交互与协同。从底层通信、中间层交互到顶层应用的角度来看，每个层次都需要明确定义的规范，而这需要隐私计算生态系统中的各方达成共识，以实现最终的互通目标。

在通信层，需要规范平台之间选择的通信框架、通信内容、通信安全、传输机制等方面的内容。这包括确立通信协议，以便不同平台能够进行有效的信息交流，并考虑通信的安全性，以防止数据泄露和攻击。

在交互层，需要进一步规范节点、资源和算法执行等维度，以约定跨平台交互的各个环节的规范流程和要求。这包括发布、认证、查询、授权、连接调用、信息和状态同步等方面的流程，确保各方之间能够顺畅地合作和协同工作。

在应用层，需要统一管理计算任务的实现过程。这包括任务编排、调度、执行、监控和存证等方面的统一规则。同时，还需要协商约定不同类型计算任务的实现流程，以确保各种任务可以在不同平台上有效地执行。

总之，互联互通的隐私计算需要明确的规范和协议，以确保不同平台之间的数据和计算能够无缝地进行交互与协同。这需要隐私计算生态系统中的各方共同努力，达成共识，以实现更高水平的互通。

隐私计算行业正在积极探索互联互通的可行方案，但由于技术原理的复杂性和产品形态的多样性，目前仍存在诸多困难。一是算法原理和实现的差异性，隐私计算本身涉及算法众多，计算逻辑和数据交互流程难统一，算法的实现方案强依赖产品设计框架。二是系统设计过程和平台功能组件的多样性，完整的计算平台还包括授权认证、任务编排调度、流程调度等控制管理功能，不同隐私计算平台架构的研发思路和规划设计各异，协同完成同一计算任务需解决平台间兼容适配的问题。三是技术提供商改造驱动力不足，实现互联互通势必存在一定程度的妥协，会损失原有产品的部分个性化特性，目前隐私计算的技术实践和应用探索仍在推进。处在用户增量阶段，在进入用户存量竞争之前，互联互通技术对于部分技术厂商而言可能并非“刚需”。

（2）互联互通解决思路。首先，标准规范是实现互联互通的先决条件。比如，互联网数据传输场景中 TCP/IP 协议、移动通信 3G、4G、5G 等标准化协议、银联银行卡跨行交易的通用报文协议、国内外物联网的跨平台接入协议等都是通过制定系列标准化的协议，约定不同的设备如何组织和接入同一网络并进行数据交互。因此，互联互通应对平台间通信协议、互联协议和任务实现流程等基础环节提出标准化技术规范。以互联协议为例，以算法互联为例，在各方协商对齐节点、数据等资源的基础上，从调度层到算法层，基于“异构一层、规范一层”的思路，算法调度互联需要制定统一的调度接口规范，开放算法互联则需要一系列具体算法的开放协议规范。

同时，适配业务场景是验证互联互通方案的本质要求。互联互通不只是需要在技术层面进行攻关，统一标准，更需要在应用层面继续突破。互联互通的目标是满足多方数据融合的应用需求，避免形成数据群岛，所以只有适配业务场景、解决业务现实问题的技术方案才是可推广可验证的方案，才是实现隐私计算技术规模落地应用的可行方案。

此外，由于隐私计算技术发展尚未成熟，要实现技术产品互联互通乃至形成互联生态都需要多方协作、共同探索。不管是算法迁移还是算法对齐的互联方式，隐私计算技术厂商都需要进行一定程度的妥协或是打破原有平台的自治性或是失去部分算法的独立性。但是，随着行业各方（技术提供方、技术应用方、标准化组织等）持续探索，互联互通最终将在尽量保持平台内部自治性、最大限度降低改造成本、减少对平台技术影响的基础上，允许技术平台动态地自由加入或退出互联互通网络，从而构建完善的生态网络，助力数据安全流通。

4）隐私计算合规性分析。《中华人民共和国个人信息保护法》针对个人信息处理者规定了取得授权同意、进行个人信息保护影响评估等较为严格的合规要求。对于隐私计算技术能够在何种程度上帮助企业履行《个人信息保护法》规定的合规义务，目前仍需探讨。对此，我们认为，隐私计算技术本身并不能免除相关主体在《个人信息保护法》下应当履行的合规义务，但在增强数据处理的安全性、降低数据滥用风险方面具有积极的意义。

（1）隐私计算技术的合规价值现状分析。

探讨一：使用隐私计算技术处理个人信息，是否还需要取得个人授权同意？一些观点认为，在隐私计算技术处理个人信息的过程中，个人信息未出域，因此无须取得个人任何授权同意。但个人信息是否出域并非判断是否应当取得个人同意的标准。除了《个人信息保护法》第十三条规定的例外情形，处理或使用个人信息前应当征求个人同意。因此，在不符合法定例外情形的情况下，当前使用隐私计算技术处理个人信息应当取得个人授权同意。

探讨二：个人信息经过隐私计算处理后是否达到了匿名化？隐私计算使用加密等方法对原始数据进行了保护，但仍有被恶意解密出相关信息的风险。根据《个人信息保护法》第七十三条的规定：去标识化是指对个人信息进行处理，以使其在没有额外信息的情况下无法识别特定自然人的过程。而匿名化是指对个人信息进行处理，使其无法识别特定自然人，且不可逆转的过程。因此，当前隐私计算并不能完全达到绝对匿名化。故个人信息经过隐私计算技术处理后，后续的相应处理仍然要遵守《个人信息保护法》的相关合规要求。

探讨三：使用隐私计算技术是否可以满足目的限制要求？在某些场景下，隐私计算技术的应用可以满足《个人信息保护法》第六条规定的“收集个人信息应当限于实现处理目的的最小范围”。但隐私计算处理的密文、随机分片、梯度等是否满足“处理个人信息应当与处理目的直接相关并采取对个人权益影响最小的方式”，且无法仅仅通过隐私计算技术本身来解决。满足目的限制的要求还需要各参与方使用隐私计算技术并结合授权情况、应用场景等限定使用目的，以满足合规要求。

（2）隐私计算技术的合规优势。隐私计算技术的合规优势在于增强数据处理的安全性。保障数据安全是数据合规的重要组成部分，这在《中华人民共和国数据安全法》和《个人信息保护法》中均有体现。隐私计算技术诞生之初就是为了降低数据在使用和流通过程中的安全风险，在原始数据不被其他方知悉的情况下，也能够对其进行开发利用，同时降低数据滥用的可能性。从增强数据处理的安全性看，隐私计算技术具有很高的合规价值。但如何将隐私计算的合规价值最大化，还取决于如何应用。隐私计算技术并非帮助数据使用方履行《个人信息保护法》合规义务的专用技术手段，企业在落实《个人信息保护法》合规义务的过程中遇到的问题并非隐私计算技术原本试图解决或擅长解决的问题，而是需要未来立法、监管、理论研究和行业实践共同探索和解决的。因此，仅仅将隐私计算技术用于解决授权、匿名化等合规问题，可能无法达到预期的效果；相反，如果将应用的重点放在更好地解决数据处理的安全性问题，隐私计算技术的合规价值将更加凸显。

隐私计算技术可以降低数据泄露和数据滥用风险。比如，商业银行针对客户的贷款行为进行风控时，往往需要丰富的数据对客户进行更精准的画像，但数据一旦对外共享，可控性将大大降低，通常也只能通过追究违约责任的方式对数据泄露和滥用行为进行事后补救，因此银行不愿、不敢与同业共享数据，导致金融监管机构无法有效对金融业务风险进行综合动态监测与预警研判。而隐私计算技术结合隐匿求交、逻辑回归或树模型等联合建模及预测等技术，可以做到“数据不出域”“数据不动、模型动”。一方面，参与交互的数据减少从源头上降低了数据泄露的风险；另一方面，数据共享过程中合作方无法获取原始数据，也就无法超出授权范围对原始数据进行使用，从而降低了数据滥用风险。

为了发挥隐私计算技术增强数据处理安全性方面的合规优势，首先应当保证隐私计算技术本身的技术、安全和性能等各方面能够达到相关标准，并根据应用场景选择合适的技术类型。目前针对基于多方安全计算、联邦学习、可信执行环境的数据流通产品或平台的技术要求、安全要求、产品性能要求和测试方法，以及隐私计算跨平台互联互通、隐私计算面向金融场景的应用规范等，都已有相关标准出台，这些标准可作为参考依据。此外，由于隐私计算技术本身涉及多方参与，在提供数据、进行计算、输出结果等环节中涉及的各参与方合规义务等也应当予以重视。

第 3 章 医疗大数据应用

随着新一代信息技术的发展和应用，大数据逐渐成为社会关注的焦点，大数据战略已上升为国家战略。随着信息化时代的发展，医疗健康行业内海量的大数据在快速积累和应用，我国政府高度重视医疗健康大数据的发展，在国家上位法逐步完善、政府相关政策的引导和促进下，医疗健康大数据的价值备受关注。习近平总书记指出要“推动健康中国建设，要完善人口健康信息服务体系建设，推进健康医疗大数据应用”。医疗健康大数据涵盖人的出生、生长发育、疾病就医等环节的全生命周期，不仅包括个人健康管理，而且涉及医药研发、慢病防控、健康促进和养老康复等多方面数据的汇聚和聚合，是我国重要的基础性战略资源。发展和应用好医疗健康大数据，是一项涉及民生的重大基础工程，在满足群众健康管理需求的同时，同时能促进医药器械研发行业增长，因此发展健康医疗大数据应用已经成为我国的国家战略。

近年来，随着信息化社会的快速发展、数据的爆发式增长，数据已经成为新的社会生产要素和国家战略资源。医疗健康大数据一般是指在疾病防治和健康管理过程中产生的数据，利用数据挖掘算法将医疗数据转换成医学知识模型，并将其部署在医疗辅助诊断、疾病风险预警和临床试验分析等领域为用户提供医疗数据查询计算服务，从而实现医疗数据的应用价值。2015 年，我国出台了《促进大数据发展行动纲要》和《关于促进康医疗大数据应用发展的指导意见》两份文件，这两份文件可以看作我国从顶层设计层面开始推动医疗大数据应用开发的发令枪，旨在全面推进我国医疗健康行业内的大数据融合共享和开放应用，文件指出，应从“夯实健康医疗大数据应用基础、深化健康医疗大数据应用、加强健康医疗大数据保障体系建设”等方面来推动医疗健康大数据应用。目前，我国健康医疗大数据应用基础持续加强。我国已经逐步形成一个国家数据中心、六个区域数据中心以及若干个省市级数据中心的布局，以全民健康信息平台及医院信息平台为基础，全方位收集居民电子病历，电子健康档案以及其他健康医疗数据。我国建成的全民健康信息平台已实现 100%省级覆盖，80%以上地市级覆盖，56%以上区县级覆盖。目前许多地区已经实现区域性电子健康档案互联互通，第三方检查检验跨机构结果互认，一定区域范围内的医疗健康大数据共享已经在相当程度上实现。

在典型的医疗健康大数据共享平台的设计中，通过不同的方式来持续采集患者的医疗健康数据，经加密的安全传输链路传至所在机构或区域内的大数据平台，同时通过数据治理系统对原始数据进行清洗、挖掘、分析以及算法模型构建，在此基础上所产生的知识图谱和算法模型，可以为患者提供健康风险预测、临床辅助决策和个性化、千人千面的精准医疗等智能化数据服务。医疗数据共享计算过程会涉及医疗数据的高效计算和安全使用，需要对医学知识模型和隐私保护方法进行构造和优化，这在未来一段时间内是医疗数据研究的焦点。

在技术的加持下，医学知识和信息化系统正在多个层次上发生着融合应用，这个过程一方面为医疗健康大数据的生成提供了取之不尽、用之不竭的养料，也为医疗健康大数据挖掘和分析技术在医疗实践领域的探索和应用提供了内生的动力。医疗健康大数据具有数据敏感、规模庞大、增速快、结构多样化和应用前景好等特点。针对这些医疗健康大数据，开展规范采集、标准化治理及智能化分析活动，从而有效挖掘数据背后的知识和价值，在推动临床医学真实世界科研的效率、临床辅助决策系统智能支撑以及创新药物的研发等方面都起到了积极的推动作用。因此，医疗健康大数据的基础设施建设和配套的法规政策在国内外都受到高度重视，美国、欧洲等一些西方发达国家已经在各个医疗卫生领域内搭建了可以开展一定水平的应用、技术相对完善的大数据平台，我国自2015 年左右起步建设以来，之前各个组织和机构专注于数据采集领域、数据治理领域，由于数据治理的前期投入过高，目前对于数据的挖掘处理能力较弱。然而，从医疗健康大数据中获得有价值的信息，同时不可避免地带来患者隐私安全、数据泄露的问题。例如，德国 Greenbone Networks 从 2019 年 7 月到 2019 年 9 月期间，分析了全球范围内的几千个互联网医疗服务体系，发现了多达 2400 多万份来自不同国家的病例数据记录，这些记录可以在互联网上被无限制访问、下载。这些泄露的患者病例记录中包含有丰富而详细的个人信息和就医细节，包括但不限于个人姓名、出生日期、主治医师、检查日期、检查检验项目、影像检查结果的图像信息等。这些泄露的数据一旦被网络恶意攻击者利用，如在公开渠道发布非法获取的个人姓名和图像，可以损害个人的名誉；如果进一步将非法获取的医疗健康数据与其他有价值的数据进行关联，就可以进行网络诈骗，后果不堪设想。如何在确保患者隐私得到保护的前提下，提升医疗健康数据的有效利用率，挖掘其中潜在的价值，是当前亟待解决的一个重要问题。综上所述，在医疗健康大数据的全生命周期管理过程中，需要在充分利用数据价值的同时，通过多种技术手段严密防范患者隐私泄露，从而在数据价值挖掘和患者隐私安全之间确定一个最佳的平衡点。

3.1 医疗大数据相关政策

2016 年以来，国家和地方政府接连出台了多项医疗健康大数据政策，从国家层面上明确其定义和内涵，国务院进一步将健康医疗大数据应用发展作为专项纳入了国家大数据的重点布局方向之一，医疗健康大数据的试点、探索和应用发展得到快速的推进。

2016 年 1 月，经国务院同意，国家层面建立了促进大数据发展部际联席会议制度。联席会议由国家展和改革委员会、教育部、科技部、公安部、财政部等 43 个部门和单位组成，该联席会议的主要职能是，“在国务院领导下，统筹推动《促进大数据发展行动纲要》的贯彻落实，研究协调大数据发展重大问题，加强对大数据发展工作的指导、监督和评估，促进有关地方、部门和行业加强沟通协作，推进政府数据开放共享，强化国家数据资源统筹管理，审议大数据领域年度重点工作并跟踪督促落实，研究提出相关政策措施建议等”。

我国于 2018 年推出《国家健康医疗大数据标准、安全和服务管理办法》，这份文件从数据相关治理标准、安全防范思路、数据共享服务与建设管理等方面为健康医疗大数据应用与产业发展提供保障。2018 年 7 月，国家卫生健康委员会正式下发《国家健康医疗大数据标准、安全和服务管理办法（试行）》（以下简称《管理办法》），并于 2018 年 9 月向社会公布。《管理办法》重申了此前政策性文件中的有关要求，从标准制定、主体行为、行业监管等层面对规范健康医疗行业大数据的应用与管理设定了更为具体的规则，对于健康医疗行业从事大数据开发与应用具有实践指导意义。

《管理办法》还指出，健康医疗大数据的应用和发展的首要考量，就是必须要把数据安全放在首位，需要从顶层设计层面，让相关数据安全制度得到切实有效的落实，特别应该在国家法律层面将数据安全地纳入保护，在这个过程中，政府机构应该积极承担起草制定隐私数据保护规则、通过政策加以推动日常监督的重要职责。虽然隐私问题是健康医疗大数据应用中一个极其重要的问题。美国、欧洲等国家已经做了一些探索，如 1996 年美国推出的健康保险携带与责任法案（HIPAA），2016 年欧盟推出的法案《欧盟数据保护通用条例》（GDPR）于 2018 年 5 月 25 日生效。2016 年，英国医疗质量委员会及国家健康和医疗数据监护机构分别出台《安全数据，安全医疗》和《对数据安全、同意和选择退出的调查》，提出数据隐私安全的“八点模型”。与此同时，我国对健康医疗大数据领域循序渐进地进行了一系列顶层政策设计，先后颁布了《数据安全管理办法（征求意见稿）》、《信息安全技术个人信息安全规范》和《健康医疗数据安全指南》等，我国还陆续推出了《网络安全法》《数据安全法》《个人信息保护法》，从法律角度进一步规范和保障健康医疗大数据应用。2021 年 6 月，第十三届全国人大常委会第二十九次会议通过了《中华人民共和国数据安全法》，该法案指出“国家保护个人、组织与数据有关的权益，鼓励数据依法合理有效利用，保障数据依法有序自由流动，促进以数据为关键要素的数字经济发展”，明文鼓励数据开发利用，要求实施大数据战略，推进数据基础设施建设，鼓励和支持数据在各行业、各领域的创新应用，并要求按照数据分类分级保护制度执行。

随着医疗健康领域内大数据建设、平台互联互通等举措的逐步推进，潜在的医疗信息与网络安全与患者数据隐私泄露风险，会在相当程度上成为打造医疗健康数据共享、互联互通生态的重要阻碍因素。此外，医疗健康大数据的研究热潮吸引了各个领域相关人员的参与，但是参与人员普遍缺乏基础的医学伦理教育，这就对健康医疗大数据研究带来了较大的医学伦理风险。我国在 2019 年首先颁布《人类遗传资源管理条例》，在医学伦理层面开展了相关政策的制定。2020 年，国家药品监督管理局连续发布包括《真实世界证据支持药物研发与审评的指导原则（试行）》、《用于产生真实世界证据的真实世界数据指导原则（征求意见稿）》和《真实世界数据用于医疗器械临床评价技术指导原则（试行）》在内的多项法规，指出“真实世界研究涉及个人信息保护应遵循国家信息安全技术规范、医疗大数据安全管理相关规定”，要求采取切实措施，在多个层面上实行个人信息保护以及数据安全性层面的处理，这些政策的发布说明我国政府机构已经从监管层面构建真实世界数据使用的框架体系。从保护个体的数据安全和隐私，以及从提升医疗健康大数据利用效率的角度，如何界定匿名化、授权、知情同意等医学伦理风险，把握临床研究尤其是真实世界的伦理审批的界限是目前健康医疗大数据应用领域学术界争议的焦点，也亟须结合我国国情落实。

3.2 医疗大数据来源及特征

3.2.1 医疗大数据的来源

随着医疗信息化行业在全国范围内的落地推进，医疗健康方面的结构化、非结构化数据正快速生成，包含的类型丰富多彩，如患者在医院就医获得的疾病诊疗数据、可穿戴设备获取的健康数据以及医疗临床实验检验和影像检查数据等。这些多模态、巨大规模的医疗健康数据正在多个区域内汇聚起来，呈现出医疗健康大数据的特性。图 3-1 主要归纳了医疗大数据的来源以及特点。

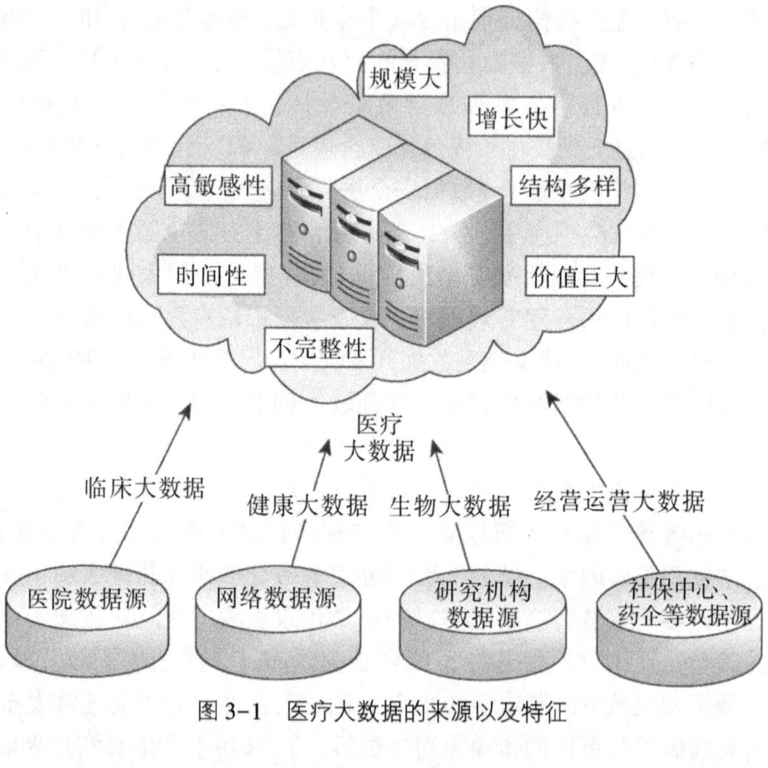

图 3-1 医疗大数据的来源以及特征

丰富多样的数据类型：医疗大数据包括临床数据、健康数据、生物数据以及经营运营数据等多种类型的数据。这些数据涵盖了患者个人信息、医疗记录、生命体征、基因信息、医疗机构经营信息等多个领域，形成了一个多维度、多层次的数据集。

大规模数据量：医疗领域每天都会产生大量的数据，如临床病历、医学图像、实验数据等。这些数据在不断积累，形成了庞大的数据集，具有大规模性。

高度敏感的隐私信息：医疗大数据中包含了患者的个人隐私信息，如姓名、年龄、联系方式，以及与健康状况相关的敏感信息，如病史、诊断结果、用药记录等。这些隐私信息需要受到特别保护，以防止未经授权的访问和滥用。

多源异构数据：医疗大数据往往来自不同的数据源，包括医院、诊所、实验室、移动设备、生物研究机构等。这些数据源可能使用不同的格式和标准，需要进行整合和标准化，以便进行分析和应用。

复杂的数据分析需求：医疗大数据的分析需要应对复杂的问题，如疾病预测、治疗效果评估、临床决策支持等。因此，需要先进的数据分析和挖掘技术，以从数据中提取有价值的信息和知识。

法律法规和伦理道德的约束：医疗大数据涉及患者的隐私和敏感信息，因此受到严格的法律法规和伦理道德的约束。数据的收集、存储、共享和分析都需要符合相关法律和道德准则。

综合考虑这些特征，医疗大数据的管理和应用需要综合考虑数据安全、隐私保护、数据质量、伦理合规等多方面的因素，以确保数据的合法合规使用，同时最大限度地发挥数据的潜力，为医疗研究和患者服务提供有力支持。

医疗数据的来源非常广泛，包括患者就医过程中产生的各类记录，如电子病历、化验数据、基因测序数据等。同时，临床治疗和用药过程中产生的数据也是医疗数据的重要组成部分。此外，现代穿戴设备通过内置的传感器收集用户的生理特征数据，如心率、呼吸频率、血氧浓度、血压以及运动量等信息，这些数据也可被纳入医疗数据的范畴。医疗数据因其直接关系到患者的生命和健康，通常具有高度的真实性和准确性。然而，医疗数据也伴随着极高的风险。一旦泄漏，不仅可能导致个人隐私的曝光和敲诈勒索，还可能对患者的生命安全构成潜在威胁。因此，医疗数据对于患者而言具有极高的敏感性，需要得到特别的保护和管理。

与其他行业相比，健康医疗行业的数据治理还不够成熟，面临许多挑战。在数据收集、共享和协作方面，需要寻求患者同意的过程中出现了一系列挑战。此外，由于基因组数据量较大，在数据传输过程中可能会出现中断的问题。不同机构之间的数据结构和格式也不一致，导致数据采集的真实性、信息完整性、一致性和可靠性等方面存在问题。例如，医疗机构内部的信息系统众多，每家厂商的数据结构和格式都不同，使得识别字段含义变得困难，同时很多字段的值使用代码表示，更加难以理解。目前，医疗数据还缺乏统一的标准，诊断、手术、检验项目、检查项目和药品等术语在不同医院之间没有形成统一的标准，这给计算机的数据计算带来了困扰。此外，医疗机构的数据中存在大量的长文本，如检查报告、入院记录、病程和出院记录，这些数据包含了宝贵的信息，但由于缺乏结构化处理，计算机无法进行计算，也无法进行进一步的分析利用。在实际工作中，医疗数据还存在许多错误、重复、缺失和细节不足等问题，这导致了严重的垃圾数据输出问题。

医疗健康大数据产业变迁：医疗健康大数据行业不是一开始就形成的，在大数据解决方案出现之前，医疗健康大数据所能发挥的价值很低。医疗健康大数据产业是在逐步形成的，它的发展路径是和信息化、物联网、云计算、人工智能等技术的发展相关的。

虽然进入信息化时代以来，已有大量的电子化数据产生，但是真正称之为大数据，并且产生价值，还是近几年的事情。大数据的利用价值在增大。

3.2.2 医疗大数据产业在数据采集环节的趋势性特征

健康医疗大数据企业近五年在这个产业链上的布局，也是逐步从采集，到存储、加工、分析、应用开始发展的。健康医疗大数据领域是得益于信息化技术的发展，数据的采集难度降低，并逐渐汇聚成了大数据。最早在这个领域布局的企业大多数是医疗信息化领域的企业，通过电子病历或者诊疗系统采集数据。但是此时的数据躺在院内就像一个未开发的矿山，并没有应用的基础和前景。随着数据的富集，人们意识到了数据的价值。此时，对健康医疗大数据进行治理的公司开始出现，开发院内临床数据这个金山，大数据的应用也逐步发挥价值。

在早期，健康医疗大数据产业并没有形成，此时可以称之为数据获取时代。各种医疗信息化系统形成的数据采样频率低、信息颗粒度粗是主要的数据特征。医疗信息化行业主要解决的是数据的集成和共享问题，让系统之间实现互联互通。虽然此时的小样本数据也可以用作统计分析，但是仅仅是对过去医疗行为的总结，应用价值低。医疗大数据产业链上也并没有相关企业专门布局这个领域。

随着数据量的增加，大数据的应用从数据获取时代逐步向信息挖掘时代过渡。此时的数据量已经达到了 GB 级别，数据采集颗粒度变得更细，采集频率上升到以天为单位。此时的数据仍以结构化数据为主，可以使用大样本的自动化统计分析工具。信息挖掘时代的最大特征，是数据的分析结果可以用于部分医疗决策支持，用数据指导决策的行为开始出现。健康医疗大数据产业开始萌芽，在数据采集、治理和应用三个领域都有大量创业公司出现。

而在大数据价值输出时代，数据的采集频率能达到秒级，信息颗粒度也变得更细。此时的健康医疗大数据来源有一个重要特征，就是从结构化数据大幅度扩展到非结构化数据领域，如影像数据、文本病历数据、音频数据等。同时，将非结构化的数据进行结构化，是产业链上非常重要的一环。数据的采集渠道也大幅度增加，更多的设备可以将人的生命体征数据、健康数据、用药数据、病历数据收集起来。数据通过人工智能技术的加持后，数据价值显著提升，从过往医疗行为的总结，升级为全方位的医疗辅助决策，为疾病的诊疗、疾病的预测、医疗管理的提升提供依据。健康医疗大数据公司不仅在产业链上完善布局，而且还出现在各个医疗细分领域中。

医疗健康大数据产业在数据采集环节出现了三个趋势性特征：

第一，临床专家越来越开始重视专病全病程管理，同时相应的健康医疗大数据企业也开始垂直于细分病种布局。目前我们在肿瘤、糖尿病、心血管疾病、肾病、中枢神经等诸多科室和疾病都观察到从患者初次诊断到院后随访的全病程管理平台出现，更重要的是，这些平台由专家主导，都在实际运营和应用，而不仅仅是完成一个信息化系统的搭建。这使得当前健康医疗大数据能够从源头保证高度结构化和高质量采集。与此前依赖存量病例的 OCR 识别和结构化梳理大数据技术相比，直接构建“好数据”比从“脏数据”中挖宝的效率更高，应用性更强。

第二，医院仍是健康医疗大数据的采集和应用主体，在中短期内这样的趋势还将继续。健康医疗大数据产业的主要参与者在 2015—2016 年存在过一次较大的战略思路争议，即究竟是从院内采集数据还是从院外的多维度环境采集数据（包括可穿戴设备等）。由于院内健康医疗大数据在标准清晰性、采集规范性、数据重要性、科研支撑强度和临床应用刚需程度等多个方面优于院外健康数据采集，因此目前健康医疗数据采集的主战场已经越来越聚焦于院内。影响患者诊断、治疗、康复的重要数据基本都可以在院内环节完成高质量采集。

第三，院外数据采集由于传感器的不断迭代，准确度与便捷度不断提升，将成为院内数据的有力补充，但采集数据维度仍然有限。院外健康数据主要包括个人的体重、体脂、心率、心电、血压、血糖、血氧、身高、运动、睡眠等，从数据丰富度和重要性角度看，目前还无法与院内针对专病的数据质量相比，更多是在“健康管理”或“慢病管理”中提供监测作用。但这样的应用方向面临两个较大的挑战：一是院外便携式测量的准确度问题。例如血压监测，目前多款院外动态血压监测可穿戴设备已经上市销售，但血压采集对于姿势和身体状态有较为严格的要求，如腕式血压计在手臂抬高、下垂、平放时都会产生不同方向的误差。又如动态连续监测的血糖仪或无创血糖仪，或是需要频繁校准，或是在非校准状态下可能产生 20% 的误差，这样的准确度在具体临床应用方面仍有较大差距，只能在健康管理场景中应用。二是健康管理行业本身也存在自身问题。由于中国的支付结构与美国不同（美国以商保为主），线下慢病医疗的定价也与美国相差较大，因此健康管理产业的商业模式探索仍在艰难前行，大数据在健康管理中的应用也相应受阻。这并不完全是技术问题，而是产品设计（逆人性、依从性管理困难）、制度结构（支付方、定价）等角度的困境。由于以上原因，院外健康医疗大数据尽管也在快速发展过程中，但应用场景和商业模式匮乏仍然是一个巨大问题，从参与主体企业看，我们也可以观察到更多的消费电子等大型企业平台的参与热情远远高于医疗数据企业。

3.2.3　医疗大数据产业的应用场景

在医疗健康大数据产业发展的起步阶段，技术可实现性一直是探讨的重点，包括采集、存储、计算、传输、隐私保护等。然而，真正决定医疗健康大数据产业细分方向发展的是“应用场景”。毫不夸张地说，从持续运营角度，对于健康医疗大数据，场景决定一切。这一点从健康码在疫情中的大规模普及应用就可以看出。健康码并不涉及复杂的临床决策和人工智能计算，也不需要对接复杂的医院信息化系统，然而清晰而刚性的需求场景使得其成为健康医疗大数据最经典和最广泛普及的应用。

除了疫情中的健康码这类特殊应用，我们发现近年来在应用端，健康医疗大数据的重点应用方向已经从提升医院管理运营效率逐步过渡到提升临床决策和诊疗质量方向。具体来看，影像大数据与人工智能诊断、临床大数据与 CDSS、真实世界大数据与数字疗法三个方向在2021年得到快速发展。

1）基于大数据的数字疗法的移动端应用出现。数字医疗在大数据的赋能下从“连接”时代，逐步进入“干预”时代。2021年，基于长期健康医疗大数据探索及数字医疗产业的不断迭代，“数字疗法”概念开始出现。医疗数字化解决方案（也称数字疗法，DTx）是一种基于循证医学原理的干预方法，通过软件程序予以实施，旨在治疗、管理或预防疾病。该技术可以作为独立治疗方法使用，也可以与药物、医疗器械或其他治疗方式相结合。它利用信息传递（如App中的文字、图片、视频）、物理因素（如声音、光线、电流、磁场及其组合）以及药物等，对患者进行干预，从而优化患者的护理和健康结果。数字疗法产品一定属于循证医学，而非经验医学，且数字疗法的效果是基于证据支持的，包括系统性综述和Meta分析、随机对照试验、队列研究结果等。在数字疗法出现之前，数字医疗或数字健康产品更多起到“连接”医生与患者的作用，健康医疗大数据在其中基本上也只能扮演边缘角色。而数字疗法能够更深入地融入诊疗和干预领域，因此基于RCT临床和真实世界的大数据真正有了用武之地。

2）影像大数据与人工智能诊断迎来注册潮，破局三类证之后得到快速发展，进入商业化探索阶段。从医疗AI应用角度，对于大数据应用来说，常利用深度学习处理两类数据，一类是以电子病历、处方等为主的文本类数据，一类是以心电、CT、MR、DR等影像设备生成的多元影像类数据源。医疗AI企业通过构建知识图谱，开发NLP技术，应用AI自动识别、填充、监督、修正、分析文本类数据。由于整个过程处理的数据不直接来源于医疗器械，其后续处理不用于指导医疗器械数据进行处理、调查、测量分析，本身也不用于医疗用途，这一类AI落地较快，已经广泛应用于医疗信息化之中。

与其相比，影像类数据较为特殊，数据信息通常由一定数量的像素点构成，需要观察者选定一定像素点组合后进行综合判断，机器学习这样一种AI技术难度较大，理解过程不易解释，因此落地、商业化相对滞后于文本类AI应用。

2021年，影像大数据和AI应用迎来了爆发，截至2021年9月，总计19款医疗人工智能器械获得国家药品监督管理局医疗器械技术审评中心批准的医疗器械三类证。取得证件虽不意味着成功，但能够“摸着石头过河”后，医疗AI CRO服务逐渐兴起，审评审批成本及周期逐渐变得可控，企业对于研发产线及商业推广的规划也将更为精确。

大数据是影像人工智能产品实际效果的核心因素。在已通过审批的产品之中，糖尿病视网膜病变（简称“糖网”）、肺结节作为公开数据最为充分的两个人工智能产品种类，早在2018年，中检院与合作医院便率先建立了包含623例的肺部影像标准数据与眼底影像标准数据库。因此，这两个赛道在医疗人工智能发展初级阶段便吸引了海量企业入局。人工智能医疗器械创新合作平台成立后，组长单位上海申康医院发展中心计划建立CT肺、CT肝、CT骨折、脑MRI、心脏MRI、冠脉CTA、心电、眼科八大测试样本数据库。目前已有六类人工智能获得审评审批，肝脏CT、心脏MRI或是下一个通过审评审批的赛道。

心血管、骨科、糖网类人工智能的研发来源于我国庞大的疾病早筛/辅助诊断需求。科亚医疗招股书数据显示，在中国进行的CTA手术例数从2015年的3.6百万例增加至

2020 年的 6.2 百万例，复合年增长率为 11.7%，估计到 2030 年将进一步增至 22.2 百万例，2020—2030 年的复合年增长率为 13.6%。预计 CT-FFR 于 2021 年的普及率（按中国 CT-FFR 估计手术例数占 CTA 手术总例数的比例计算）将达到 0.4%，于 2030 年，中国深度学习 CT-FFR 产品的总目标市场规模将达 66.7 百万例。

3）临床大数据和 CDSS 得到快速发展。根据《临床决策支持系统的构建与应用》中董军等给出的定义，临床决策支持系统（CDSS）是指运用系统的临床知识和患者基本信息及病情信息，加强医疗相关的决策和行动，提高医疗质量和医疗服务水平的计算机应用系统。简而言之，CDSS 的出现是为了帮助医院通过“数据治理”触达“临床管理”。

健康医疗大数据和人工智能的出现重新定义了医院的数据管理。很长一段时间以来，医院空有生产海量数据的能力，却无通过数据探索价值的能力。通过夯实医疗信息化基础的方式，我们能够一定程度上解决医疗数据采集、存储、标准化、交互等问题，AI 的进入则为信息化带了颠覆式的改变，譬如为医疗工作者带来深度分析处理数据的能力，这也是如今 CDSS 备受关注的原因之一。

智慧医院建设、电子病历评级等政策的出现进一步推进了 CDSS 建设的步伐，也昭示了这一产业冰山之下难以估量的潜力。近年来，看到趋势的新旧信息化厂商正蜂拥而至，CDSS 也因为企业的进入而不断丰富自己的内涵价值。CDSS 最早出现于 20 世纪 50 年代，当时又名医学专家系统，意为通过器械计算模拟医学专家的能力。随后的 70 年间，CDSS 在国内外均经历了三个发展阶段，每一个阶段的发展，都为 CDSS 带来了时代性的革新。国际市场的发展早于国内市场。CDSS 诞生之时，计算机在发达国家科研院所刚有普及。20 世纪 50 年代至 70 年代是发展的第一个阶段。当时的医学专家模拟系统通过引入推理引擎和规则树，将临床经验和指南规范、专家共识等专业知识经过整理加工后，存储于信息化知识库中，利用基于概率的逻辑推理和决策模式匹配的方式，帮助临床医生进行诊断或治疗推断。20 世纪 70 年代到 20 世纪末是第二个发展阶段。这个时期，世界上第一个真正意义上的 CDSS，也就是美国斯坦福大学研制的 MYCIN 系统，该系统可根据知识库能够自动识别 51 种致病菌，并可辅助医生根据规范使用 23 种抗菌素，可协助临床医生诊断及选择敏感的抗生素治疗细菌感染，为患者开具最合适的药品处方。然而，这一阶段的 CDSS 系统分散独立、功能单一、智能化程度普遍不高，在实用性方面难以满足临床医生的需要。因此，此期的 30 年间，CDSS 的整体发展几乎处于停滞状态。转机出现于 21 世纪初期，随着 CDSS 与人工智能开始结合，其临床实用性大幅提高，应用场景也不断扩大。以 IBM 于 2007 年开发的 Watson 人工智能系统为例，该系统陆续深入与各医院、诊所、疾病研究中心之间的合作，将 Watson 应用到医疗的各个方面，尝试为临床医生提供有效的决策支持。受政策、市场、技术等多重因素的推动，CDSS 商业化进程加快，不同类型的企业主体利用自身优势，建立起各具特色的产品壁垒和业务模式。CDSS 的采购因需求不同，采购主体也会略有差异。大部分情况下，CDSS 一般由有需求的医疗机构自行采购；或由区域内的政府机构（卫健委等）代为采购，供区域内的医疗机构或某一医联体/医共体内的成员单位共同使用。政府给医疗机构采购，这种情况一般是由于区域内的医疗机构对 CDSS 的需求比较高，政府也有主动推行 CDSS

来提升区域内医疗诊疗效率与水平的动力。

粗略来看，2019 年，全国总计有 7000 多家医院申报了电子病历评级。通过这一数据进行粗略测算，该市场年规模约在 80 亿元。全科的市场相对更大一些。若只是知识库的查询功能，单个产品的招标价格在 30 万～50 万，但通常而言，医疗机构会要求配置辅助诊断、用药推荐以及配套的硬件产品，具体算下来，单个机构的平均客单价会在 100 万左右。总体估算下来，全科 CDSS 的市场规模将超过百亿元。专科 CDSS 的产品略贵于全科产品，从动脉网统计的招标数据来看，其价格在 50 万～300 万元不等。但这里的市场规模取决于企业开拓出场景的程度，如果单个 VTE 产品能够布置于每一个医院，那么专科 CDSS 单一场景的市场将接近于评级版 CDSS 的规模。2021 年 CDSS 成为健康医疗大数据细分领域。

中国的健康医疗大数据融资热潮在 2018 年，相比全球 2020 年健康医疗大数据的火热，国内 2020 年的健康医疗大数据融资较为稳定，融资平均额度呈稳步递增状态。此外，尽管 2020 年上市的健康医疗大数据企业较少，但有 3 家企业完成 D 轮融资，思派健康完成 E 轮融资，国内拥有成熟商业模式的健康医疗大数据企业仍在增加。相比全球，更多中国健康医疗大数据公司仍然停留在早期发展阶段，除少部分企业完成了 C 轮及以后融资，以较为成熟的商业模式领跑市场外（如医渡科技、思派健康、零氪科技、森亿智能、京颐股份、太美医疗科技、安恒信息等）；大部分公司停留在 A 轮融资阶段。值得一提的是 2020 年，受疫情影响，国内完成早期融资轮次的企业明显减少，资本更多被数据规模较大、盈利模式更为完善的企业吸引。

3.3 医疗大数据开放共享应用现状

3.3.1 医疗大数据资源分散

由于以往我国的医疗信息化建设缺乏顶层设计和统一规划，因此相应的数据资源分散在不同机构的信息化系统及数据库中，而机构彼此之间由于制度差异、利益关系等原因缺乏合作共享机制，各自独立成为信息孤岛，无法进行系统性的整合与利用。如何将分布在不同系统、不同机构、不同位置、不同区域的医疗健康数据进行汇聚、合并并系统性地加以分析，提高健康医疗数据的利用率，是我国健康医疗领域亟待解决的问题。据行业研究报告的数字显示，我国不同地区的医疗机构所采用的医疗信息化系统由数百个信息化厂商提供，既往由于缺乏统一的建设标准，导致系统接口各不相同。据不完全统计，我国有 300 家以上的医院信息化系统供应商，分别使用不同的系统架构、数据架构、技术体系和数据标准；并且在医院信息化建设刚起步的时候，限于历史条件，未能充分考虑不同的医院间进行数据交换及共享的需求，因此健康医疗数据的共享与开放面临一定的技术关卡。此外，由于我国医疗数据的管理制度与数据安全需求，医院部门间、地区医院间及各地区间的医疗健康数据并不开放，不同的数据持有机构共享数据的意愿较低，数据分享、联合应用难度较大。截至当前，我国 9 成以上的医院的数据甚至尚未实现全院内流通，只有约 25%的医院通过区域信息平台参与了区域数据联通共享。除了地域上医疗部门间存在众多的数据壁垒，医疗子行业间同样数据割裂严重。目前在我国，医疗机构数据、医学研究机构数据、零售药店数据、医药器械企业研发数据、商业健康保险数据等数据互联互通的通路均未打通，无法形成医疗健康大数据应用的数据闭环。

首先，我国健康医疗数据的信息化建设仍然存在一定的问题，这在一定程度上阻碍了我国健康医疗数据的共享与开放生态的形成。20 世纪 90 年代开始，我国开始启动医院的信息化建设工作，持续推动医疗机构的软硬件搭建、数据互通、信息共享和数据应用。在信息化建设的政策和环境的影响下，医院积极成立信息化部门来负责相关工作。虽然我国已有超过九成的医院在使用电子健康病历，但调查显示约 60%的医院其电子健康病历应用仍处于初级阶段，56%的医院其信息化发展规划不够清晰或不全面。一方面，我国健康医疗数据的信息化建设程度受限，导致健康医疗数据的可及性和数据质量仍然亟待长足改进，健康医疗数据的共享与开放生态的建设尚缺乏一定的数据基础。另一方面，如前所述，我国各地区不同医疗机构的医疗信息系统由多个信息化厂商提供，缺乏统一的建设标准指导，导致接口各异。其次，由于国家层面缺少统一权威的数据采集、存储、共享与分析平台，我国健康医疗领域数据整合能力较弱，各部门之间较难实现数据共享、数据互补与同步更新，数据的流动性和可获取性均较差，数据碎片化较为严重。同时，国家层面也尚未建立权威、统一的国家医疗卫生信息分级开放应用平台，健康医疗数据开放程度较低，已有数据的价值难以发挥和展现。

健康医疗大数据共享生态的长期健康维持，应该且必须基于切实有效的、持续的、公平的激励机制，以便维持并激励数据持有方持续的供给数据、享受其应有的数据利益，数据使用方在持续地付出相应分享利益的前提下，有效利用数据、获取数据洞见，从而实现数据利益链条的良性循环。而我国尚缺乏完善的对健康医疗大数据共享的激励机制与考核制度。

目前，我国已有一些区域医疗数据平台和试点尝试构建健康医疗数据共享生态；但这些平台和试点多处于初级建设和应用阶段，仍需大量的优化和升级工作，特别是针对数据结构、数据标准和数据传输协议方面的改进。为了改善这一现状，卫生行政机关、医疗机构和医院信息系统供应商，三者应共同就改进医院信息系统的标准化路径达成共识，并真正研发出能够用于整合多源异构医疗健康大数据的相关规范体系；卫生行政监管部门也应该利用政策手段加强不同医疗机构之间的数据交换和整合。完整生命周期的医疗健康数据是未来应用的前提，随着各个地区的卫生健康信息化建设的持续投入，数据的实际或者虚拟融合，将是医疗健康数据应用发展的长期趋势。

此外，健康医疗数据来源机构众多，各个机构的数据储存方式多样，各医疗机构在建立信息化系统时数据接口、格式、传输协议均不统一，同时各医疗机构内部数据结构复杂，涵盖结构化数据、半结构化文本数据、非结构化影像图片数据等多种类型数据，健康医疗大数据跨系统跨平台多源异构的复杂结构给数据开放共享提出了巨大的难题。首先，由于不同类型的医疗健康数据均不同程度上存在偏倚和变异，对多类型的医疗健康数据进行整合时，需要针对不同医疗健康大数据建立严谨的治理分析框架。其次，对多模态、不同类型、复杂结构的医疗健康数据进行挖掘分析时，则需要更复杂的多维统计方法，如神经网络、深度学习模型等，能够综合利用多种类型的非结构化信息。其中，对结构化数据（如电子病历，尤其是病案首页数据）、半结构化数据（医疗文书）、非结构化数据（如心电图等波形数据、医学影像资料）和流式数据（实时音视频、可穿戴传感器数据、医疗器械设备监测数据）进行预处理，是医疗健康大数据治理的重要发展方向。同时，医学诊疗数据、健康设备的监测数据等非科研数据存在数据缺失和不完整、不准确等数据质量问题；应该对数据进行预处理，排除和修补噪声数据，以保障医学研究的分析结果的可靠性。真实的临床应用场景复杂多变，数据治理难度较高，从训练环境到落地应用需要坚实的技术基础，如何对健康医疗大数据进行高效治理与分析，提高数据质量，挖掘数据背后的隐藏规律，这需要新的数据治理技术、新的算法、新的分析思维和手段。

3.3.2 医疗大数据相关法律伦理规范需要进一步完善

我国医疗健康大数据相关伦理研究起步较晚，不同于美国、欧洲等国家具备的积淀体系支撑和技术环境，既往我国大数据规范及标准领域较为滞后，解决健康医疗大数据应用行业的伦理问题多依赖于产品设计者的伦理自觉性。长远来看，我国大力发展健康医疗大数据相关产业，技术安全可靠且合乎人类社会伦理规范至关重要，因此关注各项国际指南及政策法规对我国制定相关准则具有一定的借鉴意义。

根据《中华人民共和国民法典》规定，健康数据的处理（包括个人健康医疗信息的收集、存储、使用、加工、传输、提供、公开等）需要遵循合法、正当、必要等个人信息处理基本原则。同时，还应满足以下条件：①数据处理应征得数据主体（或者其监护人）的知情同意；②数据处理的规则公开透明；③数据处理的目的、方式和范围明确；④数据处理遵循相关法律法规以及双方达成共识的合同协议等约定。

此外，近年来我国颁布实施的健康医疗大数据相关法规还包括《中华人民共和国个人信息保护法》（2021 年）、《中华人民共和国数据安全法》（2021 年）与《中华人民共和国网络安全法》（2017 年）等。在涉及人的生物医学研究方面，国内现行相关核心法规包括《中华人民共和国人类遗传资源管理条例》（2019 年）和《涉及人的生物医学研究伦理审查办法》（2016 年）。

在充分保障个人医疗健康数据的权利的关键前提下，为了推动数据治理规范，保障数据在合法合规、合情合理条件下的自由流动，促进我国医疗健康大数据的有序发展，为增强国家竞争力创造优越的环境，依据我国现行法律法规尤其是《个人信息保护法》等相关规定，结合国际公认的伦理规范并参考国际立法，北京大学健康医疗大数据国家研究院组织并起草了《健康医疗大数据优良实践的伦理共识》（以下简称“共识”）。共识中提出了健康医疗数据处理应遵循的一般原则，包括个人权利保护原则、知情同意原则、公开透明原则、限制原则、数据质量原则、责任与安全原则、公平与规范共享原则等。同时，对医疗健康数据拥有主体的权利、数据资源控制者和数据实际处理者的权利和义务进行了阐述，倡导行业自律。

伦理关切在健康医疗大数据的发展中将是亟待解决的重点问题，如何能够在最大化挖掘健康医疗大数据价值的同时，尽可能地保护个体的隐私安全，满足社会对于健康医疗大数据使用的伦理安全要求，将是每位健康医疗大数据从业者都需要思考的事情。我国需要借鉴相关经验，在扩展数据主体权利、强化数据使用责任、增强数据处理活动透明度和提升数据安全性等方面，进一步完善我国现有法律和伦理规范。

3.3.3　医疗大数据共享开放机制需要进一步健全

当前监管机构在遵循《中华人民共和国数据安全法》《中华人民共和国网络安全法》《中华人民共和国个人信息保护法》等法律法规，制定健康医疗大数据共享开放机制，进一步规范和促进健康医疗大数据发展应用。

第一，明确共享开放基本原则。坚持“依法依规、需求导向、分类分级、创新发展、包容审慎、安全可控”的发展理念，妥善处理应用发展与安全保障的关系。注重与近年来国家卫生健康委制（修）订的有关行业标准、技术指南工作规范保持一致。全面衔接《中华人民共和国数据安全法》《中华人民共和国个人信息保护法》等。

第二，明确共享开放适用范围。区域健康医疗大数据中心参与主体包括数据管理单位、市场运营主体、数据使用单位（以下简称“三方”），明确三方职责以及医疗健康大数据资源的共享、汇聚、开放和商业化使用中应坚持的原则和遵循。明确各方在健康医疗大数据采集、处理、存储、共享、开放、应用、销毁等环节中的职能定位。

第三，规制数据共享开放。建立数据分级分类制度，明确共享、开放类型，具体规定共享方式、开放方式，区分属于政府信息的健康医疗大数据处理方式。建立数据使用申请制度，规制数据使用申请、应用场景审批及其内容，建立应用场景流程。规制数据申请和使用审批流程，明确数据使用申请材料。建立数据回收、档案管理机制，维护市场运营主体、数据使用单位的开发权益，强调保护知识产权。

第四，建立安全保障机制。明确各方的安全职责分工，包括数据管理单位的安全管理职责和监督措施、市场运营主体的安全运营职责和落实措施，以及数据使用单位的具体安全措施。提出数据使用原则，以及数据使用中的禁止性规定。

第五，建立监督管理机制。数据管理单位建立全流程监管和监督检查机制。提出建立监管审批系统，明确数据管理单位监管以及市场运营主体、数据使用单位的责任和分工。参照浙江、上海等地的经验做法，按照包容审慎原则，明确责任豁免内容。

3.4　医疗大数据共享面临的风险与挑战

伴随物联网、大数据和云计算技术迅猛发展，采用机器学习技术对海量医疗数据进行处理分析，并通过移动通信技术将患者、医护人员、医疗设备和医疗机构连接在一起，从而实现诊断、治疗、康复、监测等环节的高度信息化和智能化。然而，在数字化繁荣的背景下，安全问题也从未间断。由于接二连三的隐私数据泄露事件，欧盟于2012年发布了《通用数据保护法案》，2016年美国联邦通信委员会向国会提交了《用户隐私保护法令》，并且我国也制定了《中华人民共和国网络安全法》。尽管各国高度重视数据和隐私保护立法，但是大数据环境下的隐私保护理论与技术研究却严重滞后。为了满足不同应用场景下的隐私保护需求，李凤华等学者提出了一种面向隐私数据全生命周期保护的隐私计算理论和方法，并总结了一种通用环境下的隐私数据全生命周期模型，其中包括医疗大数据价值链的5个重要环节：采集、流通、储存、处理、应用。只有经过处理后，医疗数据这种重要资产才能产生价值。医疗数据查询计算系统是一种典型的医疗应用，利用数据挖掘、机器学习和统计分析等技术从医疗数据中提取医学知识，为用户提供查询计算服务，能有效提高医疗服务质量。然而，在医疗数据查询计算过程中，很容易出现敏感数据泄露的问题。医疗数据查询计算过程中的隐私保护方法是隐私计算领域的重要研究方向，其核心是在满足现实应用需求的基础上，实现医疗数据的高效应用和避免隐私泄露风险的平衡。

（1）医疗健康大数据的规模巨大，对隐私保护机制提出了更高的要求。医疗健康大数据在规模上呈现出巨大的增长趋势，这使得对医疗数据的隐私保护提出了更为迫切的需求。医疗数据包含了极其敏感和个人化的信息，因此在计算分析医疗数据时必须确保患者的隐私得到充分的保护。这就需要设计和实施有效的医疗数据隐私计算机制和相应的隐私保护机制，以平衡数据的分析利用和患者隐私的保护。

近年来，学者们已经提出了多种创新性的解决方案，以解决医疗数据隐私保护的挑战。其中一个重要的方法是构建医学知识模型。通过这些模型，可以对医疗数据进行计算分析，而不必暴露患者的具体身份或敏感信息。这种方法借助于现代密码学技术，如差分隐私，可以在保护个人隐私的前提下实现对医疗数据的有意义的分析。这对于医疗研究、流行病学调查和疾病监测等领域具有重要意义。

总的来说，医疗健康大数据的规模增大对隐私保护提出了更高的要求。学者们不断努力提供各种创新性的解决方案，以确保医疗数据在计算分析过程中既能够发挥其潜在价值，又能够得到充分的隐私保护，从而维护患者的隐私权益。这些方法的选择取决于具体的应用场景和数据类型，但它们都旨在平衡数据的分析需求和隐私保护需求，为医疗领域的数据安全和隐私保护做出贡献。

（2）医疗健康大数据资源的共享汇聚需求急迫。在大数据环境下，医疗数据分布在多个数据中心中，存储碎片化，因此难以完整地提取医疗数据的潜在规律，并充分发挥数据的价值。为了提高医疗数据查询和计算结果的准确性和有效性，联合多个企业或组织进行医疗数据协同共享的需求变得非常紧迫。中国具备形成医疗大数据的天然基础，人口基数大，且医疗电子化程度相对较高。然而，由于缺乏统一规划，医疗数据分散在各级医院的不同业务系统中，导致各业务系统之间的医疗数据资源整合困难。这主要是基于安全性、利益性和技术性等原因。云计算技术的兴起可以有效实现跨平台的数据访问和多方数据的联合运算。然而，在进行数据协同共享之前，如何保障患者的医疗数据隐私和合作参与方的商业机密或独有数据资源的机密性，成为协同计算过程中互不信任的参与方所面临的前提问题。

（3）医疗健康大数据呈现动态变化趋势，隐私保护机制难适配。目前，行业从业者正在研究针对分布式医疗数据隐私保护、场景应用的需求、临床科研数据多中心分散分布的特性，研发横向和纵向联邦的多种广义线性、深度学习等模型和算法。在安全联邦学习的基础上，利用可信执行环境进行医疗文本、影像组学、遗传组学等多模态数据安全融合，实现对于计算过程和结果的保护；通过区块链、可信执行环境和联邦学习技术的抽象封装，能够支持大规模的数据集和深度学习大模型在支持异构设备上的计算。实现了 AI 医疗数据不出域联合建模前提下有效防止训练节点和聚合服务节点的恶意攻击，在保证 AI 高性能联合建模的基础上极大地提升 AI 医疗数据隐私保护能力。

第 4 章 国外医疗行业隐私计算现状

随着大数据时代的到来，数据逐渐成为最基本的生产要素。如何更好地进行数据的交换和处理，成为数据产业亟待解决的问题。云计算、区块链、人工智能的出现与发展，为数据应用带来了新的机遇，然而，数据乱象如“大数据杀熟”、滥用人脸识别技术、过度索取权限等问题的频繁出现，促使数据产业开始认真考虑如何在合法、安全的前提下进行数据处理。为了在数据应用与数据保护之间取得平衡，隐私计算逐渐引起了数据产业的关注。隐私计算是一系列信息技术，其核心目标是确保在不泄露数据提供者原始数据的情况下对数据进行分析和计算。这一领域的核心技术包括多方安全计算、同态加密、差分隐私等算法，同时在硬件层面也包括基于芯片的可信执行环境（TEE）等技术。隐私计算技术使得数据在流通与融合的过程中能够实现“可用但不可见”，因此在充分保护隐私数据的前提下，满足了数据产业发展对数据共享的需求。政策的提前布局为抢占隐私计算技术和应用关键领域的制高点奠定良好基础。自 2016 年以来，工业和信息化部、国务院、国家卫生健康委员会、国家发展和改革委员会、中央网信办等部门先后在相关政策文件中提出加强隐私计算相关技术的攻关和应用。放眼国外，隐私计算政策也在引导、支持技术与应用的迭代创新。

本章节将聚焦于国外隐私计算的最新技术研发、场景应用和相关政策以及对我国隐私计算发展提供的启示。

4.1 国外隐私计算最新技术发展态势

从 20 世纪 70 年代起，谷歌、英特尔等国际领军企业开创了隐私计算产业的时代潮流，同时，国外企业在学术研究和开源生态的建设上也更为活跃。分析国外隐私计算技术的发展态势，可以看出目前主要国家和地区的隐私计算技术体系已基本完善，今后更趋向算法效率的提升和技术融合的探索。

4.1.1 隐私计算技术体系基本完善

微软研究院自 2011 年开始大规模推进多方安全计算的研究。2012 年，前加州大学圣地亚哥分校医学院王爽教授首次提出了在线联邦学习的概念，并将其研究成果应用于美国国家级医学科研网络。2017 年 4 月，谷歌开始着手横向联邦学习的研究，并于 2019 年发了一篇论文，详细描述了可扩展的大规模移动端联邦系统，用于改进谷歌输入法的自动关联与推荐功能。另外，2019 年 8 月，谷歌还向开源社区贡献了名为“Private Join and Compute”的全新多方安全计算开源库。这个库结合了隐私求交和同态加密这两种基本的加密技术，旨在协助不同组织和隐私数据集之间进行合作。对于一些特定项目，还采用了随机密钥进行高强度的加密，以提高隐私保护水平。此外，值得一提的是，英特尔的 SGX 技术和 ARM 的 TrustZone 技术一直垄断了 TEE 硬件市场。除了上述科技巨头之外，国外互联网、人工智能和区块链领域的相关企业和机构也积极投入隐私计算领域的布局。

在国外对隐私计算技术的探索中，隐私计算交叉融合密码学、人工智能、计算机硬件等众多学科，逐渐形成以多方安全计算、联邦学习、可信执行环境为代表，混淆电路、秘密分享、不经意传输等作为底层密码学技术，同态加密、零知识证明、差分隐私等作为辅助技术的相对成熟的技术体系，为数据安全合规流通提供了技术保障。未来，隐私计算的不同技术将在此体系上继续组合使用，提供数据的计算与保护方案。

4.1.2　注重算法效率优化和性能提升

在隐私计算的过程中，数据的提供方、计算服务提供方、数据接收方互不信任，因此需要多重技术环环相扣。隐私计算技术中的算法，提高了计算的复杂程度，必然带来使用性能的下降，也使得大部分的应用场景聚焦于少量数据的支持，陷入了“大系统、高算力、小任务”的窘境。尽管隐私计算现在的性能提升了 1000 多倍甚至更高，但是其原理决定性能优化是有“天花板”的。对隐私计算等算法的限制的突破，依赖于算法革命性突破或 DPU 等专用芯片的出现。

4.1.3　注重增强与其他技术的融合

通常隐私计算单一技术分支只在解决某特定问题上具有较好表现。因此，在项目实践中，根据行业不同场景的信任假设以及需求的复杂性、多元性，需要选择整合多种技术的框架，以支持数据使用和可信计算的场景应用。隐私计算技术只有与大数据平台、区块链以及人工智能等多种技术结合，才能真正满足数据合规需求膨胀期的要求。目前的反馈也显示，客户在选择上，更倾向于采用多种技术融合的引擎，从而解决多方面的业务需求。以隐私计算与区块链的融合为例，在隐私计算中，数据共享缺乏安全性校验，参与者身份及数据缺乏记录和验证；而在区块链中，链上账本数据公开可见，无法满足多元化的数据隐私保护要求。若两者结合，既可以解决数据共享参与者身份及数据可信问题，也可以增强区块链的隐私保护能力。

4.1.4　国外隐私计算最新医疗场景应用

随着各行业对企业合规数据流通的需求日益强烈，隐私计算市场也迎来了发展期。除了一些大型互联网公司和专注于隐私计算的初创公司之外，许多涉足大数据、人工智能、区块链和传统数据安全领域的企业也开始纷纷调整战略，进军隐私计算领域。总体而言，国际市场上的隐私计算商业化产品主要集中在医疗领域，但目前产业生态尚未形成激烈的竞争或垄断局面。在当前阶段，国内外的隐私计算应用主要集中在企业间的数据交互领域，隐私计算厂商主要通过向企业提供服务来发挥保护个人隐私的作用。未来，隐私计算同样有出现在消费者市场的可能性，为个人提供信息保护的应用，让个人成为数据的主人。

医学研究、基因分析等工作非常依赖大量数据的积累，然而，医疗相关机构的这些数据割裂、离散于不同机构及业务系统内，机构间的数据难以互通互联，严重制约了临床科研成果的产出。智慧医疗领域，利用隐私计算技术，可实现在隐私保护下医学数据安全统计分析、医学模拟仿真和预判，从而进行跨机构的精准防疫、基因分析、临床医学研究等应用。在医疗领域，欧盟牵头组织开展了“机器学习分类账编排的药物发现”（MELLODDY）项目：由包括 10 家顶级药企在内的共 17 家合作伙伴构建了一个建模平台，在该平台上可以利用多家制药企业的数据，创建更准确的模型，以确定药物开发最有效的化合物。MELLODDY 项目的参与者 Owkin，创建了医疗大数据协作平台，通过联邦学习和 AI 技术，在保护患者隐私和专有数据的前提下推进药物研究，以优化临床试验，改善患者的治疗效果。Owkin 构建了专有的联邦学习平台 Owkin Connect，为医院研究中心、技术合作伙伴和生命科学公司之间的合作提供支持。Owkin Connect 的分布式架构和联合学习功能使数据科学家能够安全地连接到分散的多方数据集并训练 AI 模型，而无须汇集数据。

4.2 国外隐私计算最新政策进展

4.2.1 美国

在联邦层面，美国白宫行政管理和预算办公室（OMB）2019 年发布的《联邦数据战略和 2020 年行动计划》描述了美国未来 10 年的数据愿景，明确了将“数据作为战略资源开发”的核心目标。2018 年，特朗普签署了《澄清境外数据合法使用法案》，该法案规定，在涉及危害美国国家安全、重大刑事犯罪等重大案件时，美国执法机构可以根据该法案要求获取相关证据。这就意味着，在涉及可能对美国国家安全构成威胁的情况下，美国执法机构可以要求跨国企业将存储在其他国家境内服务器中与调查事件或案件相关的数据传输至美国执法机构。在执法数据跨境获取需求日益增加的背景下，这一法案将美国的执法效力扩展至全球，并且建立以美国为中心的跨境获取数据的法规体系。美国共和党提交的《2019 美国国家安全与个人数据保护法案》，以保护本土企业和国民数据为切入点，限制跨境数据流向，严格管控数据的传输和存储，具有鲜明的、针对性的数据保护意识。在州层面，美国各州有独立的数据隐私法，如加利福尼亚州于 2020 年 1 月 1 日起正式实施《加州消费者隐私法案》（CCPA），弗吉尼亚州于 2021 年 9 月 8 日通过的《消费者数据隐私保护法》，科罗拉多州于 2021 年通过的《科罗拉多州隐私法》。

4.2.2 欧盟

欧盟 2016 年发布的《通用数据保护条例》（GDPR）于 2018 年 5 月 25 日正式生效，是世界范围内目前较为全面的数据隐私保护条例。2020 年 7 月，欧盟法院判定“欧盟-美国隐私盾”无效，美国无法再根据 GDPR 接收来自欧盟各机构、机关、办事处和专门行政部门（代理机构）的个人数据。为寻求合规与发展的平衡，欧盟数据保护委员会 2020 年 11 月通过“关于补充传输工具以确保符合欧盟个人数据保护水平的措施的建议”。2021 年 1 月 28 日，欧盟网络安全局（ENISA）发布《数据保护和隐私中网络安全措施的技术分析》，该技术指南将多方安全计算确定为适用于复杂数据共享方案的高级技术解决方案。2022 年 1 月 22 日，欧盟数据保护委员会发布《访问权指南》，对如何在不同情况下进行数据访问提供了详尽的指引。欧盟在数据安全和个人信息保护上形成了严格且完善的战略及法规监管体系。在战略层面上，有《欧洲数据保护监管局战略计划（2020—2024 年）》；在法律层面上，有基于 GDPR 与《非个人数据自由流动条例》构成数据安全领域的关键立法体系；还有《电子隐私条例》作为细化和补充。

4.2.3 英国

2021 年 9 月 10 日，英国数字、文化、媒体和体育部正式公布了《国家数据保护法改革咨询方案》，并广泛征求公众意见。该方案囊括了一系列对《2018 年数据保护法》（Data Protection Act 2018）、《英国通用数据保护条例》（UK GDPR）和《隐私和电子通信条例》（PECR）等英国现行主要数据法规详细而全面的修正建议，涉及数据保护管理与问责、数据泄露报告、人工智能规制、国际数据传输、数据访问规则、ICO 机构调整等重要领域，其累积效应可能导致英国数据保护规则框架的重大变革。英国于 2018 年成立数据伦理与创新中心（CDEI）。该机构持续研究隐私增强技术在实现安全、私有和可信赖数据使用中的应用，重点方向包括同态加密、可信任执行环境、多方安全计算、联邦学习、差分隐私等。2020 年 7 月，CDEI 发布《解决对公共部门数据使用的信任问题》报告，指出隐私增强技术可以更好地保护不同数据共享方法的隐私和安全性。2020 年 12 月，英国发布国家数据战略，以提高使用私有和共有数据的访问效率和公众信任。其中提及，将探索隐私增强技术支持个人数据保护，加强公众对如何使用数据的控制，进而增强公众信任。疫情期间，英国使用 OpenSAFELY 安全分析平台，通过隐私增强技术对 2400 万名患者的记录进行分析，识别与新冠疫情相关的危险因素。

4.3 国外隐私计算发展对我国的启示

《数据安全法》于 2021 年 9 月 1 日正式生效，这是我国首个专门涉及数据安全的法律，标志着数据安全和数字经济发展领域迈出了重要一步。这项法律明确了一个重要原则，即在强调数据安全的前提下，鼓励数据的应用和流通，并积极推动技术研究与应用。这一法律为数据的合法使用和保护提供了坚实的法律基础，对于维护国家数据安全和促进数字经济的发展都具有重要意义。在此背景下，国外隐私计算的技术、应用及政策值得我国隐私计算规制参考和借鉴。

国外隐私计算的发展对我国的启示非常重要。隐私计算技术、应用和政策在国际范围内已有相当成熟的经验和做法，这些可以为我国的隐私计算规制提供有益的借鉴和参考。国外许多国家在隐私计算领域鼓励技术创新和研发。政府、产业界和学术界之间的密切合作有助于推动隐私计算技术的不断进步。我国可以借鉴这一模式，支持本土的隐私计算技术创新和发展，以满足国内需求。国外一些国家已经建立了综合的隐私法律框架，明确了数据处理的法律义务和隐私权保护原则。我国的《数据安全法》是一项积极的举措，但应进一步完善和细化相关法律法规，以更全面地保护数据主体的隐私权和权益。国际数据流动对于全球化的数字经济至关重要。我国可以学习国外一些国家采用的数据跨境流动机制，以确保数据的安全传输和合规处理。国外一些国家建立了跨部门的隐私保护机构或委员会，以协调和监督隐私政策的制定和执行。我国可以考虑设立类似的机构，以确保政策的一致性和有效实施。隐私计算的成功需要公众的理解和支持。国外一些国家积极进行隐私教育和宣传，帮助公众了解他们的隐私权和数据如何被处理。我国可以采取类似的措施，以提高隐私保护意识。总之，国外的隐私计算发展为我国提供了宝贵的经验和启示。通过借鉴国际经验，我国可以更好地制定和实施隐私计算政策，提高数据安全和数字经济的发展水平，同时保护公民的隐私权和数据权益。

4.3.1 明确数据信息安全法律责任

明确数据信息安全法律责任对于隐私计算技术的应用和发展至关重要。随着隐私计算的兴起，当前法律法规未能充分涵盖这一领域，这在某种程度上给技术应用方和社会大众带来了不确定性。以下是扩充的内容，涉及明确数据信息安全法律责任的重要性和需求：

需要明确定义隐私计算的应用范围：法律法规应当明确定义隐私计算技术的应用条件和范围。这包括明确哪些类型的数据处理可以被视为隐私计算，以及哪些情况下可以将个人信息用于隐私计算，同时确保数据的安全性和隐私性。

强调个人信息保护原则：尽管隐私计算不会直接暴露原始数据，但它仍然涉及多方数据的计算和处理。法律法规应强调个人信息保护原则，确保在隐私计算过程中仍然尊重数据主体的个人信息权益，包括明确规定数据主体的知情同意和数据使用的透明性。

制定隐私计算相关标准：为支持隐私计算技术的应用，法律法规可以鼓励或要求制定隐私计算相关的标准和最佳实践。这有助于明确隐私计算中的最佳数据安全和隐私保护方法，为技术应用方提供具体的指导。

赋予数据主体信息自决权：数据主体应当在数据的收集、存储和处理过程中具有更多的自决权。法律法规可以要求技术应用方提供更多的信息选择和控制权，使数据主体能够更好地管理其个人信息和数据。

加强执法和违规处罚：明确的数据信息安全法律责任需要伴随有效的执法和违规处罚。这将为技术应用方提供明确的法律依据，同时强化了对于违规行为的打击，以保护数据主体和数据安全。

促进行业自律和合规：法律法规可以鼓励不同行业和领域制定自己的隐私计算准则和规范，以确保技术应用方在特定领域内符合最佳实践。这种自律性的方法有助于行业的健康发展和合规性。

总之，明确数据信息安全法律责任是保障隐私计算技术的健康发展和数据主体权益的关键一环。在明确定义、规范和强调隐私计算的法律责任下，我国可以更好地推动隐私计算技术的应用，同时维护个人隐私和数据安全。这些措施将为我国的数据产业和数字经济发展创造更加稳定和可持续的环境。

4.3.2　强化行业标准，规范隐私计算技术

作为技术的实际应用载体，产品在构建和落地时对用户的业务形态产生重要影响。因此，统一规范的技术标准在产品设计和开发中扮演着关键角色，这些标准为产品的可用性和易用性设定了基本要求。目前，国际组织如 IEEE、ISO、ITU-T 等，以及国内组织如中国通信标准化协会（CCSA）和全国金融标准化技术委员会（金标委）等，都积极参与制定或发布与隐私计算相关的技术标准，以推动这一领域的规范化和发展。中国信息通信研究院依托中国通信标准化协会大数据技术标准推进委员会，于 2018—2023 年分别牵头制定了《基于多方安全计算的数据流通产品技术要求与测试方法》《基于联邦学习的数据流通产品技术要求与测试方法》《基于可信执行环境的数据计算平台技术要求与测试方法》《区块链辅助的隐私计算技术工具技术要求与测试方法》《隐私计算多方安全计算产品性能要求和测试方法》《隐私计算联邦学习产品性能要求和测试方法》《隐私计算可信执行环境产品性能要求和测试方法》《电信网和互联网联邦学习技术要求与测试方法》《隐私计算多方安全计算产品安全要求和测试方法》《隐私计算联邦学习产品安全要求和测试方法》《隐私计算可信执行环境产品安全要求和测试方法》《隐私计算安全部署环境技术要求》《隐私计算应用面向金融场景的应用要求》《隐私计算应用面向政务场景的应用要求》《隐私计算应用面向互联网场景的应用要求》《隐私计算应用面向通信场景的应用要求》《联邦学习业务质量评估方法》《隐私计算应用一体机技术要求》《隐私计算跨平台互联互通技术要求》等 20 多项隐私计算技术产品功能上的系列标准。随着技术的蓬勃发展，这些标准正在快速迭代、完善，针对不同产品的性能和安全性标准也正在加速制定中。我国隐私计算领域现有标准在隐私计算技术类型及标准内容方面缺乏足够的针对性专用标准，尚未形成具有指导作用的标准体系，需要通过标准化的途径规范认知，促成行业共识，推进隐私计算产业健康发展。2022 年 3 月，工业和信息化部发布的年度标准工作要点，明确提出将围绕包括网络和数据安全在内的安全生产领域编制强制性国家标准体系建设指南。随着隐私计算技术发展、应用落地、监管收紧，标

准化建设工作需求将越来越迫切。下一步隐私计算标准化工作将集中在以下方面：一是促进不同厂商及技术之间互联互通；二是各细分场景的隐私计算安全分级，如原始数据的计算性和隐私性、计算过程的安全性、结果信息反推原始数据的安全性等。

4.3.3 注重对隐私计算技术的评测和监管

随着隐私计算技术的发展和广泛应用，确保其安全性和隐私保护是至关重要的。以下是扩充的内容，强调制定测试评估标准和质量监管的重要性：

（1）制定测试评估标准。为确保隐私计算技术应用的质量和安全性，需要建立明确的测试评估标准。这些标准可以包括对加密模型参数的审查、对数据交互过程的监控、对数据泄露风险的评估等。这些标准应当基于国际最佳实践，以确保一致性和可验证性。

（2）建立第三方评估机构。为了提供独立和客观的评估，应建立具有资质的第三方评估机构，包括国家级和行业级的机构。这些机构将负责对隐私计算技术应用的效果和安全性进行检测和评估。他们应当拥有必要的专业知识和资源，以执行高质量的评估。

（3）安全审查和认证。隐私计算技术的应用可以接受安全审查和认证。这将涵盖从加密技术的使用到数据流程的完整性等多个方面。通过这些审查和认证，可以提高技术应用的信任度，同时促使开发者在设计和实施中更加注重数据安全和隐私保护。

（4）监控和报告。隐私计算技术的应用需要建立监控机制，以持续跟踪其性能和安全性。同时，任何可能的数据泄露事件都应当进行报告，并及时采取纠正措施。这有助于实时识别问题并及时解决，从而减少潜在风险。

（5）法规合规。制定的测试评估标准和质量监管机制应当与现有的法规和合规要求相一致。这有助于确保技术应用在法律框架下操作，并遵守数据保护法规。

通过制定测试评估标准和质量监管机制，可以增强企业和公众对隐私计算技术的信任度，确保技术应用的安全性和隐私保护，从而推动隐私计算产业的健康发展。这一举措将有助于提高市场中解决方案的质量，促使更多企业采用隐私计算技术，同时保护个人隐私和数据安全。

第 5 章　国内医疗行业隐私计算现状

5.1　国内隐私计算技术研究进展

2022 年 1 月，国务院发布《“十四五”数字经济发展规划》，要求充分释放数据要素价值，激活数据要素潜能，以数据流促进生产、分配、流通、消费各个环节高效贯通，推动数据技术产品、应用范式、商业模式和体制机制协同创新。根据 Identify Theft Research Center 的数据，全球 2022 年的数据泄露事件相较于 2021 年同期增长了 14%，这引发了大家对数据安全问题的担忧。数据安全问题在一定程度上阻碍了数据的流通，而数字经济的持续发展迫切需要安全合规的大环境。中央全面深化改革委员会发布的《关于构建数据基础制度更好发挥数据要素作用的意见》明确表明，隐私计算具有解决数据供给和利用难题的潜力。

隐私计算包括理论和技术两个重要方面。在社会科学领域，隐私计算可通过考虑感知隐私风险和感知隐私收益等因素，来调节互联网用户的隐私披露意愿和行为，从而在用户隐私安全和数据披露之间实现平衡。在自然科学领域，隐私计算技术允许多个参与方在保障隐私数据安全的前提下联合使用数据进行计算分析，释放数据的潜在价值。因此，隐私计算在数据流通和价值释放的过程中发挥着推动和保护的双重作用。其推动作用表现在鼓励用户提供个人数据，而其保护作用表现在确保数据被用于“可用但不可见”的多方协同计算中，从而实现了隐私和数据价值的双赢。

5.2　国内隐私计算技术在医疗行业应用现状

在建立全国统一的电子健康档案实现信息共享的大形势下，医疗数据价值的挖掘需求日益强烈，但是，医疗数据本身涉及个人隐私，相关法律规定不明确，数据共享开放存在隐私泄露风险，尤其是在医疗数据内部共享和对外开放场景使用上，要做到隐私不泄露。而在医疗领域，随着信息化水平的不断提高，临床医疗数据的产生源源不断，数据量庞大。应用、治理这些医疗数据，有效发掘其中的潜在价值，在推动临床科研进步和药物研发等方面起到非常积极的作用。医疗大数据的应用价值毋庸置疑，但是医疗数据要发挥其应用价值，需要跨行业、跨机构可信流通才能为数据需求方提供价值，然而当前我国医疗数据要素流通领域还面临诸多难题，限制了数据要素发挥其价值。

5.2.1　标准无法统一，限制数据融合

医学术语标准化、医学数据模块化是整合挖掘和数据转化应用的重要基础，有利于

推进医疗服务规范化，是实现精准化隐私计算的前提。然而，当前医疗机构内部信息系统众多，少则几十套，多则上百套。医疗信息化系统厂商分散程度极高，目前国内存在上千家医疗信息化公司，每家厂商、每套系统数据结构和标准均存在差异，如诊断、手术、检验项目、检查项目、药品等术语在院内、院间均没有统一的标准来进行规范。此外，医疗机构信息系统内的数据存在大量的长文本，如检查报告、入院记录、病程记录、出院记录等，这些数据均存在大量宝贵的科研价值，但由于没有进行结构化、标准化处理，无法实现数据融合应用。

目前国内已经采用以下医疗数据标准：

（1）国内发布的卫生健康信息行业标准、团体标准。近年来，我国已经逐步建立起一套具有中国特色的、满足国家医改要求的新型卫生健康信息标准体系。制定、发布以居民健康档案和电子病历为重点的数据类标准，同时，发布《手术、操作分类与代码》《健康体检基本项目数据集》《高血压专科电子病历数据集》等 33 项卫生健康信息团体标准，实现政府制定的标准与市场自主制定的标准协同发展。

（2）疾病分类与代码标准，《国际疾病分类第十一次修订本（ICD-11）中文版》；手术操作分类与代码标准，《国际疾病分类：手术与操作 ICD-9-CM-3（第 9 版临床修订本）》。

（3）医学主题词标准。由中国医学科学院医学情报所编译的《中文医学主题词表 CMeSH》，主要收录美国国立医学图书馆《医学主题词表》、中国中医科学院中医药信息研究所编辑出版的《中国中医药学主题词表》、由《中国图书馆分类法》编委会、中国医学科学院信息所图书馆编辑出版的《中国图书馆分类法 · 医学专业分类表》。

（4）检验项目标准。针对实验室检验项目和临床观测指标的 LOINC 术语体系（Logical Observation Identifiers Names and Codes）也在国内部分医疗机构进行了试点。

此外，目前国际上较为广泛采用的其他尚未引入的标准包括医学系统命名法-临床术语（SNOMED CT）、统一医学语言系统（UMLS）、医学语言、百科全书与术语命名通用架构（GALEN）、国际性肿瘤数据库结构（例如美国国家癌症研究所 SEER 计划编码、欧洲 EBMT Registries 血液与骨髓移植协会注册数据库结构等），上述标准由于国情、版权、本土适应性等原因在国内并未被使用。

然而，上述数据标准仍未覆盖临床医疗记录，尤其是疾病专科诊疗过程中的临床信息，主要原因如下：

（1）当前数据标准覆盖面不足。目前的国内外数据标准仅能覆盖患者人口学信息、诊疗概览、就诊信息、实验室检查中的部分术语，但是血液系统疾病往往病程较长，且涉及多次病史（主诉、现病史、既往史等）、形态学检查、免疫学检查、细胞生物学和分子生物学检查、病理、物理检查、治疗及疗效评估等诊疗业务领域的内容，目前缺乏数据标准支撑。此外，专病的诊断、治疗及疗效评估涉及大量的学科专业术语，不同疾病领域之间也有显著的差异。例如，目前国外的肿瘤相关数据集大多停留在“肿瘤通用集”层面，由于涉及具体瘤种的诊疗过程存在差异性，通用的数据标准难以完全支撑标准化的专病数据采集、分析。

（2）标准数据集应依据国内最新临床实践、信息化建设实际情况制定。国际标准需要兼顾国内临床及科研实践，疾病数据集往往需要依据国内外最新的诊疗指南做数据集字段梳理，这样制定的数据集标准才符合最新的临床实践。此外，当前国内各个医院信息化、电子病历建设的情况差异性较大，数据标准建设需要考虑不同医院信息化、电子病历建设的实际情况。

综上所述，医学多中心科研需要基于大量高质量标准化医学数据，模型非常复杂。常用医学科研数据涉及几百张表、几千个字段，散布于医院各种信息系统。数据标准不统一，需要进行数据治理。而目前的国内外数据标准仅能覆盖患者人口学信息、诊疗概览、就诊信息、实验室检查中的部分术语，但是在专病领域，涉及多次病史（含主诉、现病史、既往史等内容）、形态学检查、免疫学检查、细胞生物学和分子生物学检查、病理、物理检查、治疗及疗效评估等诊疗业务领域的内容，目前缺乏数据标准支撑，需要进一步结合具体专病、具体科研项目，结合最新专病领域诊疗指南，并凝聚国内同行共识，形成标准化数据模型。

在医疗专病数据模型标准化治理的基础上，隐私计算技术可以通过安全可控的方式对多个医疗机构的数据进行整合和清洗，通过构建本地与多方两个层级的数据质量评估体系，兼顾本地域及联邦域的数据质量治理工作，从而提高数据标准化程度。

5.2.2　激励机制缺乏，降低共享意愿

医疗大数据产生的价值归属、激励机制问题都是各方关注的重点，既往类似的学术联盟，各成员单位之间的学术利益诉求难以平衡，其中的原因在于数据权属不清、数据贡献度难以客观评价、学术成果难以公平分配等。数据共享如何收费、如何分配成果转化后的收益尚未明确。国内基于医疗大数据产生的成果中，至今也缺少有说服力的成功案例。即便是出于科研目的，医院也缺少共享数据的动力。在没有回报，或者回报不确定的情况下，医院没有动力共享医疗数据。既往一部分医疗大数据共享平台的主持单位出于安全角度的考虑，为数据共享设置了严格的数据访问权限审批流程，因此部分参与的成员单位共享数据后，并没有获得预期上的成果回报；即使与医疗大数据共享平台的主持单位拥有同样的数据访问和使用权限，但由于成员单位自身科研实力的差距，也使得对数据的利用度较低，因此处于科研从属或弱势地位的成员单位共享自身数据的意愿往往较低。

隐私计算技术为衡量数据协同各方的数据贡献度提供了新方法。传统的数据贡献度评估方法通常以数据量为依据，基本不考虑数据质量的影响。现在，应用隐私计算后，可以在保证各方数据和身份隐私的前提下，提供公平的数据贡献度机制，保证各方的合理权益，从而激励数据所有者提供更多有价值的数据。当前，研究数据贡献度的方法主要是研究本地数据质量与多方计算结果之间的影响关系，通过层次化影响分析，检测出本地数据中的负影响数据或评估各参与方数据对多方计算结果的正向贡献。或者，将信息熵用于衡量数据集中包含的信息量，以此作为数据参与方的数据贡献度，再或者，从

模型训练效果和训练成本角度确定数据参与方的数据贡献度。最终，提炼出一系列衡量数据贡献度的方法，探索基于隐私计算的医疗健康数据长效激励机制。

5.2.3 隐私泄露风险，阻碍数据共享

医疗健康数据是基础性战略资源，医疗数据的安全关系到国家战略安全、国家生物安全、人民生命安全和公民个人隐私安全。医疗健康大数据的应用发展是新领域，存在诸多不确定风险。因此，医院管理者往往出于规避安全风险的角度考虑，不愿意对外共享医疗数据。此外，医疗健康大数据的应用涉及跨部门、跨机构的共享安全问题。具体包含技术层面和管理层面：

在技术层面，由于国内医院医疗信息化系统建设水平的差异，可能存在一些业务漏洞、敏感端口开放以及基于互联网的数据传输等安全问题，这可能导致数据存在安全隐患。因此，在共享医疗健康数据时，需要确保数据的传输过程和存储环境具备高度的安全性，以防止数据被未授权的访问或泄露。

在管理层面，医疗机构内部工作人员的权限管控制度和手段不完善可能导致一些非权限人员可以接触患者的敏感信息，这也会造成较大的数据泄露风险。因此，建立完善的权限管理机制，限制数据访问的范围，并确保严格的数据访问控制和监管措施，对于保护医疗健康数据的隐私安全至关重要。

隐私计算能够实现医疗数据不出域以及数据可用不可见。所谓隐私计算，是指原始数据不对外暴露的前提下，还能够实现数据的计算，以满足各种数据应用需求，实现数据价值的挖掘和释放。通过隐私计算技术对健康医疗数据进行安全密文融合计算，在数据提供方不泄露原始数据的前提下，对数据进行分析、计算、价值挖掘，确保数据在流通和融合的过程中可用不可见、可算不可识，可以有效落实《网络安全法》《数据安全法》《个人信息保护法》等法律法规要求，同时杜绝数据重复利用的溢出风险，有效保护患者的隐私权益。

第 6 章　隐私计算合规探讨

随着全球迈入数字经济时代，数据的流动与利用也伴随着泄露与滥用的风险，更好地平衡“数据安全与数据价值挖掘”的关系成为全球数据行业从业人员共同面临的挑战。在“数据要素市场化流通交易”与“数据隐私安全保护”的动态平衡过程中，一方面不能单纯地追求绝对安全，而将自身完全隔离于数字化社会的大门之外；另一方面也不能忽视大数据在共享与应用所存在的实际风险，需要通过构建规范、合规、可信、互惠的医疗健康数据要素市场，使个人、医疗机构、卫生健康部门等数据持有者基于信任和激励，进入数字社会，为数字经济发展贡献数据力量。

在实现双重价值目标方面，政府相关部门需要进行顶层规划设计，在政策法律与制度规范方面给出指引，并依赖于隐私与数据保护技术的发展。当前，在制度设计方面，世界各国已逐步建立起与数据要素流通交易或数据安全治理相关的法律制度与政策指引，旨在寻求释放数据要素价值的合理规则框架。在技术创新方面，以隐私计算技术代表了多方安全计算、联邦学习、可信执行环境等关键技术，已经受到各行各业的重视与推崇。总体来看，虽然目标已经确定为安全与发展，路径也已经明确为制度和技术，实践起来似乎一片光明。然而，两者之间的关系以及技术与制度应该如何相互配合以实现既定目标，在业内仍然缺乏深入的讨论和明确的答案。过去的研究中，一些技术从业者在隐私计算的安全性方面进行了深入研究，但很少涉及在数据合规层面的供给与局限。另外，一些从事数据合规层面的法律从业者，由于自身缺乏技术知识背景，对其数据应用价值缺乏充分合理的认知，导致缺乏彼此间的配合与补位。为了避免陷入“唯技术论”或“技术无用论”的双重误区，本章节将跳出双方视角，理性分析，将围绕法律与技术在适应中的张力关系，探讨数据安全和价值释放的合规性分析。

6.1　隐私计算的应用目标

数据要素驱动型的业务创新是驱动数字化经济发展的重要支撑力量，确保医疗健康大数据在合规、可信、互利的基础上安全流通与合理利用，是构建医疗健康数据要素市场的前提条件。当前，各数据要素市场参与方之间对风险和获益缺乏预期，构建数据要素市场面临着一个重要的挑战，那就是难以建立信任机制。为了解决这个问题，隐私计算通过使市场主体之间建立信任关系，从而促使它们参与数据要素的配置和流通。然而，我们也必须认识到，该技术并不能完全取代合规评估工作，特别是对于数据处理生命周期中权益影响和衍生风险的处理无能为力。为了应对这些难题，我们可以尝试搭建一个“技术适配”和“多维评估”的合规体系，通过充分发挥技术方案作为合规供给的重要价值，并通过建立多维风险体系和评估指引来弥补技术局限性。

（1）助力数据要素实现市场化配置释放医疗健康大数据价值。自2022年以来，中国国家最高领导层已经采取了一系列重要措施，旨在构建更加完善的数据要素市场，以促进数据的合规和有效利用。这些措施包括《要素市场化意见》、《“十四五”数字经济发展规划》以及《数据基础制度若干观点（征求意见稿）》等文件。

根据这些文件的指导，中国政府已经明确了数据作为一种新型生产要素的地位，将其与传统的土地、劳动力、资本和技术等要素并列。随着大数据的广泛应用，数据的重要性日益凸显，社会各界对于充分挖掘数据价值的需求也不断增加。因此，政府积极推动数据要素市场的培育和发展，认为这对于释放数据红利、推动中国经济实现高质量发展具有战略重要性。

根据《“十四五”数字经济发展规划》，中国计划在2025年前初步建立完整的数据要素市场体系。数据在这一新体系中既是劳动对象，具有在采集、加工、存储、流通和分析等方面的使用价值；又是劳动工具，可以通过融合应用来提高生产效率，推动生产力的发展。然而，单纯的数据静态存储或孤立的数据分析无法充分释放数据关联网络中的信息资源，这将限制数据作为劳动工具的潜在价值。因此，数据的流通被视为实现数据价值的核心要素，尤其在训练自动驾驶模型、语义分析模型以及分析广告效果等领域中至关重要。

总之，中国政府的目标是促进数据要素市场的发展，通过消除限制数据自由流动的不必要障碍，实现数据的更广泛应用，从而推动数字经济的发展并促进经济高质量发展。

（2）保障安全和信任，破解数据要素流通过程中的内生矛盾。以隐私计算为代表的这些技术的应用可以在数据要素市场中解决数据权益归属、数据交易和数据收益分配等问题。多方安全计算技术可以确保数据输入过程中的保密性，防止数据泄露和滥用，同时保障数据流通的安全性和最小化使用。区块链技术可以提供数据的去中心化存储和交易机制，确保数据的真实性和可信度，有效解决数据交易中的信任问题。隐私计算技术可以在不暴露原始数据的情况下进行计算和分析，保护数据隐私和个人隐私，同时确保结果的准确性。数据沙箱技术可以提供一个安全的环境，将数据要素进行隔离和保护，防止恶意攻击和数据泄露。

这些技术模式的应用不仅可以提高数据要素市场的安全性和可信度，还可以促进数据要素的有序流动和价值提升，推动数字要素市场的健康发展。同时，通过建立安全可信的数字要素市场环境，可以解决数据要素市场中存在的结构性矛盾，实现安全与利用的平衡，从而提升数据保护水平。在布局全国一体化算力网络国家枢纽节点的任务中，这些技术模式的应用将起到重要的技术保障作用，推动数据要素流通规则的形成和完善。

6.2 隐私计算的应用价值

（1）应对医疗健康大数据交易流通过程中的信任危机，促进医疗健康大数据有序流通。为了保证医疗健康数据处理过程中的安全，在大数据处理时代，需要着力于建立以“告知—知情—同意”为核心构建的数据保护体系。然而，目前的数据处理方式实际上存在一些风险。例如，在患者同意数据授权之前，他们很难全面理解数据处理的目的和具体场景。而一旦同意后，他们又难以有效地控制和保护数据的使用范围和目的。与此同时，数据处理者在数据共享和委托处理中也面临着数据资产安全和用户隐私泄露的实质性风险。

由于数据容易被复制，一旦数据共享或提供给他人，数据提供方通常会失去对数据的控制权。这使得很难避免他人滥用或泄露数据。在没有技术保障的情况下，通常只能依赖事前协议和事后追责来提供有限的保障。然而，协议和追责往往难以有效限制数据的滥用或泄露。此外，一旦数据共享和流通后发生安全事件，接收方也难以证明自己在履行过程中没有过错。

这些问题凸显了在数据处理中，特别是在涉及敏感数据和隐私的情况下，如何平衡数据的使用和保护之间的挑战。解决这些问题需要综合考虑技术、法律、伦理和监管等多个方面，以确保数据的安全性、隐私性和合规性得到更好的保护。同时，也需要不断发展和采用更加安全和可信的数据处理技术，以减轻这些风险。

从产业的角度来看，上述风险不仅影响了数据要素流通产业链各方的责任稳定性，还可能导致商誉受损和法律责任的扩大。从个人利益的角度来看，这些风险还可能对个人和合作伙伴间的信任和市场信心造成严重冲击，甚至可能导致人身伤害和财产损失等严重社会危害。隐私计算的核心目标是通过一系列技术手段来保护原始数据，确保数据持有方不会失去对其数据的控制，并维护信息的保密性、完整性和可用性。这意味着通过限制数据处理的目的和方式等规则来确保数据在处理过程中保持合规，实现了“事中过程合规”的应用价值。《联合国隐私保护技术手册》中讨论了多种隐私计算技术，如多方安全计算、同态加密、差分隐私、零知识证明和可信执行环境，并认为这些技术在一定程度上解决了“数据分析泄漏了数据分析方输入的数据集的敏感部分内容”这一常见问题。

综上所述，隐私计算不仅有助于解决数据流通中的风险问题，还有助于维护产业链的稳定性，减少商誉损失和法律责任，同时也有助于建立信任和市场信心，从而减轻个人和合作伙伴的担忧，降低社会风险，实现更安全和合规的数据处理。这对于保护数据生态系统的健康和可持续发展至关重要。

（2）落地实践“目的限定”“最小化采集”“过程安全可信”等法律规则。个人信息保护法律体系中的核心原则为目的限定、最小化采集和过程安全可信。个人信息处理者必须明确、合理地确定数据处理目的，并将处理范围限制在最小必要的范围之内。此外，数据处理也需要保证数据的安全和质量，避免因信息的不准确或不完整而对个人权益产生影响。在实践中，隐私计算作为一项具有多项特点的技术，如目的限定、访问控制、输入保密、机器可读、计算结果维持和保证准确性等，可以限定数据处理的目的和范围，保障数据的安全和质量。然而，法律合规工作不能仅依靠技术方案解决，尤其是在确保数据处理目的的正当性和公平性方面，还需要进行系统性的合规评估。合规评估过程需要综合考虑多种因素，例如，数据处理目的与结果是否符合其他相关法律法规的要求、隐私计算是否针对个体进行输出、隐私计算所应用到的数据生命周期等。只有在此基础上，才能更好地落实目的限制、最小必要和安全可信等法律规则，从而实现个人信息保护的合规要求。

6.3 隐私计算的应用路径

隐私计算只有在特定的医疗健康数据处理和应用的场景中，才能满足数据安全、隐私保护等相关法律法规、行政规定所界定的原则与具体办法，方可实现其应有的价值。《个人信息保护法》特别规定了处理个人信息应当遵循的目的限定、最小化采集及处理等原则，提出了数据处理需要遵循合法合规、目的正当、确实必要性的要求。隐私计算等一系列技术已经在一些行业实践中，对这些法律法规的原则和具体要求，提供了应用实践。例如苹果公司的 iPhone 产品应用的联邦学习技术，实践该技术的具体做法是通过在用户个人的 iPhone 上进行联邦学习，从中生成和训练一个定制化的本地模型。然后，定期将生成的模型权重传回中央服务器，通过聚合数据构建全局模型，并重复该过程。这样一来，苹果公司既能得到定制化的模型，又保证不会收集与用户声音相关的原始数据。

虽然隐私计算的多元价值已经受到各方的关注和推广，但不可否认，隐私计算在提供系统性合规解决方案方面存在局限性。个人信息处理者需要遵循风险规制路径，并根据具体场景采用“多维度评估”方法进行全面评估。“多维度评估”需要围绕数据保护法律框架中的核心原则，如“合法合规”“公平正义”“目的限定”“公开透明”“最小必要”等展开。要客观、全面评估隐私计算技术在不同场景中对法律供给和不足之处。在“目的限定”“最小必要”等法律规则的实践中，隐私计算表现出良好的供给效应。

然而，要确保数据处理的合规性，不能仅仅依赖于技术方案的解决，特别是在涉及数据处理目的的正当性和公平性等方面。在进行合规评估时，需要进行系统性的综合考虑，包括但不限于数据处理是否符合相关法律法规的要求、隐私计算的数据输出是否涉及个体隐私、隐私计算的具体实施阶段，以及隐私计算所应用的数据生命周期等多个因素。

隐私计算技术与数据评估体系之间的协作至关重要，它是多维合规评估的核心。根据法律要求和业务场景的不同，需要选择适当的隐私计算技术，并结合相应的法律评估流程和指南，全面考虑个人信息保护、数据安全和算法伦理等多个方面的风险。

在采用“成本—收益”分析框架时，隐私计算技术与数据保护体系之间的供给与协作价值也变得明显。在数据要素流动的过程中，为了满足法律合规的要求，需要投入一定的资源，包括人力、技术和管理等。这些资源可以视为固定投入。作为回报，可以获得固定的合规利益，如避免罚款或诉讼失败等。引入隐私计算技术可以将部分合规目标的成本转化为边际成本，从而提高整体效率。

综上所述，保障数据处理的合规性需要综合考虑法律要求、隐私计算技术和数据评估体系之间的协作，以最大限度地减少合规的成本和风险，并提高整体效率。这对于确保数据处理活动在法律法规的框架内合规进行非常关键。

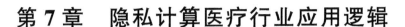

第 7 章　隐私计算医疗行业应用逻辑

医疗健康数据高效流转和开放共享是医疗健康行业的重要发展趋势，但这种趋势也会增大数据的安全风险。在保证数据安全性和合法性的前提下实现高效的数据流转与共享是当前的挑战之一。在此背景下，隐私计算作为在数据融合应用过程中保证数据安全合规的关键技术路径，成为当前各界关注和研究的热点技术之一。从技术层面看，隐私计算技术可以有效缓解医疗健康数据的安全问题，有助于推进医疗健康行业的信息化。从应用层面看，隐私计算与实际应用场景充分结合仍然面临着诸多问题，仍需要进一步研究和推进。本章节将对隐私计算在医疗健康行业的应用逻辑进行全面阐述。

7.1　隐私计算助力医学科研

医学科研主要是指借助实验室手段进行的疾病发生机理、诊断和治疗等方面的科学研究。现代医学科研需要大量的数据，尤其是随着计算机、网络技术的深度应用，加上人工智能技术的成熟，医学科研对医疗健康数据的需求量迅速增大。然而，医疗健康数据不足是现代医学科研面临的主要困难之一。

既往在开展疾病临床研究，尤其是基于真实世界的医疗大数据研究的过程中，面临诸多困难和挑战，如各个医疗机构的数据标准不统一、医疗机构之间数据难以互联互通、医院内部各个信息系统事实上存在的“数据孤岛”、深度临床科研数据治理高度依赖医生手工填报操作等问题，导致事实上多中心医学科研数据库较为稀少。在数据搜索方面，纸质形式存储的数据，需要人工翻阅纸质病历查找。当数据量小的时候，数据量查找成本较高，但是人力尚可企及。当数据量大的时候，数据查找几乎成为不可能。在数据统计方面，纸质形式存储的数据，一次只能被一个人查阅，并且容易损坏，电子化存储的数据支持多人同时查看，并且不容易损坏。电子数据为科研提供了便利，所以需要将纸质病历数据转化成电子病历数据。数据手动录入是将数据电子化的一种方法。但是由于每个科研的研究方向不同，科研所需要的数据不同，采集数据的电子表单也将不同。如果每个电子表单都由开发人员手动开发，随着研究课题的数量增加，随之增加的是人工成本、时间成本，降低项目交付的效率。因此，采用传统的手工填报纸质表单、电子表单的方法，往往会导致多中心医学科研的开展效率较低，而且出错率较高，需要多人反复核查。即使能从医院信息系统如 HIS、EMR 系统中拿到数据，因为医院的信息系统的主要作用是医院或科室管理，不是专为临床科研设计的，所以患者数据的字段格式很固化，字段信息不统一，录入也不够灵活。同时，医院信息系统的数据大多为描述性文字，相应的字段并不能被统计软件有效统计，用作科研的价值较低。此外，出于数据安全和患者隐私的考虑，不同医学科研单位之间的医疗健康数据共享是非常困难的。

近年来，我国政府非常重视罕见病的诊疗工作。国家卫健委于 2019 年发布了《罕见病诊疗指南》，并于 2020 年 1 月设立全国罕见病诊疗协作网办公室。疾病的研究工作受制于数据稀少，一方面，是因为罕见病患者本身就非常少；另一方面，这些病患数据都散落在不同的医疗机构。因此，在合规安全的前提下，为医学科研机构提供广泛的罕见病数据就是当前需要解决的主要问题。

解决医疗健康数据孤岛，是促进医学研究发展的关键，而隐私计算技术成为解决该类难题的重要手段。针对当前多中心数据库建设过程中，网络成员单位关切的数据安全问题，未来还将在保护隐私、保护数据安全的前提下采取联邦学习、多方安全计算方案等新技术开展临床研究，通过联邦统计、联邦学习进行跨中心数据统计、建模，实现数据不出医院的同时统计结果出医院，并且所有数据调用经过多方安全计算框架可审计、溯源，大幅提升多中心临床科研大数据平台的运行效率。利用隐私计算、大数据、云计算等技术，在保证医疗健康数据安全、流程合规的前提下，构建一个由多个医学科研机构、卫健委共建的数据流通医学科研应用平台（如图 7-1 所示）。在该平台上，医学科研机构和卫健委可以作为数据提供方，利用隐私计算联邦学习技术，让各参与方进行科研建模。这样一来，凭借着联邦学习的特性，医学科研机构可以在该平台上不断丰富自己的模型，同时保证了各参与方的数据不出域和数据的“可用不可见”。同时，相关监管部门也可以接入该平台，对相关建模及数据共享流通过程进行监管。

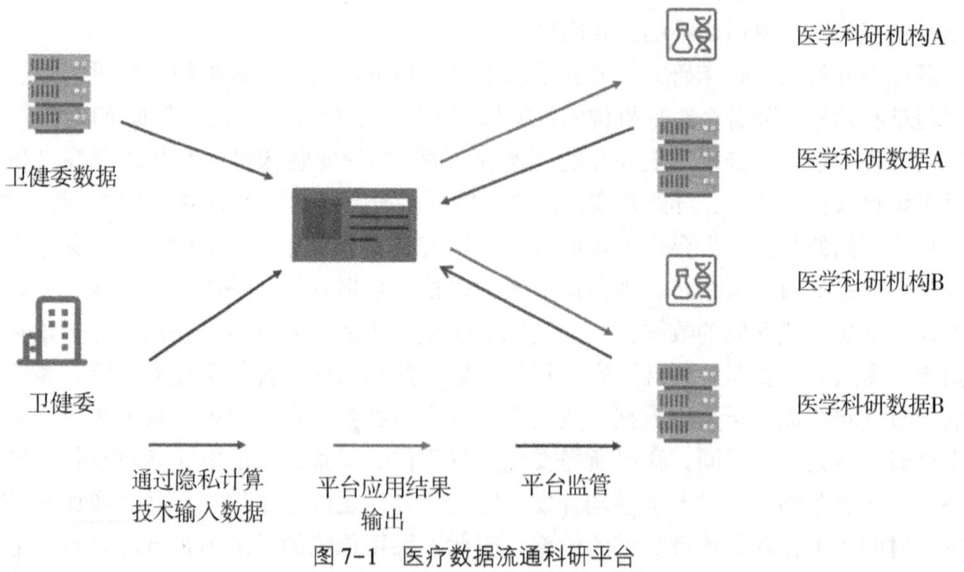

图 7-1　医疗数据流通科研平台

医学科研应用平台上的模型安全问题至关重要，特别是在涉及联邦学习建模任务时。在联邦学习中，多个参与方共同建立模型，每个参与方贡献自己的数据和模型参数。然而，在这个过程中，存在一定的风险，即一些参与方可能会采取不当行为，有意或无意地提供错误、恶意或不适当的数据，从而损害联邦学习模型的质量和可信度。这种行为被称为“模型投毒”。模型投毒可能出现以下情况：①故意提供不当数据。恶意的参与方可能有意提供错误、虚假或损害模型性能的数据，以破坏整个模型的准确性。②无意的数据污染。有些参与方可能无意中提供了低质量或错误的数据，这可能会不经意地对模型产生不良影响。因此，医学科研应用平台需要具备防止“模型投毒”的能力，以便更好地助力医学研究。

7.2　隐私计算助力新药研发

在新药研发领域，普遍存在着众所周知的“双十定律”，即开发一种新药需要高达 10 亿美元的资金和长达 10 年之久的时间。然而，随着人工智能的迅速发展，数据在新药研发中的关键作用日益显著。然而，由于医疗健康数据的敏感性等问题，制药企业难以直接获取医院的医疗健康数据，这一数据不足的问题严重限制了新药研发的进展，从而影响了新药的质量和研发速度。这也解释了为什么在新药研发中，数据获取和利用的问题如此重要。为解决这一难题，隐私计算技术应运而生。它为制药企业提供了一个药物研发平台，该平台采用隐私计算技术，使医院和卫生健康委员会能够为该平台提供数据支持，同时确保医疗健康数据不会离开本地（如图 7-2 所示）。在这一应用场景中，医院和卫生健康委员会能够与制药企业合作，优化模型，加速我国新药的研发进程，而不必担心数据隐私的泄露问题。此外，这一应用场景也为医院和卫生健康委员会提供了数据增值的机会，有望在一定程度上减轻医疗行业多年来面临的财政压力，这是一种创新的做法，有望为我国的医疗行业带来积极的变革。

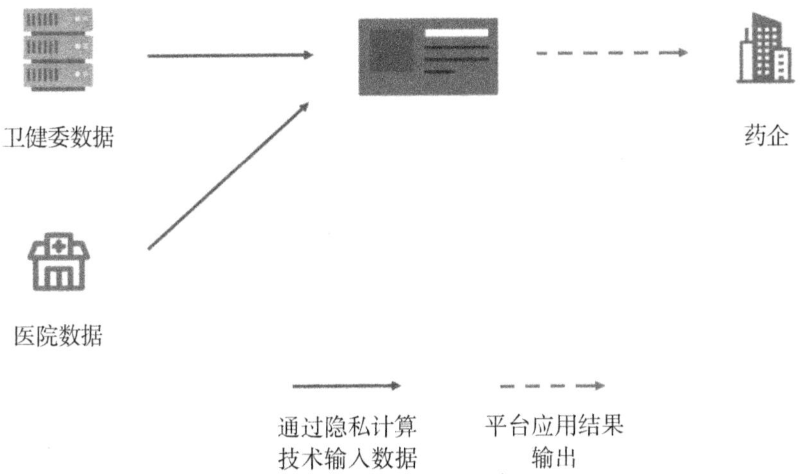

图 7-2　医药研发科研协作平台

除了前面提到的应用场景，药企之间也可以利用隐私计算技术进行合作，共同加速新药的研发。例如，2022 年全球顶尖的药企，如安进、阿斯利康、拜耳、勃林格殷格翰、葛兰素史克等，宣布了一项合作计划，利用隐私计算技术进行药物研究，旨在实现互惠共赢的目标。这种跨企业的合作借助隐私计算技术，使得不同公司可以共享数据和资源，同时确保数据隐私和安全，以更有效地推动新药研发的进展。这种合作方式有望加快新药的研发速度，减少成本，提高研发的效率，从而有助于更快地推出更多的创新药物，造福患者和医疗领域。这种合作方式不仅有助于消除同行业之间的竞争壁垒，还将显著推动医学领域的进步。需要特别注意的是，在这种由竞争对手共同合作的情况下，存在模型投毒等安全性风险的可能性。因此，这类应用场景的平台应当提供强化的安全性功能，包括防投毒检测等，以确保合作的可信度和数据的完整性，从而更好地支持全球药企的研发工作。这种合作模式有望为人类社会的医学水平带来显著的提升。

7.3 隐私计算助力智慧医疗

智慧医疗是医疗健康领域的发展趋势，其核心概念是建立综合医疗信息平台，利用最先进的物联网技术，以促进患者、医护人员、医疗机构和医疗设备之间的互动和信息共享。随着卫生健康领域信息化的不断深化与人工智能技术的不断进步，智慧医疗在医学影像信息管理、临床决策支持及医疗服务提供等方面正发挥着越来越重要的作用。这种趋势有望提高医疗服务的效率、质量和可及性，同时也为患者提供更好的医疗体验。

7.3.1 医学影像信息化趋势及面临的问题

医学影像在诊断和评估疾病中发挥着重要作用，包括 MRI、CT、超声、PET、病理标本图像等多种类型。然而，随着现代医学的进展，传统的医学影像管理方法已不再适应当今医疗领域的需求。因此，数字化医疗影像管理和无胶片化影像科已成为医疗行业现代化发展不可避免的趋势。医生面临着高昂的人力成本以及医疗知识水平不均衡等挑战，因此，借助人工智能（AI）技术来辅助医生进行影像诊断已经成为一种不容忽视的趋势。然而，AI 影像诊断仍然面临一些挑战，包括来自单一机构的数据样本有限、数据质量问题（特别是在处理罕见病例时）等方面的挑战。因此，AI 影像诊断目前还不能准确描述多种疾病类型和多器官病变的特征，也无法对疾病进行精确的预后评估。这些挑战需要进一步的研究和技术发展来克服，以实现更精准和全面的影像诊断和预后评估。

7.3.2 临床决策系统信息化趋势及面临的问题

在中国医疗信息化迅速发展的背景下，临床决策支持系统（CDSS）已广泛应用于许多三级医院。CDSS 利用人工智能、深度学习等技术，结合医学知识、临床案例和患者病情数据，协助医生分析病历信息，为其制定准确有效的治疗方案。这一系统具有降低医疗错误、提高医疗效率以及控制医疗成本的潜力。然而，目前 CDSS 在不同医院之间存在普遍的数据孤岛问题，跨级别的信息检索也面临一定挑战，这使得构建全面、专业的医疗知识库变得复杂。为了解决这些问题，隐私计算技术可以提供一种解决方案。通过隐私计算，不同医院可以共享医学知识和病例数据，而无须直接共享敏感患者信息。这有助于建立更全面和专业的医疗知识库，使 CDSS 能够更有效地辅助医生进行诊断和制订治疗方案，同时确保患者的隐私得到保护。因此，隐私计算技术在 CDSS 的应用中具有巨大潜力，有助于弥合不同医院之间的数据隔离问题，促进医学知识共享，提高医疗决策的质量和效率。这对于提高医疗水平和服务质量具有重要意义。

7.3.3 隐私计算生态体系助力智慧医疗发展

通过利用隐私计算技术，可以在技术层面上解决医疗数据共享难和信息跨域、跨级调用难的问题。在不将医疗健康数据传输到外部的前提下，多个医疗机构可以共同建立模型，实现数据在共享过程中的隐私保护，这有效发挥了分布在不同医疗机构的数据的价值。建立一个智慧医疗的隐私计算生态体系涉及多个机构，包括医院、系统开发商和卫生健康委员会等（如图 7-3 所示）。这一生态体系旨在促成协同合作，利用隐私计算技术提高训练数据的数量和质量，从而提高模型的精度和效果，有助于医生更准确地进行临床诊断。在这个生态系统中，隐私计算能力提供商将为医院业务系统（如临床决策支持系统和医学影像评估系统）提供隐私计算技术支持，业务系统开发商将在相应系统中集成隐私计算能力模块。不同的医疗机构可以根据其具体情况决定是否加入这一生态体系，同时，卫生健康委员会可以对整个过程进行监督和审计，以确保合规性和数据安全性。这一生态体系有望推动智慧医疗的发展，提高患者医疗服务的质量，同时有效保护个人隐私和医疗健康数据。尽管参与方之间可能没有明显的竞争关系，但考虑到医疗业务的复杂性和烦琐性，存在一些人为因素可能导致模型被污染的风险，如误操作等。为了更好地确保这一生态体系的安全运行，隐私计算能力提供商应当支持采用联邦学习算法来防止模型投毒，提高模型的安全性水平。这有助于确保数据的隐私和安全，同时提高临床决策支持系统的效能。

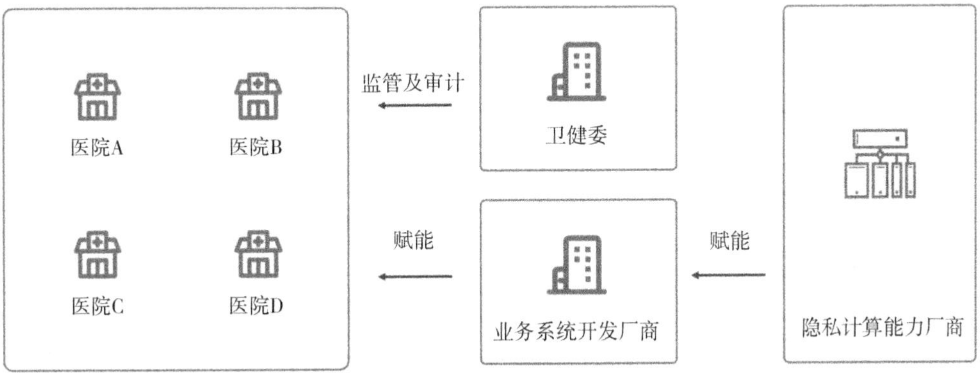

图 7-3 隐私计算医疗生态体系建设

7.4 隐私计算助力医疗健康数据安全防护

医疗机构和卫生健康部门通常会积累大量的医疗卫生健康数据，并需要长期存储和维护这些数据，因此确保医疗卫生健康数据的安全性至关重要。近年来，国内外发生了多起医疗卫生健康数据泄露事件，引起了国家对医疗卫生健康数据安全问题的更多关注。其实早在2014年，国务院就提出了医疗、医保、医药的“三医联动”战略，旨在强化公共卫生服务，满足人民群众的医疗卫生需求。各地近年来积极推进医疗、医保、医药三医联动改革，2021年，一些地区已经取得了一定的建设成果。然而，这种联动改革不仅提高了我国卫生健康行业的水平，还增加了医疗健康数据安全防护的压力。由于这一改革需要收集本地区医疗、医保和医药三个领域的医疗健康数据，因此需要额外提高数据库的安全防护水平，以确保这些敏感数据不发生未经授权的访问或泄露。这对于保障患者隐私和医疗信息的安全至关重要，也有助于维护卫生健康领域的信任和可持续发展。

以可信执行环境为代表的可信硬件技术具有独特的安全特性，可以确保在安全隔离环境中收集的用户数据都不会被篡改或泄露，从而显著提高各级医疗机构和政府相关部门对医疗健康数据的安全防护能力。在类似三医联动的场景下，庞大且重要的医疗数据库在用于前沿业务的同时，需要在数据的全生命周期的视角下全面考虑数据的安全性。这不仅包括防止外部恶意攻击，还需要防止内部操作人员无意或恶意地窥探、篡改或泄露信息。我国卫生健康信息化市场规模不断增长，卫生健康行业正在逐渐迈入信息化时代，但这也带来了许多新的数据安全问题。隐私计算技术作为实现数据“可用不可见”的技术解决方案，近年来在医疗领域的研发和应用备受关注。这主要是因为医疗卫生健康数据已经进入了必须共享且必须安全的新时代。

第 8 章　隐私计算医疗行业应用场景

近年，医疗行业数字化转型步伐加快，健康医疗数据经过大量原始积累，逐渐迈向有序化汇聚，隐私计算依托技术优势，结合区块链等其他数字技术，能够满足各方对于隐私属性极强的健康医疗数据在跨机构、跨领域的联合使用需求，实现医疗机构、制药企业、科研单位等横向场景增加样本规模。目前，国内外隐私计算医疗应用主要集中在理论研究、临床多中心科研、新药研发、基因分析、传染病防控、健康数据管理和医保联合风控等领域。

在我国，随着医疗行业的数字化得到政策和技术方面的持续推进，医疗领域已成为隐私计算技术的重点应用场景之一。很多医院和医疗机构积累了大量数据，对于医疗数据高度敏感的隐私属性引出了对隐私保护和数据安全的强烈需求，促进了隐私计算在医疗领域的应用实践。同时，日渐增强的跨机构、跨地域的医疗健康数据流通也为隐私计算技术创造了更广泛的应用空间。

隐私计算在医疗领域的应用实践主要依托于联邦学习、多方安全计算和可信执行环境等隐私计算技术，同时根据不同实践场景融合其他信息技术，实现更高级别的应用效能。通过对隐私计算结合医疗场景的深入分析，本章我们将为卫生健康方面提供更加广阔的应用与探索方向。

8.1　医疗应用

8.1.1　理论研究：基于联邦学习的心电异常检测

随着医疗行业信息化水平不断提升，互联网技术与医疗场景逐渐深度融合，传统医疗服务及运营方式逐渐向移动化、数字化、智能化方向发展。这导致医疗行业各类数据规模不断增加。为了确保数据的安全和合规流通，中国出台了相关法律法规，如《数据安全法》、《个人信息保护法》和《生物安全法》等。医疗行业数据种类繁多，绝大部分都涉及用户个人隐私，且敏感等级较高，包括心电图、超声等影像数据，身体指标、病例相关数据，以及生物基因序列等。出于隐私和安全的考虑，大多数医疗机构很少与其他机构共享数据，甚至在机构内部不同部门之间也难以实现数据互通。这导致医疗数据资源存在“数据孤岛”问题，限制了其进一步挖掘和应用的价值。因此，如何在满足数据共享和协作需求的同时确保数据的安全和隐私保护成为一个重要的问题。

近年来，联邦学习技术研究成果突出，引起了广泛关注，因为它可以在不将数据集从各医疗机构本地中提取的前提下，协助不同机构进行联合分析和建模，以共同挖掘数据的潜在价值。在医疗行业，联邦学习技术也越来越受到关注和应用。由于大多数医疗数据集都具有碎片化和孤岛化的特点，因此，联邦学习技术非常适合用于医疗数据分析和挖掘。目前有些研究人员提出了在医疗行业中应用纵向联邦学习的典型案例，同时总结了在应用过程中所面临的问题和挑战。而为了解决大规模模型训练时资源消耗过大和增量训练导致灾难性遗忘的问题，一些学者提出了适用于医疗数据的实时联邦学习训练方法。还有研究人员提出了一种群体学习方法，用于训练医疗图像数据，这种方法可以理解为融合了边缘学习、区块链和点对点网络架构下的分布式学习方法。这些创新的方法有望解决医疗数据共享和应用中的关键问题。基于联邦学习的心电异常检测如图 8-1 所示。

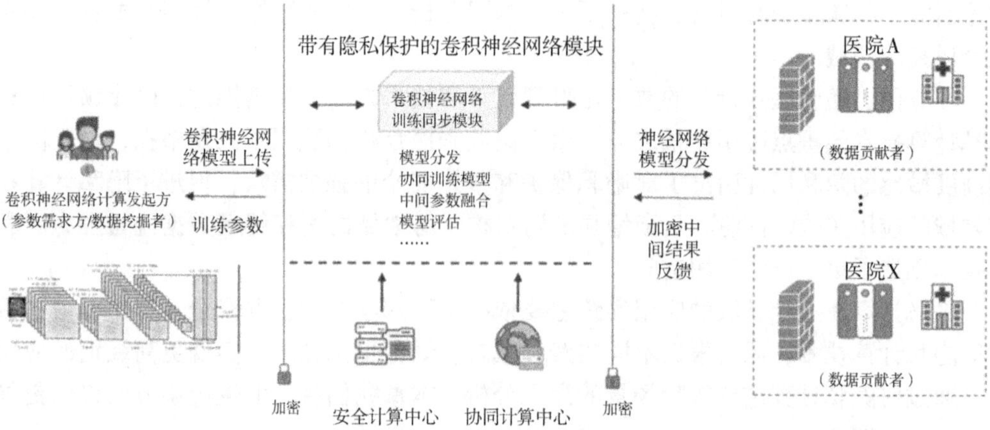

图 8-1　基于联邦学习的心电异常检测

综上所述，联邦学习技术为不同行业之间的数据合作提供了突破口。在医疗行业中，它不仅能够帮助不同机构在不泄露数据的情况下共同构建 AI 模型，提高医疗图像 AI 辅助诊断系统的准确率，还可以将患者数据与保险等相关行业的数据相结合，拓展医疗数据在其他领域的应用和影响力。目前，联邦迁移学习在医疗领域主要应用了基于特征的联邦迁移和基于模型的联邦迁移两种方法。

基于特征的联邦迁移要求不同数据集中找到共同的特征表示，例如可穿戴手势识别模型中的某些特征可以应用于可穿戴步态识别模型。这种方法能够在不同任务之间共享知识，提高模型的性能。而基于模型的联邦迁移则允许将一个任务中训练的模型作为另一个任务的初始模型，如使用在公开数据集 ImageNet 上训练的 AlexNet 模型参数，可以作为医疗影像数据集中卷积神经网络（CNN）的初始参数，用于医疗影像的分类任务。这种方法能够更好地利用已有的模型知识，加速新任务的训练过程。

心电图检测是临床中常见的体检项目，通过心电图机器采集和记录患者心脏活动时的生物电位变化。医生可以通过观察心电图中特殊位置的电位变化来判断患者是否存在心电异常。为了提高诊断效率，许多研究学者已经将人工智能引入心电异常检测项目中，将不同心电图机器生成的历史数据集汇聚到一个共享地点（如服务器或云端），并构建心电异常检测的 AI 模型，以自动输出诊断结果。然而，由于某些医疗机构受规模等因素的影响，它们可能采集的数据量不足或缺乏某些病例数据，这可能导致 AI 模型的不可用性。因此，不同机构可以采用联邦学习中的对等横向联邦模型技术，与其他机构共同完成 AI 模型的训练。为了保护患者隐私，该模型被称为联邦心电异常检测模型（图 8-1）。为防止模型反演攻击，该模型只共享经过加密的模型信息，可以采用差分隐私的方式对共享的参数或梯度进行加密。

根据仿真实验，当心电数据是独立同分布的情况下，联邦模型的效果接近于集中式机器学习模型，其中集中模型指的是将所有数据集中到一个地方进行训练。然而，当不同计算节点的心电数据呈现非独立同分布时，FedAvg（联邦平均）算法的性能可能会不稳定。为了解决这种数据集非独立同分布对联邦模型性能的影响，可以在进行联邦学习之前引入一个分组流程，将数据分布相似的计算节点放在一组，然后训练模型。这有助于改善模型的稳定性和性能，尤其是在面对不同数据分布的情况下。

8.1.2　理论研究：隐私保护状态下的医疗影像模型研究

多中心骨科影像学研究通常涉及多家医疗机构之间的合作，共同研究骨科患者的影像数据，以获得更全面、更准确的研究结果。然而，这种合作面临着数据隐私和安全等的挑战，包括以下方面：

（1）数据隐私。多中心骨科影像学研究涉及使用敏感的患者医学影像数据，这些数据包含个人身体结构和疾病信息。在数据共享和合作的过程中，必须确保患者的隐私不受侵犯。

（2）数据安全。医学影像数据是一种宝贵的资源，因此需要采取措施保护其免受未经授权的访问、篡改或泄露。

（3）数据共享限制。由于医疗数据的敏感性，许多医疗机构可能不愿意将其原始数据共享给外部合作伙伴，这可能限制了多中心研究的进展。

隐私计算技术提供了解决这些问题的潜在方法。它允许多个参与方在不共享原始数据的情况下进行数据分析和模型训练。

具体来说，隐私计算在多中心骨科影像学研究中的研究背景和应用包括：医生通过分析患者的临床医疗影像判断其是否处于健康状态。这种人工判断方式的工作效率低。为此，医疗机构通过患者图片数据构建 AI 模型，自动判别患者的健康状态。然而，医疗影像的数据需要专业能力较高的医生标注，每家机构缺乏足够的标签数据训练 AI 模型。部分学者提出应用数据增强技术生成训练数据，但是生成的数据与真实数据存在一定差异性，模型效果可能受到这些生成数据的影响。对此有研究人员提出一种微分隐私模型，将差分隐私技术与横向联邦学习相结合。

基于隐私保护状态下的骨科医学影像智能分析研究（如图 8-2 所示）的具体流程如下：

（1）初始系统模型参数设置。中央参数服务器设置初始的系统模型参数，并将这些参数下发给各个参与的计算节点。

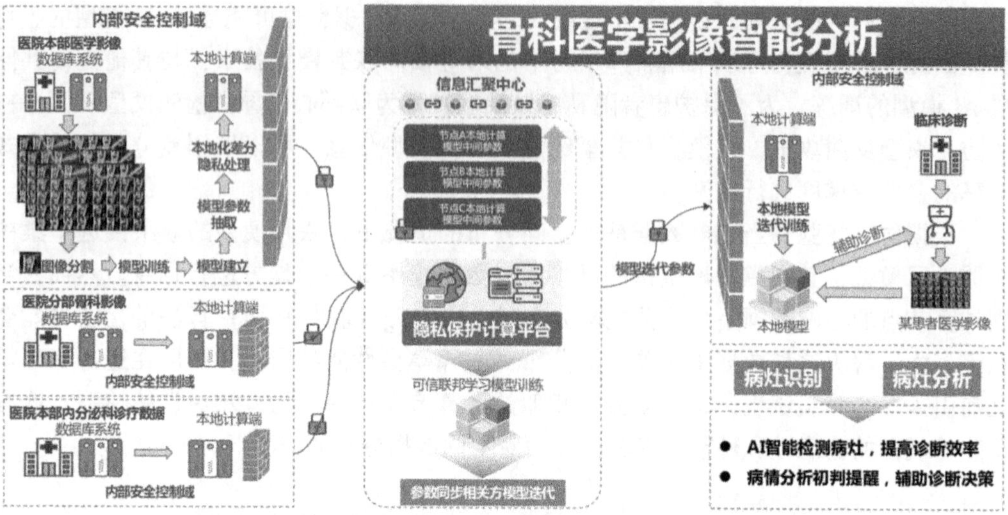

图 8-2　基于隐私保护状态下的骨科医学影像智能分析研究

（2）计算节点训练本地模型。各个计算节点使用本地数据进行模型训练，并生成本地的模型参数。

（3）参数筛选和添加噪声。计算节点会筛选出大于阈值的模型参数，并对这些参数添加噪声，以保护数据的隐私。添加噪声的目的是在保持模型训练的准确性的同时，隐藏原始数据的细节，防止数据的泄露。

（4）参数共享和加密。计算节点将加入噪声的参数共享给中央参数服务器。为了降低数据传输量，参数共享前需要采用稀疏向量技术进行裁剪和压缩。而在共享过程中，为了保护数据的隐私，参数可能需要进行加密处理，以确保只有中央参数服务器可以解密和处理数据。

（5）系数加权生成系统参数。中央参数服务器根据各个计算节点的贡献，采用系数加权的方式，生成最终的系统参数，并将其下发给各个计算节点。

（6）多轮迭代更新模型。计算节点根据中央服务器提供的系统参数，进行本地模型的更新，并在多轮迭代的过程中，不断优化模型，直至系统模型稳定并达到满意的效果。

（7）微分隐私模型验证。该系统应用微分隐私模型对 BRAATS 2018 数据集进行验证，该数据集包括 285 位患者的核磁共振成像扫描数据。微分隐私是一种隐私保护技术，它在个体数据保持隐私的前提下，允许对整体数据进行统计分析。

通过这种联邦学习和隐私保护的方法，可以在不暴露原始数据的情况下，共同训练模型并保护数据隐私，使得各参与方能够协作研究并获得准确的模型结果。同时，采用微分隐私模型可以确保对敏感数据的隐私保护。

8.1.3　理论研究：基于隐私计算的急性白血病辅助诊断研究

医疗机构利用疾病数据开展研究时，经常遇到样本量不足的问题，但是由于其隐私性较强，难以汇集多家医疗机构数据共同研究。鉴于以上问题，有学者提出一种主从式的横向联邦学习框架，并在急性白血病治疗的造血干细胞移植后复发风险预测、分析影响前列腺活检阳性的主要因素等医疗业务场景中落地应用。急性白血病是一种严重的血液恶性肿瘤，准确的早期诊断对于患者的治疗和生存率至关重要。同时，急性白血病的诊断通常需要对患者的血液样本和临床数据进行综合分析，这涉及大量的敏感个人信息。为了保护患者隐私和数据安全，同时实现精准诊断，基于隐私保护的急性白血病辅助诊断研究（如图 8-3 所示）应运而生，基于隐私保护的急性白血病辅助诊断研究，采用了联邦学习（federated learning）技术，这是一种分布式机器学习方法，旨在不集中数据的情况下进行模型训练。这种方法使得多个参与方（如医疗机构或研究机构）可以共同训练一个模型，而无须将原始数据集共享给中央服务器，从而保护了数据的隐私性。

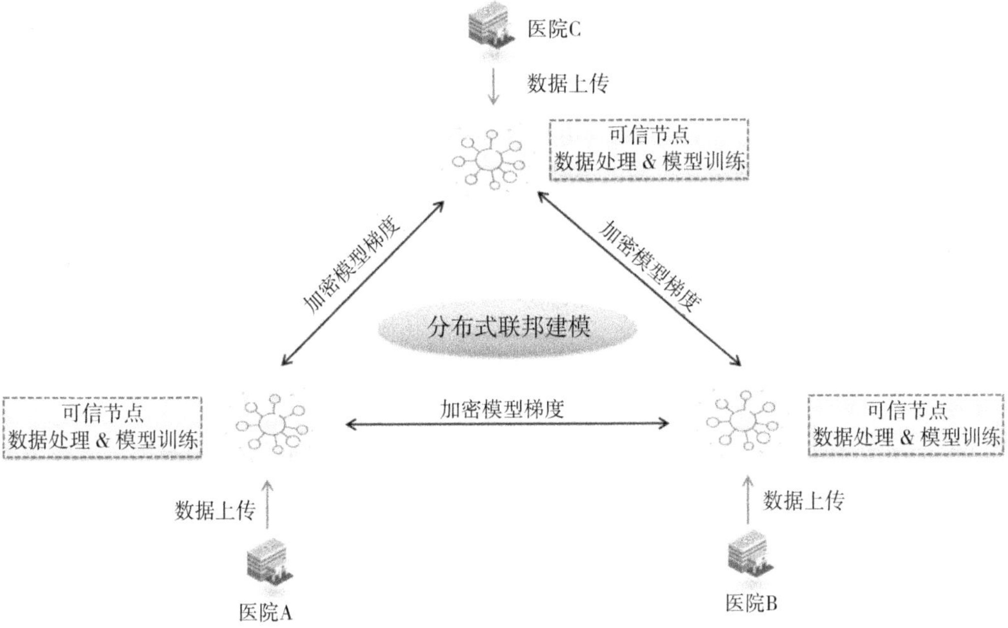

图 8-3　基于隐私计算的急性白血病辅助诊断研究

整个系统分为三部分，见图 8-3 系统架构。这个系统分为三个主要部分：联邦学习基础设施层（FL）、评估设施层和用户交互层。FL 是由多个计算节点组成的，用于隔离模型的训练和预测环境。评估设施层负责参数聚合、计算节点贡献度评估和信誉分数维护。参数聚合协议根据计算节点在验证集上的性能选择最佳节点来聚合模型。用户交互层引入激励机制，根据模型贡献度分配权益和更新信誉分数。该系统采集了 6000 多位患者的前列腺癌活检数据，并在其中选择了 2500 位患者的数据进行模型训练。相较于传统的 LR 和 SBT 模型，该系统训练的模型在准确率方面分别提高了 3.41% 和 2.22%。此外，该系统还被用于其他罕见病研究，如急性白血病治疗后的造血干细胞移植后复发风险预测模型等。这个系统为医疗领域提供了有效的联邦学习解决方案，有助于提高疾病预测和治疗的准确性。

8.1.4 基因组关联分析应用

8.1.4.1 案例一：基于隐私计算的跨省多中心基因分析系统 iPRIVATES

全基因组关联研究（GWAS）是一种研究方法，它通过对大规模人群的 DNA 样本进行全基因组高密度遗传标记（如 SNP 或 CNV 等）分型，来寻找与复杂疾病相关的遗传因素。这种研究方法是多中心、大样本、反复验证的，旨在全面揭示疾病发生、发展以及治疗方面的遗传基因信息。引入全基因组关联研究方法使得遗传流行病学的发病预测不再局限于传统的因素（如年龄、家族史等“环境性”因素）的分析。相反，这种方法通过对人体全基因组的分析，可以找出可能导致未来患病的基因。同时，它也考虑了“环境性”因素，从而更全面地理解包括癌症在内的多种流行性疾病的发病机制和风险因素。GWAS 通过大规模数据和复杂统计分析，有助于揭示疾病的遗传基础，为疾病的早期诊断、预测和个体化治疗提供了有力的支持。

2019 年，国内某三甲医院牵头，依托隐私计算应用联邦学习技术设计开发的新框架 iPRIVATES（如图 8-4 所示），通过多数据源链接，完成了跨多机构的强直性脊柱炎全基因组关联研究（GWAS），为解决生物医学数据开放共享问题提供了思路。一直以来，GWAS 技术对医疗大数据的依赖性一直是其应用中的一大挑战：一是数据安全方面。该技术需要的数据包含大量敏感的个人信息，一项研究发现基于几十个基因位点（SNPs）

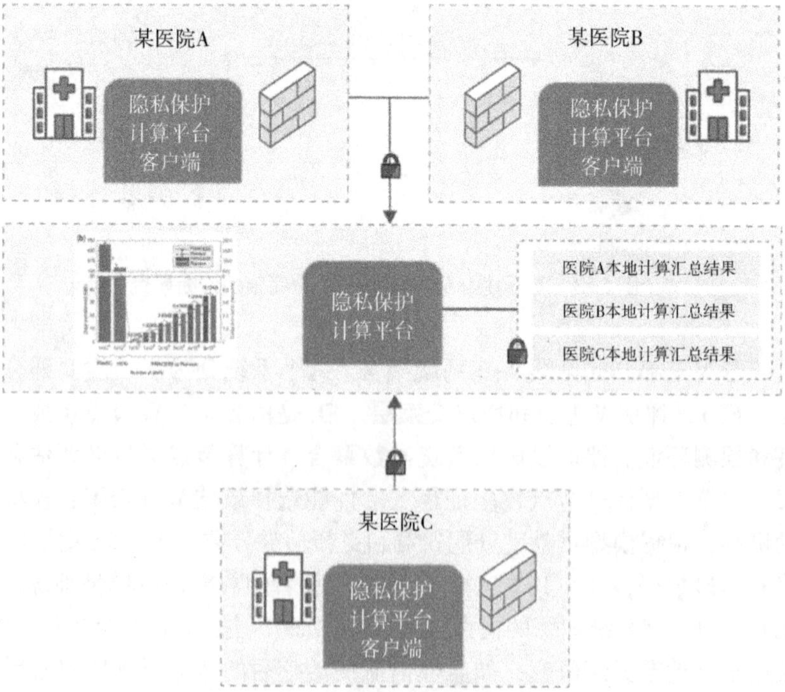

图 8-4 基于隐私计算的跨省多中心基因分析系统 iPRIVATES

的数据就可以基本确定一个个体的身份。如何合理地保护这些敏感信息，规避不必要的隐私泄露风险便成为广泛推行生物医疗数据分享和联合分析，以及多元医疗数据融合中关键的挑战之一。二是 GWAS 非常依赖大量基因数据的积累，样本量不足是各项 GWAS 研究中最常见的问题和难点。近几年，得益于基因测序技术的发展，我国已经建立了多样化、多维度的基因数据库，其中基因数据的积累也正以前所未有的速度不断推进。但这些基因库中的基因数据大多独立存在，缺乏关联和交互方式，形成了一个个的“数据孤岛”，使这些数据无法发挥出其全部价值，产生高耗能、高成本的负担，变成了“食之无味，弃之可惜”的无用资源。

某隐私计算团队设计并开发了一个基于安全联邦学习的技术框架：iPRIVATES 为全基因组关联研究提供隐私保护，以解决基因数据共享中的隐私安全问题。iPRIVATES 的框架中利用安全联邦学习技术，使多个机构能够联合执行基于虚拟融合数据进行 GWAS 分析。由于在研究过程中只交换经过处理的非敏感中间计算结果，因而不会泄露患者级别的基因分型数据，保证了整个计算过程中及结果的数据安全性。研究以强直性脊柱炎（AS）作为切入点，使用 iPRIVATES 进行全基因组分析，以识别人类基因组中具有潜在风险的城区——可能导致 AS 的基因型主要分布在人类白细胞抗原（HLA）区域。iPRIVATES 框架融合多种技术和算法，可以支持联邦 GWAS 分析的可配置管道，能够灵活地集成和配置不同的 GWAS，方便识别 SNPs 与许多不同类型的特征（如某些重大疾病）之间的关联。iPRIVATES 配备了保护隐私的联邦分析，使多个机构能够联合进行 GWAS 分析，而不泄露患者水平的基因分型数据。

经过实践证明，iPRIVATES 不仅可以保护数据的隐私安全，还具有较高的计算效率。同样的技术框架还可以扩展到肿瘤突变基因检测与预防、药物代谢基因分析等生物医学领域的研究应用。

（1）研究成果获广泛认可。基于某隐私计算团队提供的 iPRIVATES 隐私计算框架，该三甲医院关于强直性脊柱炎的研究成果发表在生物信息学顶级期刊 *Briefing in Bioinformatics* 上，获得广泛赞誉。

（2）计算结果的可靠性、准确度大幅提升。基于隐私计算解决方案，该三甲医院最终与多家机构达成多中心合作，样本量相较单中心模式提高 3～5 倍，统计意义也提高 1 个数量级，研究结果的准确性、普适性大幅提升，有利于疾病的预防和诊治工作。

（3）计算效率显著提升，计算结果等价。iPRIVATES 框架在算法时间上等价于数据物理集中的方式，且研究成果的特征靶点也与集中式计算结果一致，验证了隐私计算方法在解决生物医疗多中心数据协作方面的可行性和巨大潜力。

（4）大幅缩短数据风险评审周期，降低多中心合作时间成本。传统模式下开展多中心研究前，需要各医院机构评审数据共享风险，评审周期可能长达一至两个季度。而隐私计算方案能实现在数据不出域的情况下完成多中心的合作，规避数据泄露风险，因此能大幅缩短医院多中心合作的评审周期，减少管理流程成本，加速联合研究。

（5）降低资源消耗。传统多中心模式下，所有样本数据需汇总到该三甲医院再进行计算，对存储、算力条件要求极高，而基于联邦学习的多中心模式应用分布式计算框架，物理分散，逻辑集中，对参与方的计算资源损耗和计算条件要求下降。

8.1.4.2 案例二：基于隐私保护计算的跨国川崎病基因数据分析系统 PRINCESS

川崎病是一种好发于儿童的全身性血管炎疾病，其主要特征是高热、皮疹、结膜炎、口腔黏膜炎、手足红肿、颈部淋巴结肿大等表现。川崎病的发病原因尚不明确，可能与感染、免疫反应等多种因素有关。川崎病研究往往受限于单中心数据量不足而无法进行，而生物医疗数据的跨中心流动则又受到法律监管，对安全措施要求高。某国际儿童罕见病联盟为推进儿童川崎病研究，需要联合三国（美国、英国、新加坡）医疗机构的数据进行联合基因数据分析，用于分析儿童川崎病基因数据。某隐私计算技术团队为其开发了一套带有隐私保护的跨国多中心数据协作系统（如图 8-5 所示），利用该系统可以对加密数据执行安全的分布式计算，解决了医疗数据跨境流动难的问题，保证该研究中所涉及的数据共享符合不同国家的数据流动法规监管要求。在该医学研究过程中，不论是有意或无意，都不会泄露个人隐私数据及中间结果，同时，不会引入显著的计算负荷或大的限制，使得安全的大规模跨国遗传数据分析在实践中的可行性大幅提高。

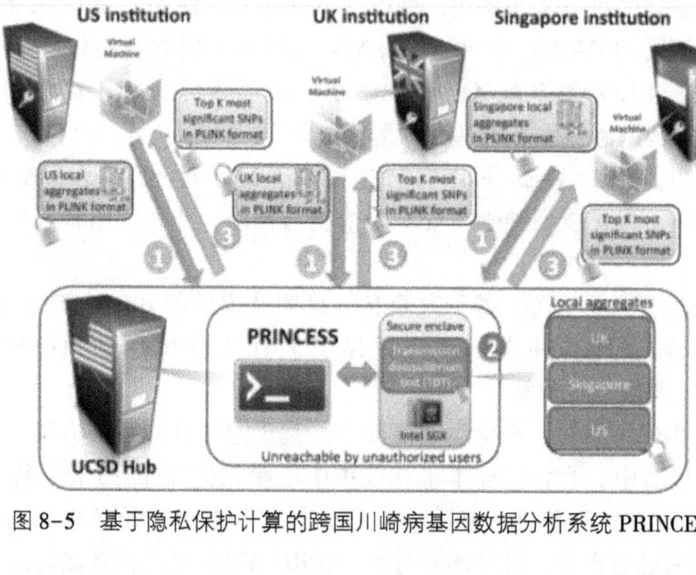

图 8-5 基于隐私保护计算的跨国川崎病基因数据分析系统 PRINCESS

川崎病是一种比较罕见的疾病，每家医院或者每个国家的病例数都是有限的，只有通过多中心合作才能在全球范围内实现大规模的数据共享，并支撑相关模型的研究。这个项目是全球首创的隐私保护跨国医疗大数据分析系统。在这个项目中，为进行川崎病的家庭因素分析，通过多中心合作，连接了美国、英国、新加坡等国家的医院，并在全球范围内找到了 250 个家庭。很显然，若只是单纯的一个国家的分析，很难寻找到足够的样本量。在这个项目中，在不同国家的医院分别部署计算节点，并结合了 Intel SGX 可信执行环境和联邦学习技术。通过这个平台，可以在分钟级内完成跨国多中心的隐私保护计算。

罕见疾病是医学研究中经常遇到的问题，但同一国家往往存在样本少、在不同医院分散等实际困难，极大地阻碍了相关研究、诊断治疗工作。针对罕见疾病（川崎病）的多中心国际研究中，通过采用基于 TEE 和安全联邦学习的 PRINCESS 隐私保护技术框架，支持全球首例跨国（英国、美国、新加坡）罕见病多中心遗传数据隐私保护分析。研究结果显示，PRINCESS 不仅可以保护数据的隐私安全，还具有较高的计算效率。

8.1.5　多中心科研协作平台

8.1.5.1　案例一：基于隐私保护的超大规模医学科研网络 pSCANNER

案例背景：在实践中，单一一家医学研究中心样本量和数据维度往往难以支撑一项研究的进行，需要多家医院、研究机构、研究中心合作以增加样本规模、扩大数据分析维度。因此，生物医疗数据开放互联尤为重要。痛点：然而，为了保护患者的数据安全及隐私，相关法律法规、管理办法往往严格限制生物医学数据的非安全流动，这就需要将明文数据进行物理汇聚集中式存储，不再适用于医学研究场景。联邦学习等隐私计算技术细分领域，可以在明文医学研究数据不出本地的情况下，实现带有隐私安全保护的跨机构数据协作、分析和模型构建，一方面能够满足日益严格的隐私安全要求，另一方面又能促进多方数据共享合作。

前加州大学圣地亚哥分校医学院王爽教授等人依托隐私保护计算平台以及安全联邦学习等底层技术，构建了一套名为 pSCANNER 的医疗数据互联网络（如图 8-6 所示），应用在美国国家级医疗网络中。其中覆盖了 17 个医疗联合体下超过 300 家医院，接近 3000 万患者数据。通过隐私计算技术实现在带有隐私保护的前提下，跨多个机构，在 3000 万人样本下完成多中心的联合计算研究。其中也采用了 Common Data Model 方式来进行数据的清洗和规划。基于隐私保护的超大规模医学科研网 pSCANNER，覆盖了美国 17 个医联体下的数百家医院的 3000 多万的患者信息，通过隐私计算，可以实现跨多个数据源，且在不需要分享个体数据的情况下，完成多中心的联合分析。

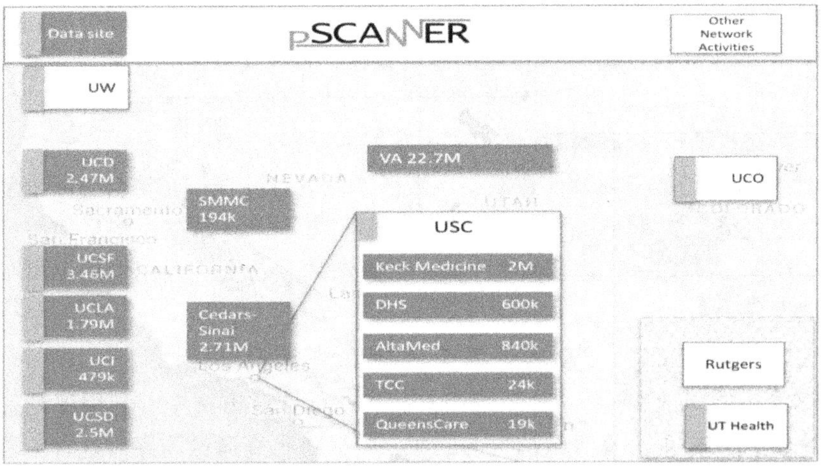

图 8-6　基于隐私保护的超大规模医学科研网络 pSCANNER

8.1.5.2 案例二：基于隐私保护计算驱动的癌症多中心 CDR 大数据分享

案例背景：结直肠癌是全球第三大常见的癌症，2020 年占癌症发病总数近 11%。在中国，结直肠癌已经成为第二大癌症。尤其值得注意的是，女性结直肠癌的死亡人数仅次于肺癌，是女性癌症死亡的第二大原因。由于患者群体、疾病阶段和治疗方案均存在显著差异，往往不能简单直接地确定最佳治疗方案。

痛点：跨医疗机构的多中心大样本真实世界研究可以帮助疾病患者评估最优治疗方案，有效解决单家医疗机构的数据偏倚、代表性不足等问题，而跨机构的医疗数据的不安全共享受到严格限制，其中最显著的痛点是如何控制共享医疗数据的使用范围。数据使用方可能会超约定范围使用或复制共享数据，这使得大多数医疗机构非常不愿意共享医疗数据。

自 2018 年 3 月至今，首都医科大学附属北京友谊医院、中华医学会消化外科结直肠癌学组搭建基于隐私保护计算驱动的癌症多中心 CDR 大数据分享平台，实现了全国多个省份范围内的结直肠癌数据安全加密共享。该数据库支持标准化的病例报告表输入，同时每家机构可以单独管理自己的数据及密钥，但所有机构之间又能在隐私计算技术的赋能下进行跨院的联合医学科研数据统计、分析等，兼顾了患者隐私保护和科研数据共享的双重目标。

通过隐私计算技术，构建医疗临床专病数据网络能够解决隐私安全隐患。目前，该数据库已经覆盖到了全国的 20 多个省、70 多家三甲医院，为结直肠癌领域的医学科研项目提供了高质量的数据支持，也进一步推动了相关肿瘤防治的发展进程。

该隐私保护计算（PPC）平台采用多方安全计算、同态加密、可信执行环境、联邦学习等技术，实现数据加密，在不泄露数据的情况下共享和协作分析。通过该 PPC 平台，连接数据使用方和提供者，如研究人员、药企和医院，以便他们共同协作，更安全、更高效、更低成本地发现有效的治疗方法和创新药物。

2023 年 2 月，《自然》杂志刊发专题文章《创新数据共享，构筑医疗协作新生态》，对以隐私计算技术助力的一项结直肠癌的多中心数据协作项目（PICOTEE）进行了特别报道。专有的 PPC 技术可以在一项研究中支持数百位数据所有方同时参与，这一项目联结了来自中国 24 个省份、60 多家医院的患者数据，旨在比较包含不同结直肠癌治疗药物的方案在真实世界中对不同患者群体的有效性，以帮助临床医生快速确定最佳治疗方案。这一研究也为结直肠癌临床诊疗提供了更多基于本土患者的证据。

从 2018 年初开始收集回顾性数据，该数据库在运行过程中亦将会不断自我完善，未来研究人员也将努力扩展该项目，纳入更多的参与方。未来数据库将更加关注核心数据的完整性和质量，并进一步基于隐私计算丰富算法体系，实现数据可用不可见，助力更多我国原创性科研产出。

8.1.5.3 案例三：儿童罕见病基因隐私查询网络

案例背景：外显子测序是一种基因组分析方法，在此方法中，利用序列捕获技术对全基因组外显子区域的 DNA 进行捕捉和富集，然后进行高通量测序。这种方法也被称为目标外显子组捕获。相对于基因组重测序，外显子测序成本较低，并且在研究已知基因的 SNP、Indel 等方面具有更大的优势。外显子是真核生物基因中的一部分，它在剪接后仍然保存下来，并且可以被转录为蛋白质。外显子是成熟 RNA 中最后出现的基因序列，也被称为表达序列。它存在于初始转录产物和成熟的 RNA 分子中，占人类基因组的 1%，大约有 180000 个外显子，总共约占 30 MB。外显子组测试作为一种基因测序技术，对于儿科疾病的临床诊断有极大的帮助。由于人类基因数据固有的私密性，合作研究受到隐私限制和数据保护法的约束，这使得科学界不愿意直接分享数据。另外，依靠汇总统计进行荟萃分析时，当表型分布不平衡或各研究之间存在异质混杂因素时，相关统计效力下降。因此，不断推进以安全和保护隐私的方式对个体水平的数据进行外显子组数据联合分析的能力对于促进科学发现至关重要。

痛点：复旦大学附属儿科医院希望能在保证隐私安全的前提下，进行一项中国儿童致病变异表型的研究。然而，现在使用的隐私保护手段很难保证在表型数据（phenotype）和基因型数据（genotype）匹配过程中基因数据的安全。为了推进儿童遗传疾病研究，许多机构和企业建立了配对网络服务，将用户查询的信息（如某个基因点位）与现有的数据进行匹配，帮助世界各地对于某种特定表型和基因型有共同兴趣的患者、临床医生和研究人员建立连接。

尽管如此，在实践过程中，这类配对服务仍有很大的局限性。最大的局限性在于基因数据是高度敏感的，其中包含大量敏感信息，一旦泄露可能对患者造成多方面不可挽回的负面影响；此外，血亲之间的基因组信息高度重合，单个个体基因组信息的泄露可能会使整个家族暴露于风险之中。

解决方案：因此，解决数据安全问题，是加速推动研究进程的必要一环。2022 年，依托于隐私保护计算技术，帮助复旦大学附属儿科医院开发了一个隐私保护查询在线系统（PICOTEES）（如图 8-7 所示），用于中国儿童群体遗传诊断变异表型研究。该 PICOTEES 的隐私保护查询在线系统，可以有效防止对受保护内容的未经授权的软件或硬件访问，在兼具更优性能和更强安全性的前提下实现带有隐私保护的罕见病查询。

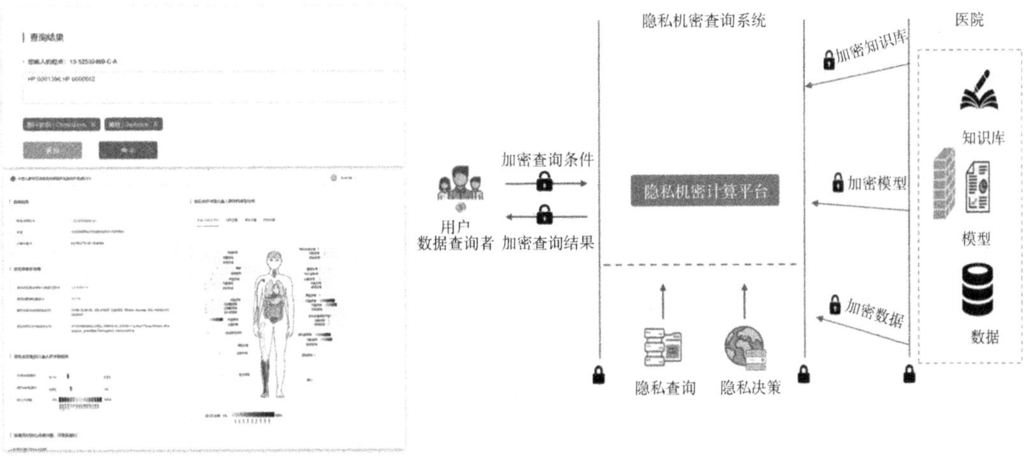

图 8-7　儿童罕见病基因隐私查询网络

基于隐私保护计算技术，针对这类场景开发了一套技术框架，应用于由复旦大学附属儿科医院牵头、多家医院参与的研究项目中。它基于可信执行环境（TEE），将软硬件一体机作为载体部署到参与该项目的医院中，为基因数据隐私查询提供全链路的隐私保护。

在该案例中，通过隐私计算一体机，整合机密计算平台，在医院方部署系统，将知识库、模型、数据加密后加载到机密计算平台，在平台里执行，并提供对外查询的服务；同时，查询结果加密后返回，在页面上解密显示。

具体实施步骤如下：

首先，查询条件隐私保护，在未授权的情况下查询条件对平台提供方不可见。

其次，保护查询过程中的模型参数、知识库及数据隐私。

再次，合作双方模型及数据加密后在安全计算环境运行。

最后，查询结果加密后返回查询方，只有授权方可以查看结果，并提供对于结果的隐私保护。

实施效果：基于 PICOTEES 的儿童遗传诊断变异研究系统已在复旦大学附属儿科医院取得了不错的应用反馈。该项目将隐私计算工具应用于基因数据分析的全生命周期过程中，包括质控、过滤、关联分析、支持纳入协变量的数量性状线性回归分析和质量性状的逻辑回归分析，以及主成分分析用于群体分层。此外，本平台还引入区块链技术，区块链技术提供的确权功能，辅以有效的激励机制，可促进调动数据联盟内各节点的参与度，从而促进跨机构跨组织的协作。

8.1.5.4 案例四：肠癌及肝转移肠癌隐私计算临床科研平台

结直肠癌是我国一种常见的恶性肿瘤，其发病率目前呈显著增加的趋势。近年来，由于治疗方法的改善、新药的使用和以分子基因为导向的个体化精准治疗的长足进步，肠癌的整体预后有所改善，但仍不尽人意。这主要是因为在确诊时，肿瘤往往已进入中晚期，部分患者已经发生肝脏转移，20%～40%的患者因为局部病变范围广泛或已发现远处转移而无法接受根治性手术切除。经过根治性手术切除的患者仅有 70%～80%的存活率可达到 5 年；而实施根治切除术后，肝脏和肺部转移仍然很常见，特别是对于 Dukes'C 期患者来说。因此，如何合理处理好初诊的 IV 期肠癌患者以及术后复查发现的肠外转移灶，对肠癌的预后和长期生存至关重要，这就需要以真实世界的临床诊疗数据对现有的诊疗策略加以评价，并以数据为依据进行优化。某肿瘤防治中心以现有的肠癌及肝转移肠癌患者诊疗及测序数据为基础，构建围绕安全沙箱技术的隐私计算临床科研平台，实现患者临床诊疗信息与肠癌生物信息融合，形成高质量的临床及组学数据集，结合平台集成的科研应用、数据治理及分析能力，支持临床及生物信息相关研究（如图 8-8 所示）。同时，在保障院内临床资料安全及个人隐私的前提下，平台支持第三方服务公司加入，共同开展科研。目前，项目合作方关于甲胎蛋白及脱 γ-羧基凝血酶原在肝癌预后作用的研究成果已在 *Journal of Hepatocellular Carcinoma* 期刊上发表。同时，对标国际的 The Surveillance，Epidemiology，and End Results（SEER）和 The Cancer Genome Atlas（TCGA）数据库，建设形成我国肠癌及肝转移肠癌专病数据集，支持国民健康相关研究。

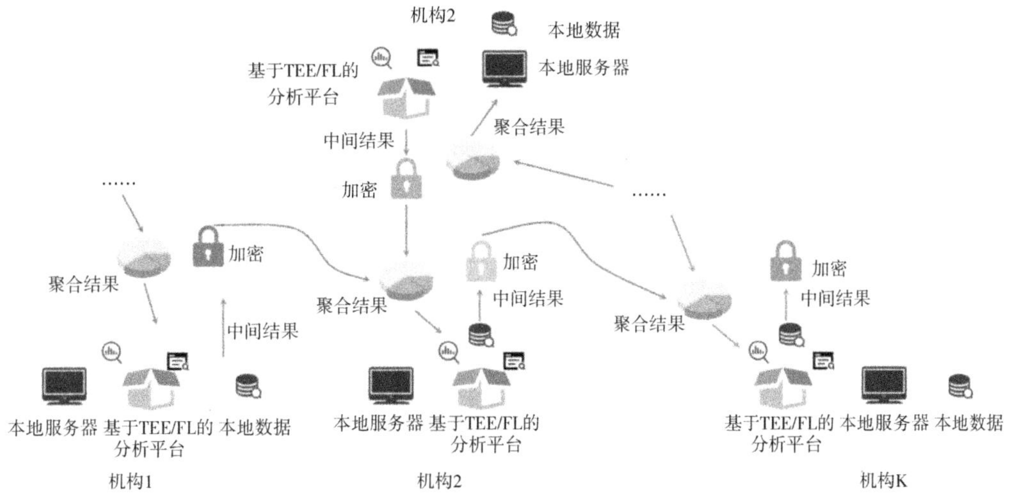

图 8-8　基于隐私计算的结直肠癌专病研究

8.1.5.5　案例五：基于隐私保护的脑卒中专病临床诊断研究

脑卒中，也称中风，具有高发病率、高死亡率、高致残率的特点，是全球第二大死亡疾病。据统计，中国每年发生脑中风患者达 200 万人，幸存中风患者 700 万人，其中 450 万患者不同程度丧失劳动力，生活不能自理，也是导致居民死亡和残疾的首要原因，因脑卒中造成的社会经济损失超千亿元。受老龄化影响，江苏地区脑卒中标化患病率呈 1300 万人，总体脑卒中终生发病风险为 39.3%。部分研究指出，通过早期干预改变可控的危险因素能够预防一半的脑卒中上升趋势，对其进行早期筛查防治至关重要。然而，与大多数慢性病类似，脑卒中发病原因多样，关键危险因素难识别，因而对脑卒中发病前的预测难度高。近年来，得益于更强的危险因素复杂关系分析能力与不平衡数据处理能力，基于机器学习的脑卒中预测算法被证明效果优于传统分析方案。同时，研究者们注意到，在不同的数据规模下，同一机器学习算法会得到显著不同的卒中预测性能。受病例样本少、患者队列分布不均的客观限制，单医疗机构仅使用本地病例数据得到的预测模型准确性与泛化性较差。

同时，受合规性要求，卫生健康数据不便出域，因而限制了机器学习方案的进一步提升。在保护患者隐私数据安全的同时，如何利用现有的病例数据优化预测模型，对提高地区医疗水平具有重要意义。事实上，多方安全计算技术在机器学习训练过程中涉及的通信开销较高，实践中无法在有效时间内完成联合训练；而 TEE 技术涉及较新硬件，一些单位短期内没有采购硬件服务器的计划，无法部署完整的基于 TEE 的隐私计算方案；而联邦学习只需进行模型参数交换，显著降低了通信的开销。因此在兼顾安全效率和部署现状的基础上，本案例中通过联邦学习技术保证在各医院病例数据不出域的基础上完成联合的脑卒中预测模型训练。

本方案涉及的参与方主要有多家三甲医院（隐私计算用户）和地区卫健委（隐私计算监管机构）。由地区卫健委牵头并提供隐私计算平台，安全地利用地区各医院病例数据，基于横向联邦学习技术完成脑卒中预测模型的联合训练。其总体部署方案如图 8-9

所示。卫健委在所有参与方侧部署隐私计算平台，由各参与医院自行接入其本地数据并协商模型；各参与方隐私计算平台发起联合任务并确保通信过程不泄露原始任务，其中卫健委作为协调方确保隐私计算过程的安全性；隐私计算平台中集成联盟链相关技术，保障计算过程的存证与溯源。

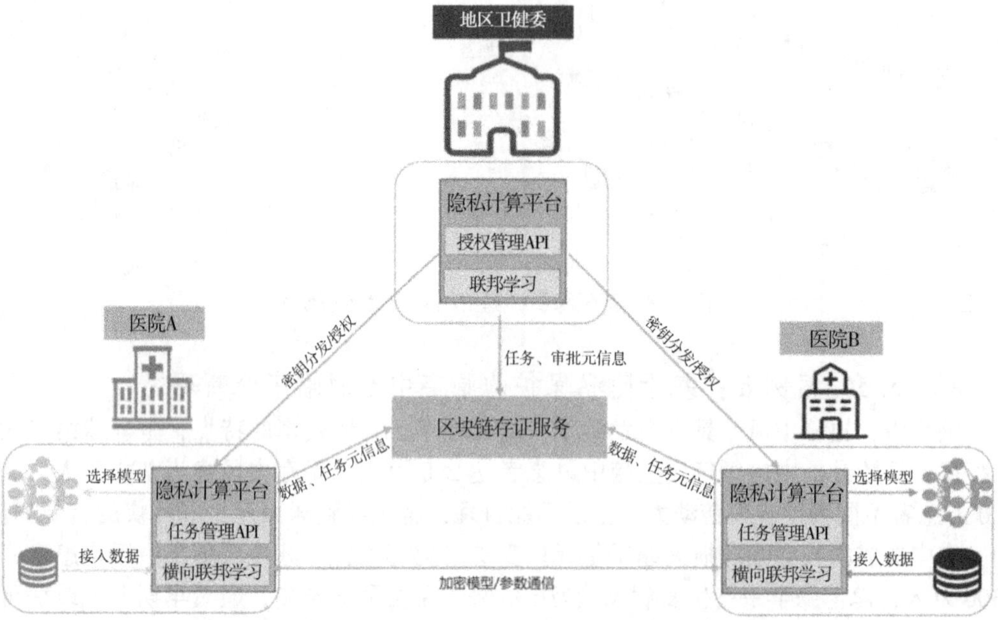

图 8-9　基于横向联邦学习的脑卒中预测模型总体部署

如图 8-10 所示，从操作流程上讲，基于横向联邦的脑卒中预测模型训练实践可以概括为以下三个步骤：

第一步，地区卫健委制作病例标准模板，包含用药、检验、症状等信息与脑卒中诊断结果，特别的，具体数值指标需给出标准化、归一化处理方案；非数值指标需给出建议类别。

第二步，各参与医院按照模板格式清洗本院数据，将标准格式的病例数据接入卫健委提供的隐私计算平台中，并选择联邦学习所用的机器学习模型方案，可选用多方安全计算、可信执行环境等技术加固联邦学习模型安全。

第三步，医院侧发起横向联邦学习任务；各参与医院将使用的数据元信息、联邦学习任务的参数信息进行上报存证并等待审批；卫健委审批通过后，对实际计算中的关键通信数据进行存证；在联邦学习完成后，医院与卫健委侧都得到联合训练完成的预测模型，卫健委可进一步利用存证信息对各参与医疗机构实际任务贡献度进行评估。

通过联邦学习相关算法，医院侧只需传输本地计算得到的参数而非原始病例数据，同时最终诊断模型能够同时受益于各家医院的病例数据，为打破医疗孤岛、充分发挥医疗数据价值以提高地区临床科研水平提供了新的思路。

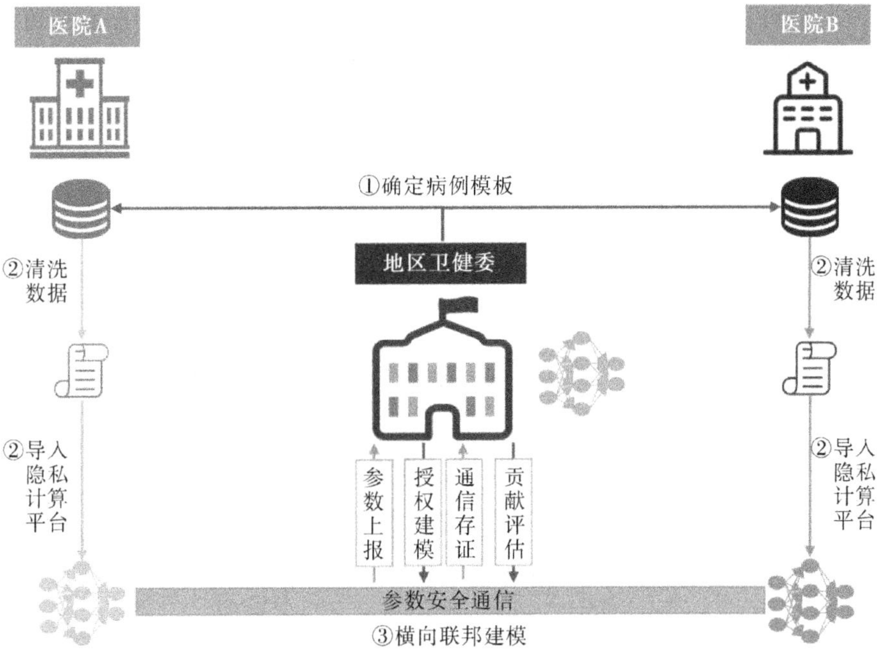

图 8-10　基于横向联邦学习的脑卒中预测模型联合训练过程

8.1.5.6　案例六：基于边缘隐私计算、区块链的对等网络协调的分布式机器学习方法

隐私计算在医疗行业的应用快速推进的过程中，有代表性和里程碑意义的工作是在 2021 年 5 月底，在 *Nature* 杂志主刊上发表了一篇封面的文章，是欧洲多家研究机构和企业共同实现的一项隐私计算在医学科研领域的一个应用。

此项德国波恩大学的研究人员联合惠普公司以及来自希腊、德国、荷兰的多家研究机构共同开发了一项结合边缘计算、基于区块链的对等网络协调的分布式机器学习方法——群体学习方法（SL），用于不同医疗机构之间数据的整合。

快速可靠地检测严重和异质性疾病的患者是精准医疗的主要目标。白血病患者可以通过机器学习根据他们的血液转录组来识别。然而，由于隐私立法的原因，在技术上可能的和允许的之间存在着越来越大的分歧。在这里，为了促进在不违反隐私法的情况下整合全球任何数据所有者的医疗数据，我们引入 Swarm Learning——一种分散的机器学习方法（如图 8-11 所示），统一边缘计算、基于区块链的点对点网络和协调，同时不需要中央协调器，从而超越了联邦学习。为了说明使用群学习使用分布式数据开发疾病分类的可行性，研究者选择了 4 个异质性疾病的使用病例（COVID-19、结核病、白血病和肺部病理）。来自 127 个临床研究的超过 16400 个血液转录组，病例和对照的分布不均匀，研究偏差严重，以及超过 95000 张胸部 X 光图像，显示群学习分类优于单个地点的分类。此外，群体学习完全满足了当地的保密规定。这种方法将显著加快精准医疗的引入。

研究人员基于 1.64 万份血液转录组和 9.5 万份胸部 X 光图像数据，使用 SL 为白血病、肺结核和肺部疾病、COVID-19 开发疾病检测分类器，发现 SL 在满足保密规范的同时优于单个医疗机构开发的分类器。算法识别出患病个体的准确率，在血液转录组数据集中平均为90%，在X光图像数据集中表现为76%～86%。

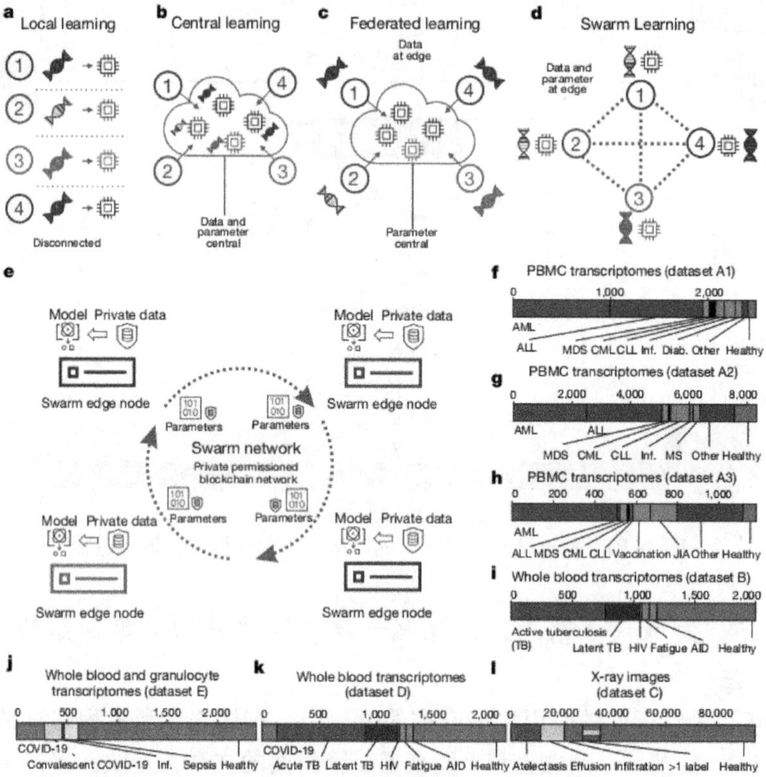

图 8-11　用于分散和机密临床机器学习的 Swarm Learning

欧洲非常重视个人数据隐私保护，GDPR的法规非常严格，如何在欧洲合规高效地开展多中心的医学科研是一个难题，这篇文章作者及其研究人员把联邦学习做了去中心化改进，并结合区块链称为Swarm Learning，可看作更广义上的联邦学习，或者说隐私保护计算。本案例在白血病、肺结核、新冠肺炎这样的一些疾病研究数据上做了试点，验证了可行性，得到国际同行权威的认可。

8.1.5.7　案例七：基于联邦学习的肿瘤科研领域中的电子病历结构化

电子病历（EMR）包含了诊断、辅助检查、现病史、诊疗经过、病程记录等非结构化文本，也包含了医嘱、检验单、检查报告单等半结构化数据，在基于EMR的下游应用研究中，往往需要进一步对EMR进行深度结构化，如从诊断中结构化出疾病名称、发病部位和并发症等，从现病史和诊疗经过中结构化出患者的各种诊疗方案和疗效评价等信息。特别地，在肿瘤领域科研中，对EMR的结构化要求更高，所需要的点位（医学实体）更多，结构化过程也更复杂。

电子病历结构化很大程度上依赖于医学文本的信息抽取，根据结构化医学模型的定义，对应地在信息抽取上需要定义不同粒度的医学事件或医学实体，然后构建信息抽取模型。典型的信息抽取范式为对原始文本进行编码，然后对编码进行实体解码，常用到的编码方式有 BiLSTM、预训练语言模型等，解码方式有 CRF、Pointer-net、Span 等，比如实体识别中的经典结构 BiLSTM+CRF，以及应用于句子级短语识别的 Bert+Span 模型。

构建信息抽取模型需要大量的标注数据，特别是使用深度学习的模型化方法，对数据的需求较高，这有助于增强模型的泛化性和鲁棒性。而在医疗领域，受限于信息安全和隐私保护等法律法规的合格性要求，电子病历是不能离院的，为实现电子病历的后结构化，通常的做法是院内数据治理，在院内进行数据标注、模型化训练和推断部署，这严重限制了多中心研究下数据间的彼此赋能。联邦学习相关技术的出现则打破了这种局限，使得数据在合规的前提下依然能够彼此共享，在医疗领域多中心电子病历结构化上使用联邦学习，使得各中心间数据能力得以共享，各中心可持续利用集体智慧持续优化结构化能力。

如行业中，围绕电子病历结构化，构建医学信息抽取横向联邦学习框架 FedCIE（如图 8-12 所示），按预定规范使用实体 & 事件标注平台各中心在院内完成自有数据的标注工作，然后在院内服务器上进行模型训练，FedCIE 控制中心负责在各中心间进行任务调度，主要是综合多中心训练的模型数据，进行全局模型的参数更新，然后再下发到各中心，继续进行模型训练，这一过程循环直至达到预设迭代次数。通过 FedCIE，各中心数据在不外露的情况下，同时使用了彼此的数据能力间接丰富了数据的多样性，增强了信息抽取模型的泛化性和鲁棒性，在后续的迭代中，若一个中心标注数据有更新或增加，并进行了模型增量训练，这也将同时作用于其他中心，在 FedCIE 下所有参与者的所有数据信息都将被彼此利用，进而使得所有参与者都能从中受益。

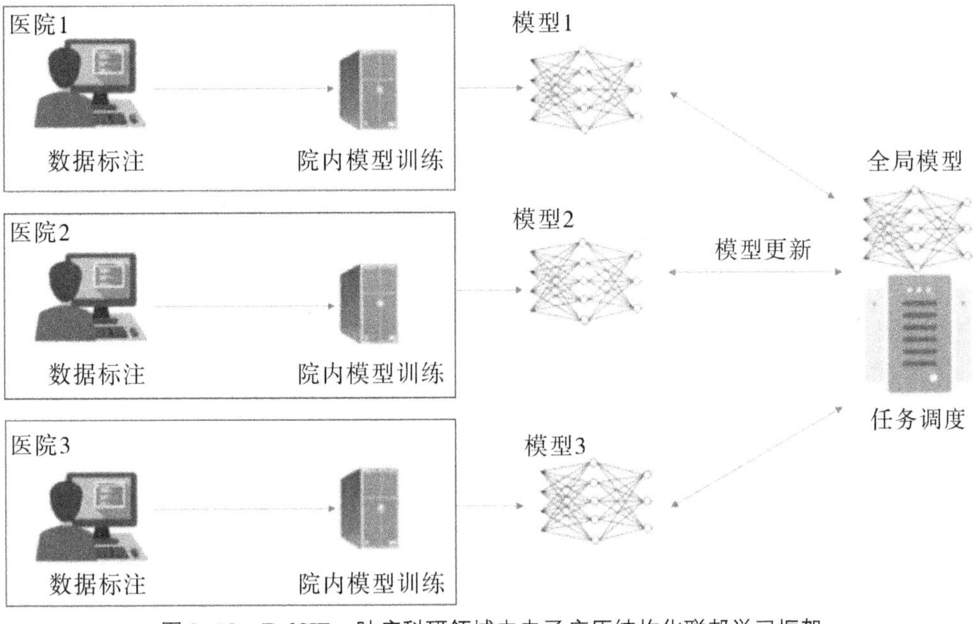

图 8-12　FedCIE：肿瘤科研领域中电子病历结构化联邦学习框架

8.1.5.8　案例八：基于 TEE 的医疗科研数据共享

某科研院所（以下用“科研机构 A”表示）在多年的科研过程中，积累了大约 300 GB 的重要数据资源。国内另一国家部门（以下用“国家部门 B”表示）在对其部门所负责的数据样本进行检验时，需要利用科研机构 A 积累的数据资源进行协同计算，以提高检验结果的准确性。出于保密需要，国家部门 B 数据样本中的原始信息不能让部门以外的其他机构获知；而科研机构 A 出于知识产权保护的目的，也不愿意将自己积累的数据资源以明文方式向其他机构提供数据计算服务。此时可以采用隐私计算来解决科研机构 A 与国家部门 B 之间的数据协同计算问题。由于两者间的协同计算过程均是统计、查询类服务，不涉及 AI 计算服务，因此理论上隐私计算中的多方安全计算技术和 TEE 技术均可以满足该需求。但是，由于多方安全计算技术存在通信开销大的问题，且科研机构 A 的数据资源有 300 GB，如果采用多方安全计算技术，巨大的通信开销将极大增加协同计算服务的时延，因此本案例采用 TEE 技术来解决科研机构 A 和国家部门 B 之间的数据协同计算问题。

方案如图 8-13 所示，该方案采用隐私计算中的 TEE 技术，首先将隐私计算平台部署于科研机构 A 的计算中心中的某台 TEE 设备上。

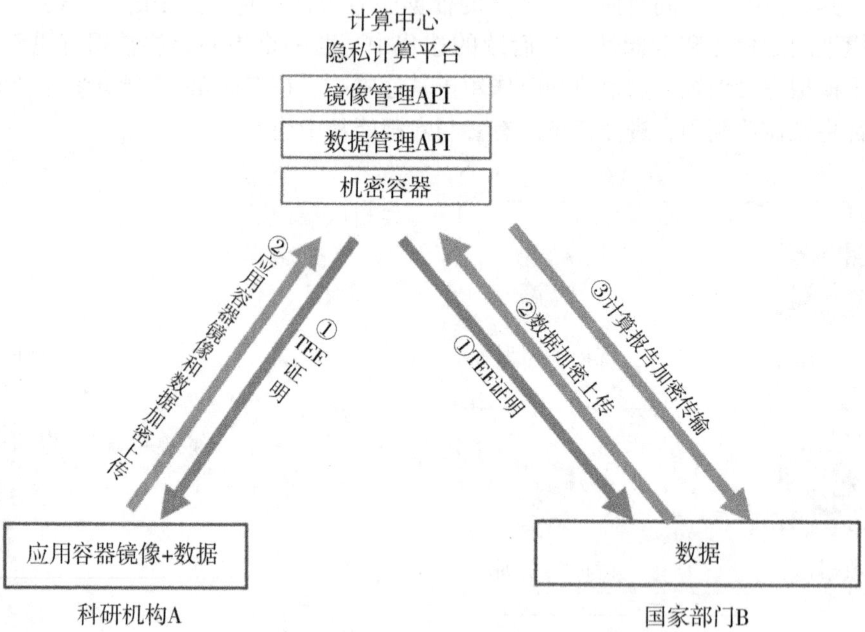

图 8-13　基于 TEE 的科研数据共享

整个过程可描述为：

第一步，计算中心加载隐私计算平台，生成 TEE 证明，传送给科研机构 A 和国家部门 B 进行验证。

第二步，科研机构 A 和国家部门 B 分别与隐私计算平台进行 DH 密钥交换，然后科研机构 A 将计算应用程序（以下简称“应用”）的容器镜像和数据均加密后，调用镜像管理 API 和数据管理 API 传送至隐私计算平台；国家部门 B 将数据加密后，调用数据管理 API 传送至隐私计算平台。

第三步，隐私计算平台在 TEE 环境内对收到的科研机构 A 和国家部门 B 的加密数据进行解密，并利用机密容器组件，在 TEE 环境内解密并加载收到的科研机构 A 的加密应用容器镜像，然后使用科研机构 A 的计算程序、数据资源以及国家部门 B 的数据进行计算，得到计算结果，并生成计算报告，加密后传送给国家部门 B。计算报告中，含有计算结果、用户计算的应用 hash、数据 hash 及隐私计算平台签名。最终国家部门 B 收到计算结果和报告后，利用签名验证算法对计算结果进行验证，验证通过则接受该计算结果。

整个方案执行过程中，其一，科研机构 A 的应用程序无须修改即可运行于隐私计算平台，省去了代码重构的工作；其二，隐私计算平台采用“一次一密”的方式与各方进行机密传输，确保了数据传输过程的安全性；其三，隐私计算平台对用户应用程序、数据和计算结果实现机密保护，确保了用户应用程序、数据及计算结果真实可信；其四，隐私计算平台在 TEE 设备上以机密容器形态运行，确保平台管理员无法偷窥隐私计算平台中的数据；其五，平台内的用户应用程序 / 数据可销毁，平台管理员无法复制、重演。综上所述，整个方案保证了科研机构 A 和国家部门 B 在保证各方数据私密性的前提下，实现了数据协同计算服务。

8. 1. 6　多中心隐私计算平台（PCP）

隐私计算技术实现上有三种思路：①以密码学为核心的同态加密、多方安全计算；②融合隐私保护的分布式联合建模；③依托可信硬件的实现。不同厂商使用通用或特定硬件，集成一种或多种隐私计算技术，发布隐私计算平台软件、一体机。由于不同隐私计算平台提供商技术、场景侧重不同，少有同时支持联邦学习、多方安全计算、机密计算的一体化隐私计算平台。

下面将以某隐私计算团队的多中心隐私计算平台（PCP）为例，介绍隐私计算平台架构及特点。

8. 1. 6. 1　隐私计算平台架构

隐私计算平台自上而下分为业务层、应用层、接口层、计算组件层、资源编排层、基础设施层（如图 8-14 所示）。用户通过应用层（Web 界面）参与隐私计算，应用层提供了任务管理、区块链与日志管理、数据管理、镜像管理、用户管理等常用功能模块；应用层调用接口层的接口实现交互，同时接口层也可作为对外接口，与隐私计算其他参与方进行交互；针对不同的隐私计算任务，接口层调用计算组件层的不同算法完成计算；平台的部署、生命周期的维护则是通过资源编排层来实现的，分布式计算、存储系统为大数据提供支持，Kata Containers、Kubernetes 为（机密）云原生化提供支持；基础设施层提供了算法、存储、可信执行环境、云原生等基础设施。

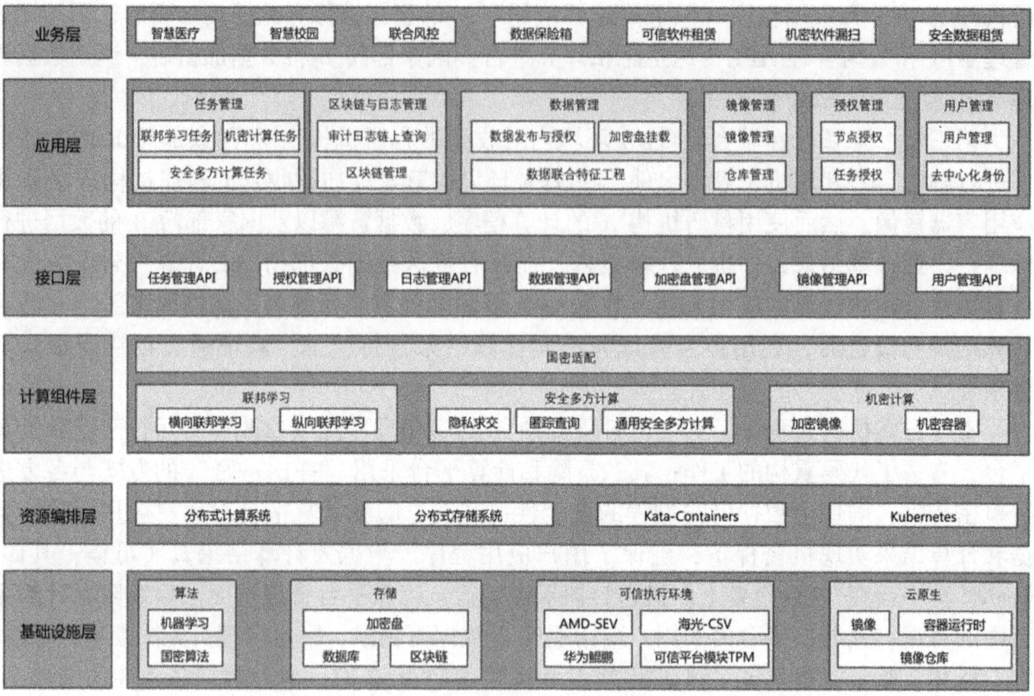

图 8-14　隐私计算平台架构

（1）业务层：隐私计算平台可对接各行业，如智慧医疗、智慧校园等；创新研发“数据保险箱”“机密软件扫”“可信数据租赁”等隐私计算平台应用，为数据自用、数据共享提供安全防护。方便对接各行业，定制开发成本低。

（2）应用层：展示层为隐私计算全流程提供可视化操作界面，降低隐私计算使用门槛，为数据上传、数据授权、联邦学习任务运行监控等操作提供用户友好的界面，允许一键建模、灵活调整参数等操作，借助区块链技术，隐私计算平台实现了审计日志区块链存证和去中心化身份功能。

（3）接口层：接口层涵盖了隐私计算平台常用接口，如任务管理 API、数据管理 API、镜像管理 API、加密盘管理 API 等。其中任务管理 API 可调用计算组件层的联邦学习、多方安全计算、机密容器三种隐私计算组件，实现隐私计算任务的提交及运行。

（4）计算组件层：计算组件层涵盖了联邦学习、多方安全计算、机密计算三种隐私计算组件。机密计算层内置了常见的横纵向联邦学习算法，并实现了国密适配、通用多方安全计算、隐私求交、匿踪查询等多方安全计算算法，可根据业务场景随时新增算法，支持算法热部署。计算组件层还内置了机密容器，允许隐私计算任务以机密容器形式运行在 TEE 环境中。

（5）资源编排层：资源编排层提供分布式计算、存储系统；针对云服务、机密计算提供 Kata Containers、Kubernetes，实现机密容器的云原生部署及编排；隐私技术平台拥抱云原生，部署运维方便。

（6）基础设施层：基础设施层提供了计算、通信、存储基础设施和区块链

Hyperledger Fabric 。Tensorflow/Pytorch 作为 AI 引擎协助建模；Eggroll、Spark 作为分布式计算系统协助计算任务运行；RollSite 作为通信引擎协助联邦间通信；Mysql、HDFS 作为存储系统存储隐私计算中间过程数据。AMD-SEV、海光 CSV 可作为物理设备来部署隐私计算平台。

隐私计算平台各层次间的关系如图 8-15 所示。

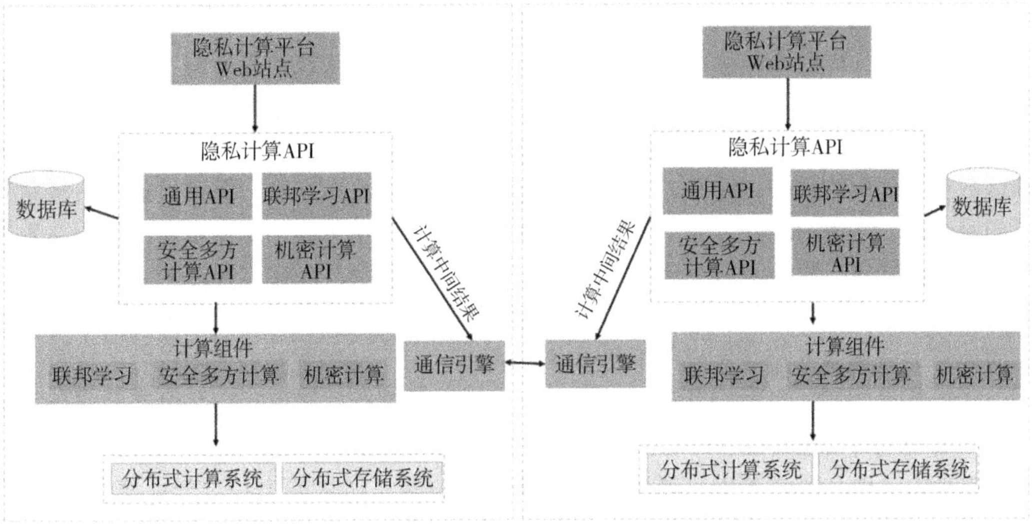

图 8-15　隐私计算平台各层次间的关系

8.1.6.2　隐私计算平台能力

（1）数据管理：隐私计算平台提供统一数据中心，支持文本文件、数据库等多种数据源接入；提供数据发布、授权管理等功能来满足数据合规审批、最小化原则。

（2）联邦学习：隐私计算平台提供逻辑回归（LR）、梯度提升树（GBDT）、神经网络（DNN）、迁移学习、聚类算法等常用主流算法，可供用户直接快速调用；支持横纵向等常见联邦建模方式，满足用户进行跨机构、跨行业间的联合建模需求；内置基于可信执行环境的联邦学习算法，在有 TEE 的环境中，可大幅提高联邦学习算法效率。

（3）多方安全计算：隐私计算平台针对常用的多方安全计算任务如隐私求交（PSI）、匿踪查询（PIR）等，内置优化后的专用算法，以供用户直接快速调用。其中 PSI 专用算法分别基于 RSA、DH、椭圆曲线等主流加密算法进行实现，确保各参与方仅知道共同交集结果，保护非交集部分的数据隐私性，保障实际落地应用。PIR 基于 OT 不经意传输协议进行实现，确保在查询方向服务提供方进行查询时，隐藏保护查询条件和查询结果。隐私计算平台还支持通用多方安全计算（GMPC），提供 Python、SQL 等安全计算脚本编译器，用户可根据实际场景选取 MPC 专用算法或 GMPC 来进行安全计算。

（4）机密计算：隐私计算平台支持用户程序以容器化的形式运行在可信环境中，原有机密计算程序无须修改，可直接运行于 TEE 环境；支持程序多任务并发运行和数据共享；支持 PB 量级的数据分析和计算，数据规模不受内存大小限制；支持计算结果的可证明性，在计算完成后输出带有签名的计算报告，确保软件、数据及计算结果真实可信。

（5）机密容器形式部署：支持以机密容器形式部署隐私计算平台，镜像、内存都被加密，确保隐私计算平台程序的完整性和机密性。支持用户以低成本方式参与、体验隐私计算平台，作为隐私计算参与方，用户无须购买传统硬件设备和隐私计算平台，仅需在隐私计算平台供应商或其他参与方处租用以机密容器形式部署的隐私计算平台即可。

（6）数据保险箱：隐私计算平台内置数据保险箱，基于可信硬件与可信执行环境技术，为数据以及基于数据的应用提供了一个保密的执行环境，使得应用在数据保险箱内能够正常运行，而数据保险箱外无法以任何方式窃取或篡改数据与应用。基于数据保险箱可完成如数据租赁、软件租赁等常见任务，具有如下优势：①安全性高。基于软硬件一体的保护机制，数据保险箱保证攻击者即使能够直接获得存放数据的硬件，也无法窃取运行在硬件中的数据；保证了一线操作工对数据的可用不可取，保障了数据出域状态下的安全性。②使用便捷。基于 TEE 相关技术，原有应用只需小幅调整即可运行在数据保险箱内，同时应用的使用逻辑不发生改变；保证了使用、迁移与开发的便捷性。③性能卓越。基于特殊的可信硬件设计，使数据保险箱内应用执行效率相比传统硬件仅损失不到 40%，显著优于基于密码学等的方案。

（7）安全增强：针对隐私计算平台底层密码算法进行代码审计，并对部分密码算法的代码实现进行安全增强，同时实现计算组件层的国密算法适配；针对联邦学习中存在的投毒攻击、隐私泄露等安全风险，增加相应的检测及防御能力；基于可信执行环境，增加并实现隐私计算平台的“可信隐私计算”能力。

8.1.6.3 隐私计算平台关键流程

图 8-16 展示了隐私计算平台的关键流程。隐私计算平台的参与方有两类：应用方和数据提供方。应用方负责隐私计算任务的创建、程序、数据的选择；数据提供方负责提供数据，对数据、计算任务进行授权。应用方和数据提供方首先登录隐私计算平台，上传数据，数据提供方上传数据时还需选择数据的授权方。应用方创建隐私计算任务，根据场景，可以选择联邦学习、多方安全计算或机密计算组件。应用方选择本方数据、合作方数据，配置隐私计算相关参数，向数据提供方发起隐私计算任务请求。在收到隐私计算任务请求后，数据提供方检查任务信息，可选择同意授权或拒绝授权。如果数据提供方同意授权，应用方启动联邦学习、多方安全计算、机密计算任务；若数据提供方拒绝授权，应用方则终止此次隐私计算任务。

8.1.7 传染病疫情防疫系统

随着大数据融合应用和隐私保护的双重需求驱动，各地政府对医疗数据要素高度重视，隐私安全计算等一类技术也参与到相关建设项目的规划中。要实现真正的落地应用，不仅是技术的支持，更需要行业各方的协作，传染病多点触发监测预警信息系统正是隐私计算在医疗领域多方协作的经典案例。通过打通全民健康平台、政务数据平台，关联卫健、医保、社保、民政、出入境、教育、气象监测及空气质量等数据，实现病例和症

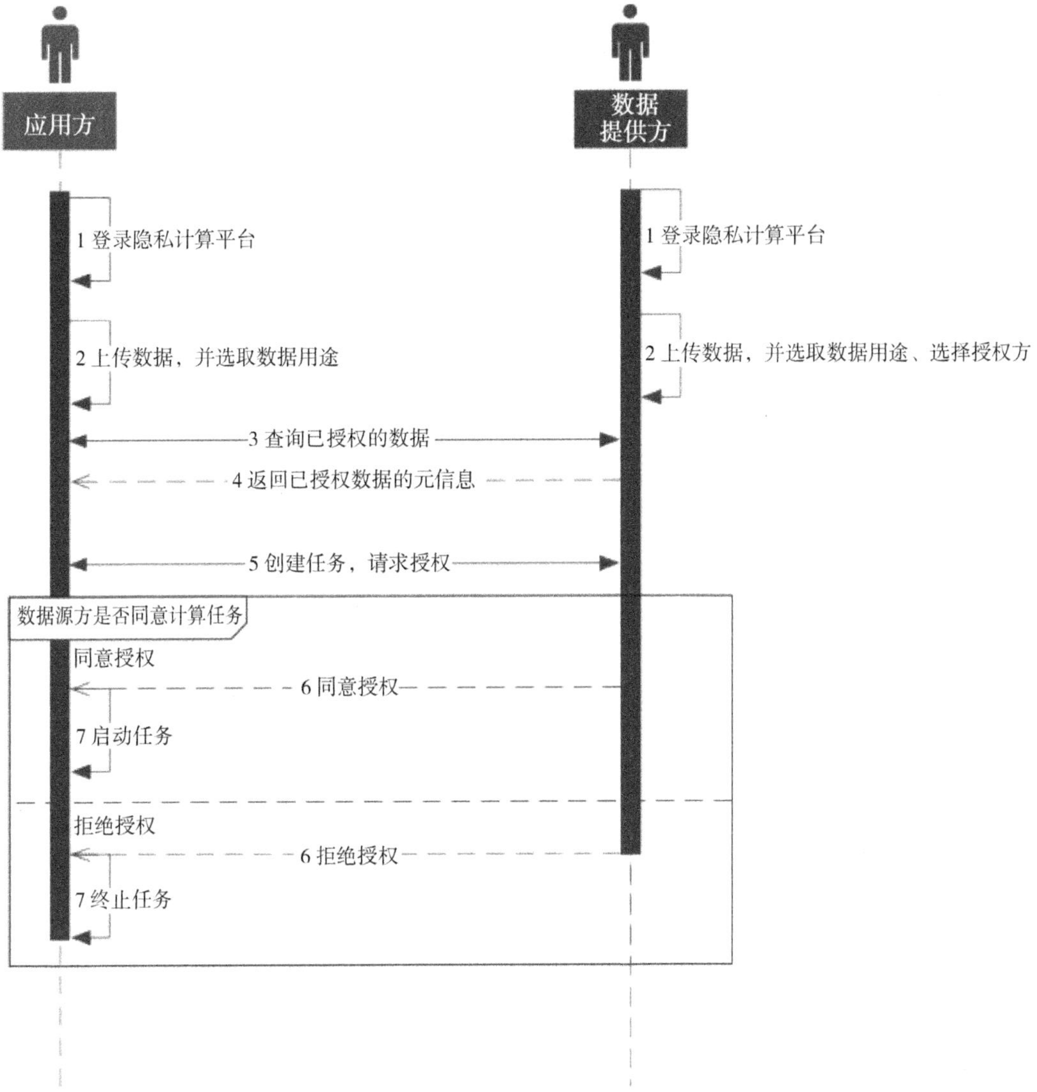

图 8-16　隐私计算平台的关键流程

状监测信息直接抓取、实时汇集。基于这些数据的联邦学习时空预测模型，不仅可以提前数天预知高风险人群的数量，还能够帮助医生提高传染病诊断的准确率。

8.1.7.1　案例一：海南省新发和突发传染病智慧化多点触发预警及诊断新技术研究

海南省是我国唯一的热带海岛省份，登革热病毒、诺如病毒等引发的公共卫生事件已屡见不鲜。这些公共卫生事件的发生造成了大量的人员伤亡、财产损失和严重的社会危害，也对社会发展、国家安全、国际政治带来了巨大的挑战。因此，预防和控制重大疾病尤其是不明原因的新发和突发传染病极其有可能造成的公共卫生事件已成为各国政府和民众高度关注的公共议题。

针对当前新发突发传染病的监测和超前预警存在的问题，同时解决目前诊断技术瓶颈，加快提升检测能力，落实好早发现、早诊断、早隔离、早治疗的措施。

“新发和突发传染病智慧化多点触发预警及诊断新技术研究”是海南省科技厅的2021年海南省重大科技研发计划，该项目的实施可以完善传染病疫情和突发公共卫生风险事件的哨点监测体系，提高风险评估监测的敏感性和特异性，建立新发和突发传染病的多点预警触发平台，助力健全新形势下的多渠道传染病监测预警体系（如图8-17所示）。

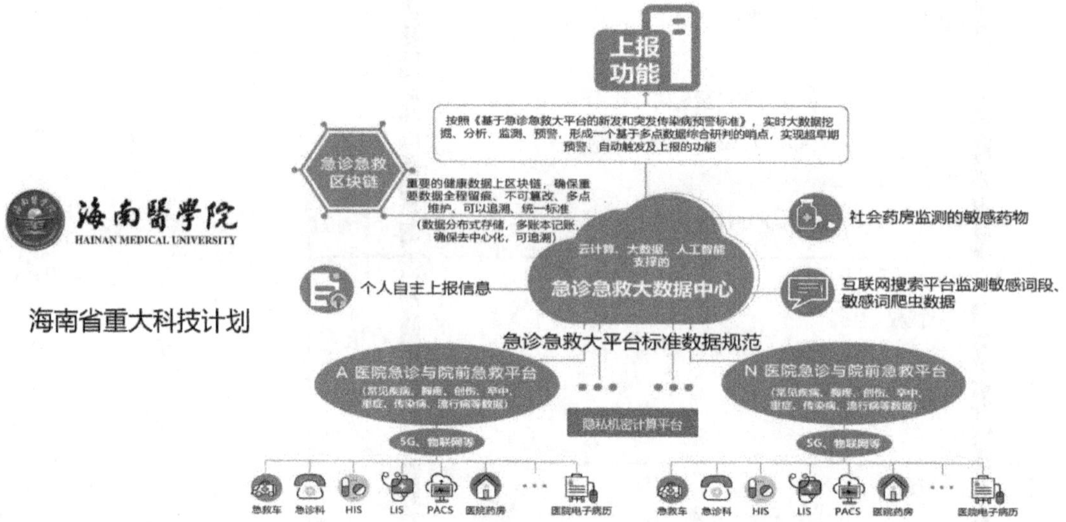

图8-17　海南省新发和突发传染病智慧化多点触发预警及诊断

项目梳理急诊急救大平台相关数据源，研究不明原因新发传染病和突发公共卫生事件智慧化多点监测预警数据标准；构建云计算、大数据、人工智能技术支撑的急诊急救大数据中心；采集医院急诊急救大平台、药店监测的敏感药物信息、互联网搜索平台监测敏感词段、互联网敏感词爬虫数据等多点的急诊急救大数据；构建急诊急救区块链；研究急诊急救大数据超早期预警自动触发及上报功能；探讨新发传染病和突发公共卫生事件的原因及相关机制，验证多点监测预警体系；设计合成新型纳米材料，利用高灵敏检测信号，构筑检测体系并进行临床检测与效能评价，开发具有高敏感度、特异性、准确性的临床诊断新技术。项目的实施预期可以完善传染病疫情和突发公共卫生事件监测系统，提高评估监测敏感性和准确性，建立智慧化预警多点触发平台，健全多渠道监测预警机制。创新建立基于新型纳米材料的新发和突发传染病诊断技术，搭建病原核酸、抗原和抗体多维度检测平台，提高实时分析、快速集中研判的能力。这将进一步提升海南省传染病防控体制机制，健全公共卫生应急管理体系，促进应对新发和突发传染病的防控能力，保障人民健康，有效推进自贸港建设和海南省经济社会全面、协调、可持续发展，并为全国传染病防控体系的建立和完善提供理论、技术支持和参考依据。

依托隐私计算技术，在带有隐私保护的前提下按照《基于急诊急救大平台的新发和突发传染病预警标准》，实时大数据挖掘、分析、监测、预警，形成一个基于多点数据综合研判的哨点，实现超早期预警、自动触发及上报的功能。其中，重要的健康数据上区块链，确保重要数据全程留痕，不可篡改，多点维护、可以追溯、统一标准（数据分布式存储，多账本记账，确保去中心化，可追溯。

8.1.7.2　案例二：传染病多点触发监测预警信息系统

利用隐私安全计算、人工智能、大数据等技术赋能各级医疗机构，进行多部门数据资源整合，精准筛选、消除误报，实现数据驱动的智能传染病防控。这不仅仅是医疗数字化的有效运用，更是城市数字化转型实践的深刻体现。通过将传染病多点触发预警监测平台与智慧城市运行管理中心有机结合，宜昌市形成政府协同管理的一体化城市运行管理体系，实现城市级医疗信息的全面感知智能化、态势监测可视化、事件预警可控化。

通过传染病多点触发监测预警平台建设，打通全民健康平台、政务数据平台，关联卫健、医保、社保、民政、出入境、教育、气象监测及空气质量等数据，实现病例和症状监测信息直接抓取、实时汇集，平台有效预警高达 700 次/月，法定传染病网络直报运行率为 100%，医疗机构传染病漏报率城区低于 2%、县市低于 4%。同时，持续进行数据治理任务，对于自然语言描述的医疗主观数据进行结构化处理，效率比传统方法提高 10 倍以上，通过哨点监控辅助诊断 1 万次/月，症候群预测准确率达到 88%。通过将传染病多点触发预警监测平台与智慧城市运行管理中心有机结合，宜昌市形成政府协同管理的一体化城市运行管理体系，实现城市级医疗信息的全面感知智能化、态势监测可视化、事件预警可控化。同时，各区、各部门进一步形成协调联动机制，提升跨不同区域、跨多个部门、跨不同领域的协同处置能力，加速突发已知以及未知的传染病事件响应效率和处置速度，推动从被动式、应急式向主动式、预警式疾控管理模式转变。

8.1.8　医院数据资产管理

案例一：医院数据资产管理平台

《企业会计制度》第九条指出，资产是指过去的交易、事项形成并由企业拥有或控制的资源，该资源预期会给企业带来经济利益，并可以通过货币来计量。但资产的内涵及外延随着时代发展而改变，从实物到专利、客户、品牌、商誉等。大数据正逐步成为新兴生产要素和基础资源，能够被重复利用或组合使用以便创造价值。越来越多企业和组织意识到应构筑大数据资产以提升核心竞争力，比如支付宝的金融信用数据资产、微信的社交及个人偏好数据资产、政府部门的政务数据资产等。健康医疗大数据资产的价值实现有两种途径：一是直接利用大数据进行医疗业务模式及信息化模式的创新，创新直接带来社会效益和经济效益，如利用大数据来降低医疗成本（卫生行政决策、医疗诊断、疾病防控等直接和间接成本等），称为现实价值；二是利用大数据拓展原有信息化服务和应用，创造新的社会效益和经济效益，如通过大数据向临床人员、卫生管理人员、病患等提供更优服务的选择机会等，称为选择权价值。无论何种价值，都要求保值和增值，保值体现在已经积累的大数据及其正在成熟推进的应用，增值则体现在不断拓展大数据获得渠道，包括内部渠道（如来自医疗卫生机构持续新增数据的全量采集以及历史数据整合）和外部渠道（如借助政府数据开放而免费获得的公共数据或通过数据交易有偿获得的必要数据）。

通过构建院内隐私计算平台，某三甲医院将治理后的院内数据形成标准化数据资产，以数据资源目录的形式向院内职工提供数据服务（如图 8-18 所示）。关键步骤包括：

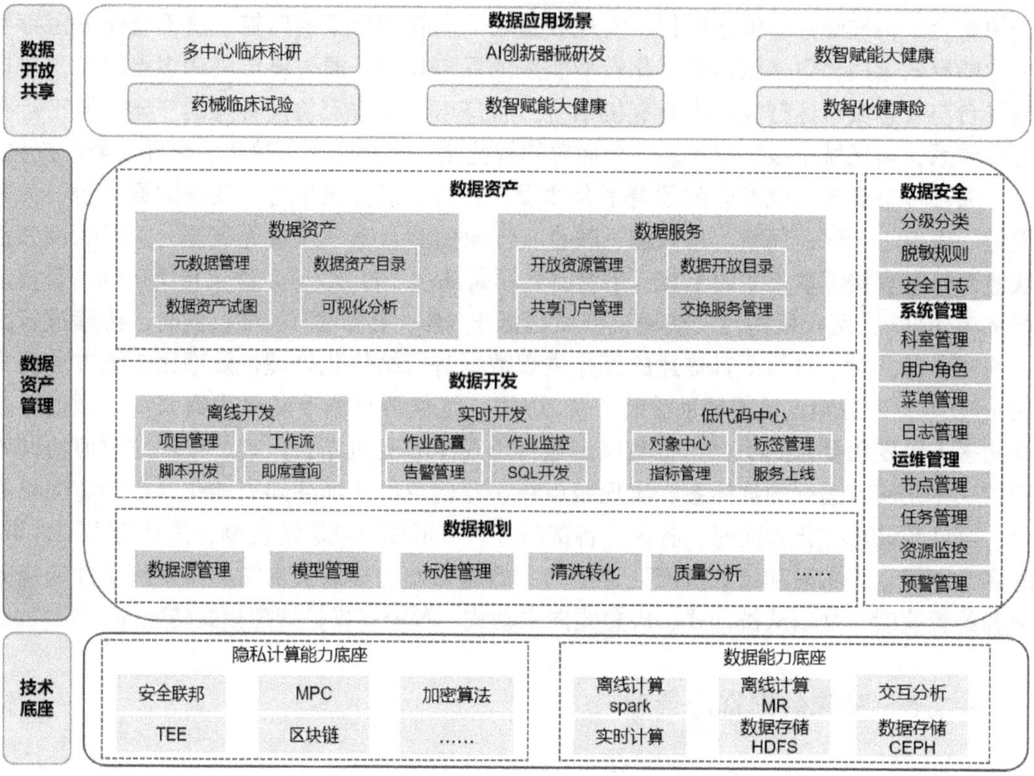

图 8-18　数据资产管理平台功能架构

第一，院内数据申请与授权。院内医师获取的外部数据，如实验室数据、测序数据等，通过数据所有方上传至平台，并设置数据访问权限，实现外部数据内部化，支持平台用户进行数据分析作业。

第二，敏感数据可用不可见。药品使用信息、患者个人隐私信息等关键信息，可以在不可见前提下进行模型训练，开展某种药品在特定疾病下使用的频率等统计学方面的研究，但不涉及直接统计某个药品的使用量。

第三，集成计算与存储能力。隐私计算平台提供的第三方应用以及自方的应用可以让用户在平台上进行全部的数据相关作业，结果可在平台上进行验证或应用。

8.1.9　多中心临床辅助决策建模

8.1.9.1　案例一：建立肿瘤患者静脉血栓栓塞（VTE）发生的风险预测模型

联邦学习能够实现基于不同来源的预测性建模，这可以为临床医生提供更多关于早期治疗患者的风险和益处的见解。静脉血栓栓塞（VTE）是癌症患者常见的心血管并发症，已成为造成癌症患者死亡的第二大病因。VTE 已构成医疗机构内部医疗质量和医疗安全的潜在风险，成为临床医护人员和医院医务管理者面临的现实严重问题。临床上多个科室的患者都存在 VTE 发生风险，其发病过程隐匿、临床症状多变且不典型，容易发生误诊、漏诊，一旦发病，致死率较高；同时 VTE 又是一种可在早期通过积极预防加以避免的疾病，有效的预防措施可以显著降低该疾病的发生率，规范的诊断与治疗策略可以大大降低其病死率。联邦学习是连接多家医疗机构电子病历数据的可行方法，允许医疗机构在保证隐私的情况下分享经验，而不是数据。在临床辅助决策场景中，通过对大型和多样化的医疗数据集的反复改进学习，机器学习模型的性能将得到显著提高。在每家医院部署隐私安全计算节点，构建一个联邦学习模型，保证各家医院的大量病案数据在原始数据不出域的情况下，通过数据训练有效提升临床决策系统的准确率。

该项目的背景是针对肿瘤患者静脉血栓栓塞（VTE）风险的预测和干预。传统上，医疗机构的数据往往分散在各个独立的系统中，难以有效地整合和共享。而多中心协作医院的联合建模能够集合多个医疗机构的数据，从而扩大了训练模型的样本规模，提高了模型的准确性和泛化能力。这种联合建模的方式允许多方共同参与模型的训练过程，但又不需要共享敏感的原始数据，保护了数据的隐私和安全。

横向联邦学习作为一种关键技术，能够在各个医疗机构之间进行模型参数的共享和更新，而不需要将敏感的患者数据进行传输。在该项目中，多家医疗机构可以共同训练一个目标检测模型，利用各自医院内的检验、检查、诊断和病例等数据，进行实时的预测和干预。通过联合建模和横向联邦学习，项目团队能够将分散的数据资源整合起来，提高了模型的性能和效果。

基于多中心协作医院，多家医院联合建立肿瘤患者静脉血栓栓塞（VTE）发生的风险预测模型，采用横向联邦学习解决方案显著扩增有效训练数据，支持多家医疗机构联合训练同一目标检测模型（如图 8-19 所示）。该项目以“数据不出域”为基本原则，实现联邦训练模型由单个机构向多方联合转变，将项目模型性能提升近 30%以上，帮助患者及时规避并发症风险。该项目利用患者院内的检验、检查、诊断、病例等数据，建立有效的深静脉血栓形成和肺栓塞实时预测模型，解决缺乏早筛工具的问题，优化预防方案，提高干预率，降低漏诊率。

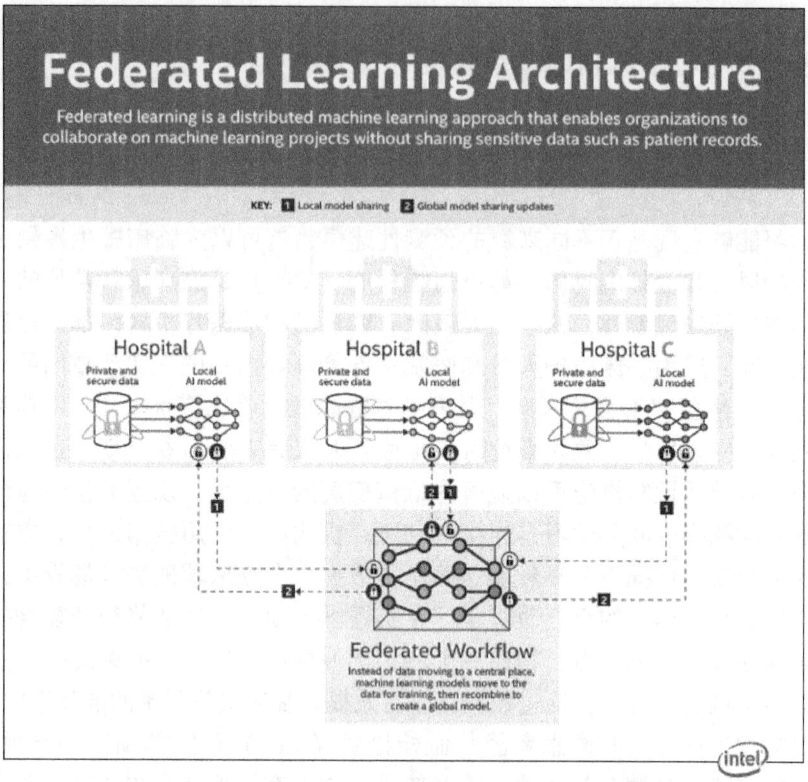

图 8-19　联邦学习赋能多中心临床辅助决策建模

这个项目的核心目标是提高肿瘤患者静脉血栓栓塞（VTE）风险的预测准确性，并及时进行干预，以避免并发症的发生。通过利用多个医疗机构的数据，建立起有效的预测模型，可以及时发现高风险的患者，并采取相应的预防措施。这对于提高患者的生存率和生活质量具有重要意义。

此外，该项目还解决了缺乏早期筛查工具的问题。传统上，缺乏有效的工具来预测和筛查患者的风险，导致漏诊和延迟干预的情况。通过建立实时预测模型，利用机器学习和数据分析技术，可以快速准确地识别高风险患者，并为他们提供个性化的预防方案，以降低并发症的发生率。

8.1.9.2　案例二：用于前列腺癌早期风险评估的临床辅助决策模型的真实世界多中心回顾性研究

前列腺癌（PCa）是男性泌尿系统的恶性肿瘤之一，近年来前列腺癌的发病率呈显著上升的趋势，大多数前列腺癌患者因体检发现肿瘤标志物前列腺特异性抗原（PSA）升高进一步检查确诊，且一部分患者初诊时已发生转移，早期诊断可显著改善患者预后，目前前列腺癌筛查的最常用标志物是 PSA。早期前列腺癌一般是通过 PSA 筛查找到线索，然后进行深入的检查，如核磁、前列腺穿刺活检，帮助明确诊断。但它并不是前列腺癌的特异性标志物，用于早期诊断前列腺癌不太满意，导致了过度诊疗，早期前列腺癌一般是通过 PSA 筛查找到线索，然后进行深入的检查，如核磁、前列腺穿刺活检；帮助明确诊断。最终确诊前列腺癌要通过前列腺的穿刺活检，可以经直肠或者经会阴进行穿刺，取前列腺组织进行化验，通过病理检查诊断前列腺癌，但前列腺穿刺活检又是一种有创性质的检查，患者接受程度往往较低。为解决这一难题探寻一种既能早期发现前列腺癌又具有无创、简便、经济、高效优点的综合评估辅助决策手段成为必然。

某三甲医院为明确影响前列腺癌穿刺阳性率的影响因素，为在早期诊断时改进前列腺癌穿刺活检策略提供循证医学证据，本研究回顾性观察 2012 年 7 月 1 日至 2017 年 6 月 30 日间，在 7 家三甲医院首次接受前列腺穿刺的患者，旨在真实世界中回顾性观察前列腺不同穿刺方式、穿刺前 PSA 水平、穿刺针数、基本疾病情况的阳性率，从而评价前列腺穿刺检出率的影响因素［tPSA、fPSA、PSA 密度（PSAD），即血清 PSA 浓度与前列腺体积的比值、睾酮水平、Gleason 评分、直肠指检 DRE、MRI 检查等］。采用逻辑回归分析方法，基于联邦统计技术对既往的研究进行复现，发现基于密文的安全联邦统计与传统的明文统计方法计算结果一致，得出术前 tPSA、MRI、DRE 是前列腺癌穿刺阳性结果的独立危险因素，并且多参数加权之后的评估价值远远大于单个参数的准确度，从而为未来开发前列腺癌风险综合评估辅助决策工具奠定了理论基础。

8.1.9.3　案例三：基于横向联邦的多模态卵巢肿瘤诊断应用研究

卵巢癌是影响女性健康的恶性肿瘤之一，据流行病学调查结果显示，位于全球女性生殖系统恶性肿瘤发病的第三位，患者死亡率居于第二位，由于其发病恶性程度高，对女性健康造成巨大威胁，同时也造成极大的卫生经济负担，能够早期诊断并进行针对性治疗对促进女性健康有重要价值。由于缺乏临床症状，卵巢癌一旦发现就是晚期，根据研究结果手术治疗仍是卵巢癌治疗的重要方式，R0 切除方能实现卵巢癌患者生存获益最大化，因此，能够早期发现并治疗对于提高患者生存率防止复发有重要意义。

为提高临床对卵巢肿瘤的早期识别能力，提升卵巢肿瘤患者预后，基于多模态数据构建 AI 辅助的卵巢肿瘤诊断应用。以北京市某三甲医院为主中心联合三家医院的妇产科，通过横向联邦实现多中心数据联通，构建基于 AI 的多模态卵巢肿瘤辅助诊断系统，在各中心数据不出域，确保数据隐私安全的情况下，实现卵巢肿瘤辅助诊断 AI 所需的多模态数据融合。

首先，收集超声、MRI 和临床指标性数据，包括年龄、体重指数、孕产次、绝经状态、恶性肿瘤家族史、主诉、病程时长、生物标志物、糖脂代谢指标、术后病理等数据，形成国际首个支持 AI 任务的多模态卵巢肿瘤公开数据集，并形成多模态数据集规范，实现数据有效共享。

其次，在此基础上，以手术病理为标准，通过卷积神经网络技术实现多模态影像多分类智能识别，再与多维临床数据进行特征级融合，训练和验证具备精准预测至少前十位常见病理类型的卵巢肿瘤辅助诊断模型。

最后，运用隐私计算、联邦学习的方法开展多中心、前瞻性验证和优化上述模型，最终形成能对绝大多数卵巢肿瘤进行病理类型预测的临床辅助诊断系统，通过验证后并应用于临床。

8.1.10 基于隐私计算的第三方癌症筛查

案例一：基于隐私保护计算的第三方机构癌症数据筛查

以某多发癌症的筛查应用为例（如图 8-20 所示），传统方式常常是利用第三方的体检机构或者健康数据分析机构作为数据集使用方，从已有的健康体检数据系统中提取参与该类癌症早期筛查人群的原始数据，并将其导出到外部平台。然后利用自行开发的癌症筛查模型进行计算，以评估筛查手段的敏感度和特异性。这种做法存在一个问题，即原始数据失去安全保护并离开平台，数据所有者丧失了对该部分数据的所有权和使用权的掌控。如果第三方机构在未经数据所有者或平台管理者授权的情况下将数据用于其他目的或者擅自发送给他人使用，可能会造成灾难性后果。为解决这一问题，隐私计算方式提供了全新的处理方法。在隐私计算平台中，原始数据不会离开平台，只有数据的“价值”可以被输出。用户在平台内找到所需数据后，需要申请数据使用授权。只有获得授权的数据才能在平台内部进行加工和计算，然后提炼出的数据价值才能从平台中输出。第三方团体仅需评估癌症筛查手段的灵敏度和特异性，即平台所需输出的全部数据。通过隐私计算平台实现了“不分享原始数据的所有权，而是分享计算数据的价值”的理念，对医疗数据的开放共享具有重要意义。

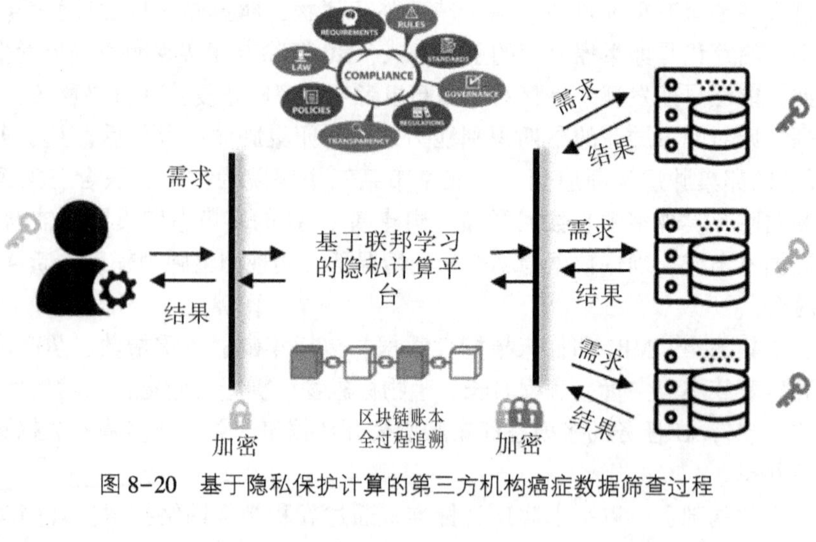

图 8-20 基于隐私保护计算的第三方机构癌症数据筛查过程

8.1.11 基于隐私计算的患者线上问诊平台

案例一：基于隐私保护计算的皮肤病线上问诊平台

传统的皮肤病诊断通常依赖于医生的经验和观察，而数字智能诊断平台利用人工智能算法和大数据分析，能够快速、自动地对皮肤病图像进行分析和诊断，大大减少了医生的工作负担，提高了诊断的准确性（如图 8-21 所示）。通过远程医疗和协作功能，患者可以在家中或基层医疗机构进行图像采集，并通过平台与专业医生进行远程会诊。这样可以减少患者因为就医而产生的时间和经济成本，提高就医的便利性。同时，专业医生可以通过远程会诊提供及时的诊断意见和治疗建议，解决了地域医疗资源不平衡的问题。这将大大改善了患者的就医体验，提高了医疗服务的质量和效率，同时平台结合隐私计算技术为线上诊疗全流程提供可靠的隐私保护。

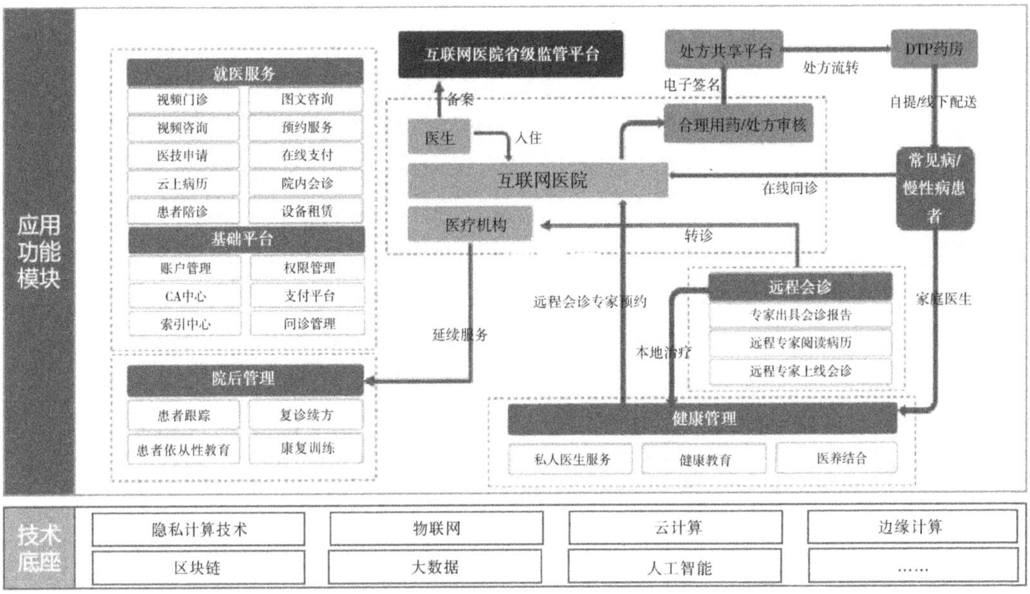

图 8-21　基于隐私保护计算患者线上问诊平台功能架构

平台利用先进的人工智能技术，结合大数据和算法分析，能够对色素性皮肤病进行智能化诊断。患者可以选择所需的服务类型，如色素性皮肤病诊断、咨询等。根据所选择的服务类型，患者可以选择拍摄或从手机相册中上传色素性皮肤病的照片。通过输入患者的病情描述、上传相关照片等信息，平台可以快速准确地给出初步诊断结果，辅助医生进行诊断。根据医生的诊断，患者可能需要接受一定的治疗措施。医生会开具处方药物、提供外用药物或其他治疗建议。同时，医生也会安排后续的随访，观察病情变化，并根据需要调整治疗方案。

平台严格遵循相关的隐私保护法规，平台将联通多个医疗机构和患者的信息，为了保证各方数据的安全以及业务的完成，采用隐私保护计算技术中的安全联邦实现异地数据的联合分析和业务对接。对患者上传的个人信息和照片进行保密处理。在数据共享过程中，系统可以对患者的个人身份信息进行匿名化处理，将个人身份与数据分离，确保患者的隐私得到保护。患者的隐私和数据安全得到有效保护，使患者能够放心使用平台进行诊断。

8.2 医药应用

8.2.1 受试者招募

案例一：隐私保护计算助力临床药物试验受试者招募

当今时代，随着国内创新药快速发展，临床试验项目数随之激增，从业人员显得供不应求；此外，高度依赖人工的传统临床试验结果准确性亟待提高；加之趋严的监管不断提高临床试验成本，申办方降本增效的需求日益迫切。近年来，随着中国创新医药市场的快速发展，以及药品相关临床研究需求的日益加剧，临床研究行业既享有规模增长所带来的红利，也面临着日益复杂的需求所带来的挑战：如何促进行业各方跨组织协作，建设高效的线上协作体系，完成统一、高质量的临床试验数据收集，成为行业各方面临的难题。作为新药研发的必经之路，临床试验属于高度复杂的过程，包含数据、中心筛选、启动、患者招募、试验监察、临床数据报告递交及存档等一系列环节，各环节之间需要高度协同，同时每个节点也都面临严苛的监管要求。对于这一系列来自不同参与方的需求，数字化给出了可行的解决方案。目前，数字化转型是临床研究突破各类因素影响下发展瓶颈的重要手段之一。随着信息化的发展，大数据理论与药品应用研究的结合，使得研究方法和内容创新有了无限可能性。在庞大数据库和分析平台基础上，引入数字化实现临床研究的质量与效率平衡，可以实现临床研究风险的管控，为临床试验的从业者带来预见性信息，同时，对既往的标准化数据可以提供类似的行业基线参考。以患者为中心的，数字化技术加持的临床试验平台能更好地实现临床研究资源整合和汇总，各角色方在线实时高效协同，取代传统线下执行与管理盲区，提升现场项目执行效率。信息化阶段让数据“在线”，接下来就是如何将数据有效利用，从而让临床试验的参与人员（受试者、医生和从业人员）和参与组织（临床试验中心、申办方药企或 CRO）在此基础上，产生更有效的连接方式，形成更高效、便捷的协作模式，从而使多方受益，产出更好的结果和收获。

当前行业碰到的主要问题包括：

（1）因药物临床试验的受试者事实上存在的高风险性，研究者与受试者之间信息不匹配以及不对称性、研究者利益的潜在冲突等诸多不利因素的存在，试验受试者的相关权益应当受到医学伦理道德上的尊重，以及法律层面上的有效保护。

（2）试验数据复用难。大量临床科研数据需要重新录入，无法直接利用医院信息系统数据；多中心数据获取困难，数据协同存在障碍；不同医疗机构之间的数据标准差异巨大，且协调难度大，导致各个医院之间的临床试验信息难以共享。

（3）临床试验受试者招募难。受试者招募困难，难以精准找到有效的患者，保留率低，一项临床试验最大的挑战就是招募到足够的受试者。近年来，国内临床试验指南不断完善，方案设计越发严谨，招募患者要求更加精确，极大地推动了中国新药研发的健康发展，却也使得患者入组要求越来越高，临床试验患者招募变得举步维艰。此时，医保覆盖范围也越来越健全，患者可选择的治疗方向更加多样，对于临床研究的参与积极性也随之降低。患者招募需耗费大量时间、金钱。临床试验方案设计再完美，团队再优秀，如果没有按期招募到合适的患者，相当于机器没有原料，将导致整个临床试验进度延迟甚至无法开展。

受试者招募在药物临床试验的“痛点排行榜”上一直居高不下，主要关键难点之一是难以高效触达精准受试者。传统招募环节主要依赖合作研究者们的患者群体、研究者们之间的推荐、CRC 到病房——“人工搜索”等纯人工且效率和精准度都较低的方式。在数字化升级的过程中，基于足够充足的数据以及符合医学逻辑的算法，受试者招募的触达环节也迎来了新的模式和方法。申办方只需要在相应软件系统中输入受试者的入排标准，软件即可在数据库中精准搜索合适的受试者，但该种方式涉及较多个人敏感信息，存在着一定的患者隐私泄露风险。某跨国药企在开展系统性红斑狼疮临床三期试验时，因患者招募涉及较多个人敏感信息，多个临床试验中心成功入组的目标患者仅为个位数，难以支持试验如期进行。基于隐私计算平台，该药企与上海某头部医院合作，通过隐匿求交（PSI）技术（如图 8-22 所示），将患者关键入组条件与院内诊疗数据进行适配，迅速发掘数十个潜在目标患者，推送至相关临床专家进一步筛选。在保护患者隐私的前提下，极大地提高目标患者的选取效率与精确性。

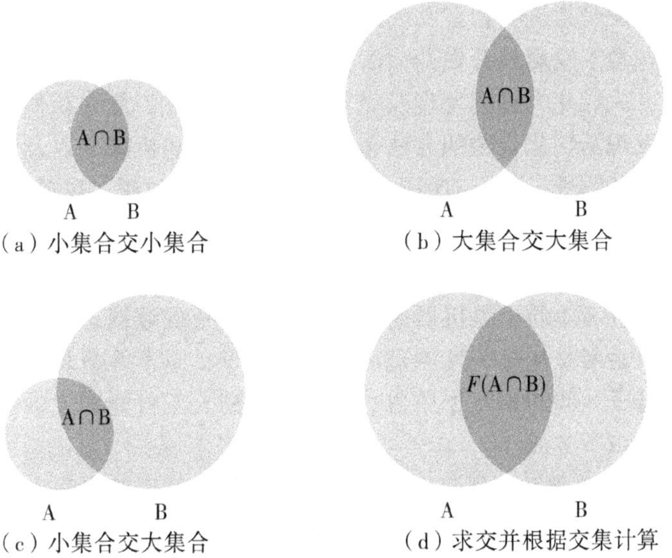

图 8-22　隐匿求交（PSI）技术示意图

从患者资源来看，中国的资源非常丰富，比如，每年新增的肿瘤患者就有 400 多万。但如何把符合条件的患者或受试者引导至临床试验中，路径还不是很畅通。主要问题是信息不对称，大量患者或潜在受试者在基层医院，而临床试验大都在大型三甲医院开展，但即使在大型医院开展，也需要多家医院支持，无法及时协同获取相关患者或潜在受试者信息实现共享。如何打通路径，让合适的患者或潜在受试者进入临床试验中来，还有大量工作需要做。未来，可通过相应的医疗数据标准在不同医疗机构构建面向临床试验的标准数据集，涵盖患者多维信息，形成临床试验数据资产；通过平台的隐私保护计算技术能力，联通不同医疗机构，保证医疗数据不出域，实现面向临床试验的医疗数据共享，同时通过接入医药企业，实现医疗数据的引流和应用，从而促进和加速临床试验进度，协助医药企业完成产业或产品的落地和价值转化。

通过隐私保护计算能力能够实现患者或潜在受试者多维信息的共享和应用。由于临床试验具有非常严格的纳排标准，在历史医疗数据，绝大多数患者已经经过一定的治疗或病情控制，导致积累的共享医疗数据无法适应临床试验的标准，因此需要实现尽可能在诊疗前获取相应患者信息，及时提供给医药企业，以便与患者进行沟通。因此，本平台接入医疗机构的病理系统，根据病理系统出具的最新诊断结果以及通过病理系统与其他系统的前置接入，获取患者的标准诊断结果和额外医疗信息。通过病理系统与隐私计算数据平台的接入实现患者信息的实时共享，同时基于隐私计算数据平台的隐私查询能力，医药企业通过隐私查询算法可实时获取目标医疗机构或地域的患者整体情况，便于医药企业快速开展临床试验以及患者的招募入组。

8.2.2　药物发现模型

目前，药物研发是指从实验室发现活性化合物后反复测试并优化成为安全有效药物的系统工程，其包含了发现和开发两大阶段。药物发现包括三个步骤，分别是疾病相关治疗靶点的确认，先导化合物的发现及先导化合物的优化，最终获得候选药物，进入药物的开发阶段。发现活性化合物的方法包含偶然发现、随机筛选以及理性设计等。药物开发阶段是对候选药物进行临床前评价和临床试验评价的过程，需要对候选药物的药代、药理、毒理、安全性、有效性进行系统的评价。近几年，随着人工智能技术、大数据和算力的大幅提升，逐渐发展出了以数据为基础的人工智能制药和以物理规则为基础的计算制药两种范式。前者本质上是机器通过学习数据、挖掘数据总结归纳规律，反过来优化药物研发环节；后者是从第一性原理出发，从分子、原子等微观粒子层面去计算药物分子与靶点蛋白分子之间的相互作用力，也可以借助人工智能和大数据来提高运算速度和精度。具体包括以下方面：

（1）靶点发现。靶点发现环节一般通过人工智能对基因等医学大数据的挖掘分析来实现，通过对正常组织和病变组织的比较，分析这两个组织的 RNA 或/和蛋白质差异表达，结合通路分析和强大的数据整合来发现靶点信息。

（2）靶点预测。具有已知生物活性的分子，如天然药物分子，需要鉴定其作用靶点以阐明其作用机制，进入药物开发阶段，通过分析和学习目标分子的已知类似分子的靶点，为目标分子预测其靶点。

（3）分子生成。人工智能赋能下的小分子化合物生成是 AI 算法程序通过对大量的化合物数据进行深度学习，基于已有分子结构及活性，自动学习并尝试预测它们的结构和功能性质，总结提取化合物分子的组成、结构、空间构象等规律，甚至可以根据这些已知的规律进行演绎，生成大量自然界从未存在过的化合物作为候选的药物化合物分子，有效构建拥有一定的数量规模且高质量的化合物分子库。

（4）活性预测是通过让机器学习某个靶标蛋白与分子的相互作用数据或者多个靶标与分子的相互数据来建立预测模型，从而预测新分子的活性；或者用无标记数据的方法提取分子特征，再针对单一靶标建模的方法来做活性预测。目的是减少实验次数，节省时间和成本。

（5）虚拟筛选。近年来虚拟筛选（VS）在生物活性实验筛选中得到了广泛的应用，利用计算机模拟相互作用来降低化合物数目，提高先导化合物发现效率。虚拟筛选可分为基于受体和基于配体两类，能够快速遴选出具有潜在成药性的活性化合物，从而降低实验筛选的数量和研究周期，降低药物研发成本。

虽然在基因工程等各项新技术的推动下，生物行业进入大数据时代，但我们也要看到生物大数据在被应用于人工智能技术时的众多局限，包括以下方面：

（1）新药数据有限。自近代工业革命以来，人类累计发现的新药不过 1000 多种，而这些新药分布在几百个靶点上面，而且分布不均，有些靶点上的数量往往只有个位数。

（2）数据不规范。过去，药物研发积累的数据并非为人工智能所备，行业至今没有相关的标准数据集，一般通过公开文献、药物专利或者购买而来。比如，很多药物的活性数据是来自文献或者药物专利。这些数据来自全球各地不同的实验室，而每个实验室的实验习惯、数据标准存在差异，而且可能存在误差，运用这些标准不统一的数据本身就存在系统性风险。

（3）数据私有孤岛。药物研发数据存在药企手中，属于企业的核心资产，企业不会轻易共享，数据存在产权保护问题。而且价值越大的数据企业越不愿意分享，比如，药企研发过程中很多失败的案例同样是非常有价值的数据资源，但公开的往往是成功上市的药物研发数据。

下面的案例通过隐私计算技术在生态利益相关方实现了一定范围内的数据共享。一个药物的研发时间长达 10 年，如果制药公司想自己积攒完整的药物研发数据，需要巨大的时间和资金投入。因此，有组织、主动、系统、高通量地收集标准环境下的高质量实验数据将成为 AI 制药公司的重要任务。

8.2.2.1 案例一：Owkin 基于隐私计算搭建的新药研发生态

在支持药物研发方面，为解决某药物研发企业（数据需求方）与多家医疗机构（数据提供方）因联合开发模型而存在的数据资产泄露等潜在问题，以可信执行环境为基础，结合安全沙箱计算技术，打通“数据孤岛”对新药研发效率的限制，实现一周内计算获得针对特定疾病靶点的老药新用的候选药物分子，大幅缩减传统药物研发周期，提高潜在药物的筛选速度与成功率。

Owkin 是一家专注于医学领域的隐私计算公司，成立于 2016 年，主要以联邦学习技术解决医学研究的数据隐私计算难题，其医学研究合作涉及从新靶点发现、药物设计、临床试验到患者给药等各个环节，利用 AI 大数据辅助分析，加快药物发现和优化药物开发。2022 年，包括阿斯利康、安进、勃林格殷格翰、拜耳、葛兰素史克、默克、杨森制药、诺华等在内的全球十家大型药企联合利用 Owkin 的隐私计算等技术推进新药的合作研发，该项目命名为 MELLODDY，机器学习分类账编排的药物发现）（如图 8-23 所示）。这一合作研发项目，旨在打破不同机构之间的“医药数据孤岛”，探索一条崭新的数据共享模式，多家制药企业联合利用彼此的数据，联合构建更精准的靶点模型，为药物高通量开发筛选提供助力。

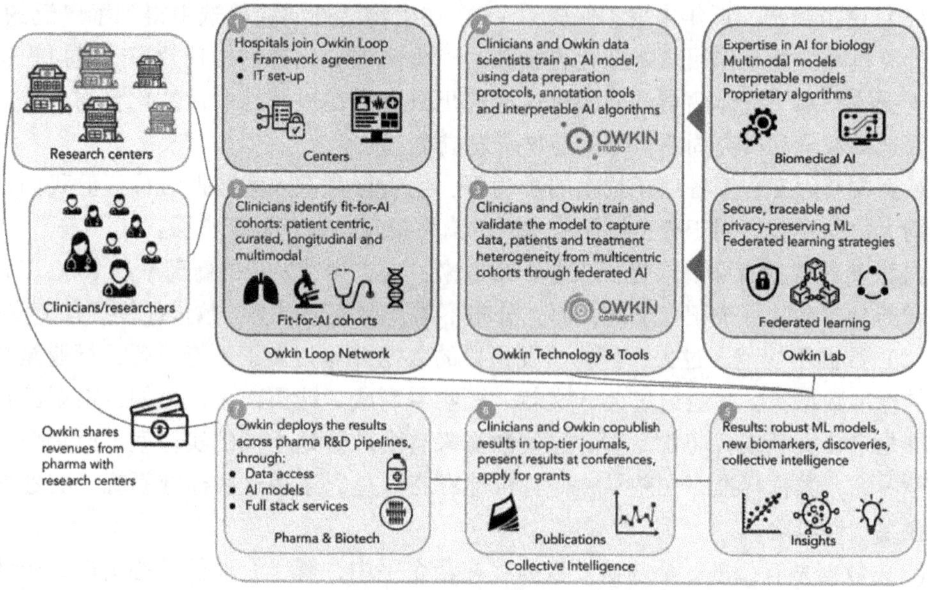

图 8-23　Owkin 基于隐私计算搭建的新药研发生态

一般来说，制药公司通常非常注重对数据的保密，合作对于他们而言可能会面临知识产权问题，并且失去竞争优势。但是共享数据有极大的好处：制药公司拥有的数据越多，其研究人员就越有能力快速识别并开发有前景的新药，这也进而提升了药物研究的成功率，降低了治疗成本。MELLODDY 作为一个新的药物研发联盟，希望能够兼顾数据共享和安全性。其项目负责人 Hugo Ceulemans 表示，将一种药物推向市场平均需要 13 年时间，花费近 20 亿美元。该项目借助了基于云的 NVIDIA GPU，以及一种名为联邦学习的分布式方法，在多家制药公司的数据的基础上训练 AI 模型，同时可以保护知识产权。

药物研发数据（尤其是药物开发后期阶段的数据）生成过程耗时、昂贵且保密性极强，严重影响了制药公司及相关数据方分享数据的意愿。Owkin 公司提供了基于跨不同机构主体的药物数据模型平台，通过中央调度程序，制药企业可以共享同一个联邦学习模型。在不泄露自身数据的情况下，制药企业能够利用更多数据在模型中进行计算。在这个过程中，联邦学习过程在每个参与的制药企业的本地进行，底层数据的贡献并不会被共享，只有模型被共享。这样一来，项目可以覆盖制药企业数据仓库中更为丰富、更大范围的数据。有 10 家制药企业承诺，在项目安全性和隐私保护得到证明之后，将投入前所未有的海量数据。可以预见，如果该数据共享模式被证明可行，更多持有药物研究相关数据的人将通过该模式共享数据，这将大大提高模型预测的准确性和适用性。在该平台上，相互之间存在竞争关系的医药企业，得以在不暴露所拥有数据的前提下，获取更丰富的预测计算结果。MELLODDY 是机器学习账本编制的首字母缩略词，主要目的是药物研究。它汇集了 17 家合作伙伴：10 家领先的制药公司，如安进、拜耳、葛兰素史克、杨森制药和诺华制药，两所欧洲顶尖大学——鲁汶大学和布达佩斯科技经济大学，4 个开拓性初创公司，以及 NVIDIAAI 计算平台。每个合作伙伴都将使用自己的位于 AWS 之上的 NVIDIA V100 Tensor 核心 GPU 集群。MELLODDY 的研究人员将会创建一个分布式深度学习模型，用于在不同的云集群中的传输以及对前所未有的 1000 万化合物注释数据的训练工作。单个制药公司可以对 AI 数据进行调整，让它们契合特有的研究领域。作为 MELLODDY 数据安全任务的一部分，每个组织都将对其研究项目保密。强森制药的 Discovery Data Sciences 项目科学总监 Ceulemans 说："我们期待虚拟化药物研究能为患者带来更有效、更安全的治疗方案。机器学习和数据科学对每个行业来说都至关重要。" MELLODDY 致力于展示联邦学习技术如何为制药合作伙伴带来两全其美的好处：在不牺牲数据隐私的情况下，利用全球最大的协作药物复合数据集进行 AI 培训。这一耗资 2000 万美元的项目将持续三年，届时 MELLODDY 将与公众分享经验。项目协调员 Mathieu Galtier 表示："这些数据非常安全。数据始终位于它自己的 GPU 服务器上，移动的是算法。"

药物数据集包含关于不同化合物及其属性的历史信息。使用通用的 MELLODDY 联邦学习模型，每个合作伙伴将能够创建关于特定药物化合物的匿名查询。查询将发送到企业组织的任一数据存储库中，以识别任何潜在的匹配。MELLODDY 还将采用区块链分类系统，这样制药合作伙伴就可以维持对其数据集使用的可见性。该联盟旨在提高基于 AI 的药物研究的预测性能，使制药公司能够在不向传统竞争对手提供直接访问专有数据集的情况下，相互学习对方的研究。随着智能模型的出现，药物开发将会变得速度更快、成本更低。

浙江大学药学院教授谢昌谕指出 MELLODDY 项目中的数据共享这一模式发展中存在的局限性，认为该项目对药企模型的提升有一些帮助，但并不像大家初期预测的那么大，有很多算法的细节仍有待突破，如不同药企的数据存在不一致性等问题。因此，并不是大家把数据拿出来共享就能马上取得很大的突破，其中还有很多困难需要克服，从欧洲的案例中我们也可以看到在技术层面需要优化的很多细节。不过，长远来看这肯定是一件好事。

8.2.2.2　案例二：基于临床实验的医疗数据共享与流通平台

"培育数据要素市场、构建数据生态"是发展数字经济的重要一环，也是当前业内普遍关注的热点话题。由于数据资产不同于其他实物资产的特殊性，如何开展原始数据和中间计算结果数据的确权、建立数据交易的定价机制，确保数据交易流通过程中的安全可控等问题，是构建数据生态中遇到的难点。我国正在努力推进工业互联网平台和数据中心的建设，这是在数据经济和"新基建"的大背景下的一个重要举措。然而，在医疗健康大数据生态建设过程中，我们必须面对一个关键问题，那就是如何解决数据流通共享的难题。本报告的编者认为，数据共享不应局限于某个特定领域，而应该涵盖整个产业链，这样才能让不同医疗行业从业者都能够进入数据互联互通的大生态环境中。

在医疗领域，健康医疗大数据是国家重要的基础性战略资源，是推动数字经济发展的关键生产要素。对产业发展起到了决定性的作用，与此同时各界对数据安全性和隐私性的重视提高到了前所未有的高度，对数据安全和隐私保护提出了更多更高的要求。

目前，隐私计算等新兴技术为重塑医疗数据分享、使用的方式和渠道提供有力的技术支撑，成为变革医疗信息共享和服务模式的有力抓手。国家层面正在积极推动隐私保护计算等技术与医疗信息化实现数据的深层次融合，通过满足临床信息、医疗服务信息、医疗管理信息的共享和协同应用为目的，深入分析医疗数据使用中的重点问题，探索底层技术创新改变医疗数据的使用方式，满足医疗健康数据的互联互通、高效流动。

在保障医疗大数据安全和合规应用的前提下，通过此平台集成多种隐私保护计算技术（安全联邦学习、多方安全计算、可信执行环境等），来保护医疗数据检索、模型参数交互、模型构建、模型推理等数据研究和应用，计算结果精度可保证、医疗全生命周期数据使用过程可追溯。在各个医疗机构与医药企业等机构之间，建立起医疗数据流通的桥梁，利用安全、合规、合法的医疗数据运营，实现面向临床试验的对外需求和服务，助力医疗数据的挖掘和使用。

（1）系统架构（如图8-24所示）。基于临床试验的医疗数据共享和流通平台采用“1+N+2”的模式，通过医疗数据实时共享、医疗数据可信流通，促成临床试验管理收费模式，医药企业或者医院进行入驻、登记与管理，在平台内满足各医疗机构与医药企业数据的数据应用需求，具体如下：

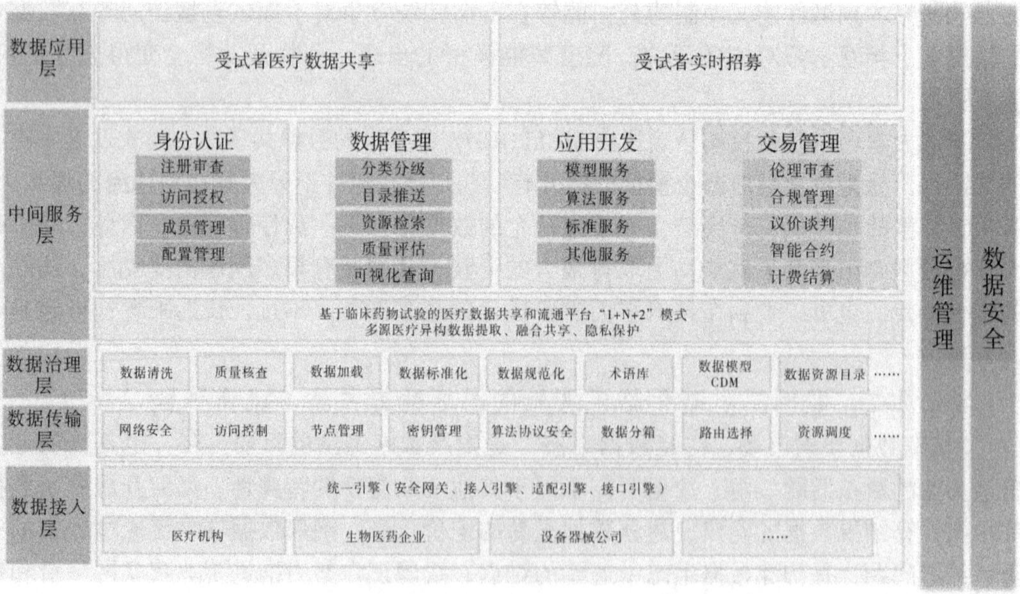

图8-24 基于临床试验的医疗数据共享和流通系统架构

1：一个中心，即医疗数据运营主中心。建立安全、可信、共享的基于临床试验的医疗数据共享和交易流通平台，构建去中心化、分布式医疗数据要素共享与流通体系，打造分布式医疗健康数据共享联盟。

N：n 家医院，本次选定 A 医院、B 医院、C 医院为先期参与建设医院，进行医疗数据对接和应用开发试点。

2：两个应用场景，通过本次平台搭建，满足医药企业和医疗机构对医疗健康数据“原始数据不出域、数据可用不可见”的合规和应用要求，支持受试者医疗数据共享、受试者实时招募等两个场景的应用。

平台系统架构为多个层级，分别为数据接入层、数据传输层、数据治理层、中间服务层、数据应用层等，通过各个层级的协同合作，建立一套完善、合规、合法的从原始数据获取到数据价值转化的体系和框架，最终实现医疗健康数据共享和流通。

数据接入层：通过统一接入引擎（安全网关、接入引擎、适配引擎、接口引擎等）对医疗机构等多维度数据源进行接入，同时接入并服务于生物医药企业、医疗器械企业、大健康企业。

数据传输层：通过网络安全保障，进行数据的加密访问控制，对参与计算和训练的参与方进行管理。基于安全传输协议，保证机构间数据共享传输安全。

数据治理层：平台原则上是接入各个医疗机构数据源已治理好的数据，同时，平台内数据治理平台支持特定场景下的数据清洗、核查、加载、标准化、规范化、进行术语标准映射、形成统一的通用数据模型（CDM）、最终形成医疗数据资源目录等。

中间服务层：中间服务层提供了平台的存储、计算服务、数据协作管理、数据可视化、Web 服务建立，支持身份认证，支持数据管理的分类分级、目录推送、资源检索、可视化查询、质量评估等，提供应用开发模型服务、算法服务、标准服务等技术支撑。

数据应用层：数据应用层是平台最终价值的表现形式，结合底层的技术支撑，进行面向临床试验的受试者医疗数据共享、受试者实时招募等场景应用。

平台针对当前医疗体系面临的医疗数据安全共享科学问题，突破医疗数据复杂场景下的可信存储、安全共享、可信执行等关键技术，提出全生命周期的数据共享与应用标准，构建分布式医疗大数据要素管理与流转，打造分布式医疗数据共享联盟，最终实现高性能、强监管、自适应的分布式医疗数据共享与应用，实现医药企业通过多种隐私保护计算技术面向临床试验，根据自身情况和需求进行自定义在线数据分析，实现相应的需求等，助力医药研发，促进医疗数据流转和应用。

（2）业务架构（如图 8-25 所示）。构建安全、可信的面向临床试验的医疗数据流通和共享平台，需在保护各方隐私数据安全的前提下，结合医药企业需求匹配分析，链接医疗机构数据。

通过身份认证、数据授权、合约管理、隐匿查询、资源共享应用等，实现多方医疗数据价值安全流通和共享，推动与促进临床试验的开展。

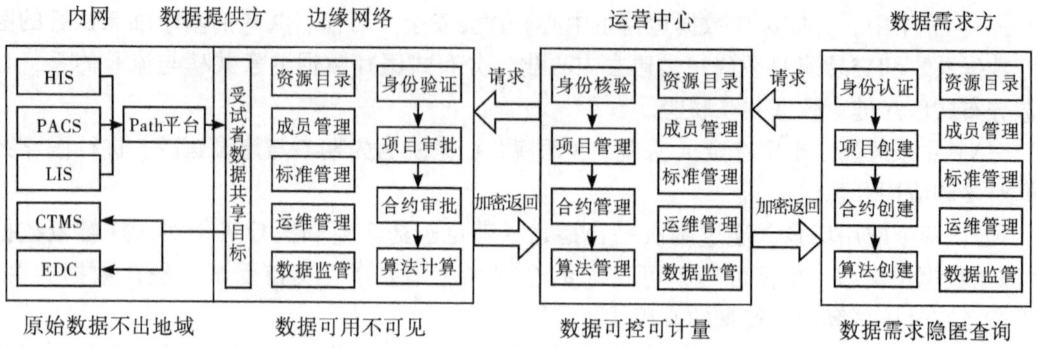

图 8-25 基于临床试验的医疗数据流通和共享平台业务架构

安全、可信的平台内角色主要分为数据需求方、数据运营方、数据提供方和数据监管方。

平台的各个数据提供方与使用方，负责搭建平台和维护平台的运维，包括管理虚拟数据源目录以及数据合法、合规的审查和评估，数据的再加工和数据衍生产品的研发等。数据运营方在平台内部进行项目监管、合约管理、促成医药企业与医疗机构的合作，在平台中进行合约的业务协同，确保数据价值的转化；同时响应数据需求方需求，从业务层面实现医疗数据流通和价值转化。

数据运营方与数据提供方进行联通，根据临床试验提供相应的标准规则和应用工具，协助数据上线；通过智能合约事先约定协同、事中应用协同建立数据流通体系，实现大数据的应用价值转化；在平台内部进行协同，为数据需求方提供不同的应用接口、功能和服务对接等。

数据监管方来自多个机构，负责整套平台的医疗数据合规、合法的管理和监管，不仅对数据来源、伦理、使用、授权确权等进行监管和确认，保证数据流通体系的完善和合法、合规性；同时对数据需求方的使用监管以及运营平台的内部流程进行全方位审查和监管。

数据提供方，作为数据的贡献者，根据数据运营方提供的数据标准，对内部数据进行数据清洗、治理以及递交相应的伦理等授权材料，形成标准、规范、合法、合规的数据资源，通过平台与数据运营方联通和授权，对数据进行对外开放运营和使用。

数据使用方，或数据需求方，作为数据最终的使用者，通过联入查看目前已有的数据资源和功能工具，利用数据运营方提供的算法、工具以及对外服务等完成复杂、多样化临床试验场景的应用。

8.2.3 化合物筛选

案例一：联邦学习框架下，多家机构之间化合物模型预测

药物研发是一个漫长的过程，传统的药物研发需要投入大量的研发人员，并且花费10～15年、数十亿美元的研发经费才能使一种药物走向上市。近些年来，随着AI、大数

据和云计算等技术的发展，越来越多的制药公司和科技巨头把目光投到这一领域。然而，AI 药物研发面临着一系列困难和挑战，AI 模型需要大量的数据进行建模，而药物研发数据的高壁垒、高成本、高机密性影响了制药公司数据贡献的积极性。同时，数据孤岛现象普遍存在，很多企业内部的数据都是量少而且高度有偏的，这给高质量的 AI 药物研发模型带来很大的挑战。

近年来，新兴的联邦学习可以很好地解决这个问题。联邦学习本质上是一种分布式机器学习技术，其目标是在保证数据隐私安全合规的基础上，实现共同建模。在联邦学习框架下，多家药企之间无须共享数据，仅通过共享模型权重来实现药企之间协同训练，在保证数据安全的同时彼此增强 AI 模型的效果（如图 8-26 所示）。

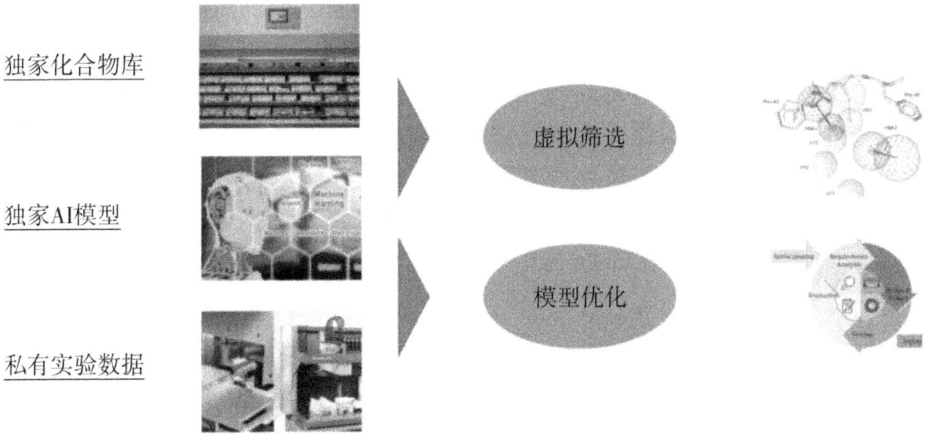

图 8-26　联邦学习框架下，多家机构之间的化合物模型预测

2022 年 3 月，中科院上海药物所、上海科技大学、华为等联合团队使用三个任务来模拟跨数据孤岛的联合学习过程：基于化学结构进行药物溶解度、激酶抑制活性和 hERG 心脏毒性的预测。这些数据涵盖了不同的药物化学空间、实验测量方法、实验条件和数据大小，代表真实世界中不同制药公司的数据分布的差异。借此，来研究联邦学习对打破数据孤岛的意义，并从分析结果中发现，联邦学习的效果均优于单独数据来源的模型训练。

接着，为进一步提升模型效果，联合团队引入了残差全连接网络（RFCN），通过利用 AI 自动建模工具 AutoGenome1，对三个任务重新训练以获得更精确的模型骨架；另外，在联邦模型参数整合策略中联合团队引入了个性化联邦学习（FedAMP），为联邦计算参与者训练个性化模型，并且通过注意力消息传递机制加强具有相似数据分布的参与者之间的协同，使得数据贡献越多、质量越好的参与方获益也越大；在激酶抑制活性预测的性能对比上可以看到，RFCN 和 FedAMP 的引入，在药物溶解度、激酶抑制活性和 hERG 心脏毒性预测这三个 AI 任务上，均优于传统方法。

上述过程可以拆分为以下四步操作，参与联邦学习的用户就可以便捷地实现联邦训练：

第一步：盟主创建联盟，定义联邦任务，如药物结构预测水溶解度。
第二步：盟主邀请参与者加入联邦，参与者同意加入。
第三步：联邦成员部署代理，配置联邦运行环境。
第四步：盟主启动联邦任务，开始联邦作业训练。

8.3 医保应用

随着医疗数据的快速积累和数据技术的发展，医疗保险领域面临着大量复杂的数据管理和隐私保护问题。通过隐私计算，只保留了医保身份核定、诊疗费用相关等信息，避免了粗放“一刀切”传递病历带来的健康隐私泄露风险。隐私计算技术成为一种非常有前途的数据保护方法，可以有效保护个人隐私，同时又能利用这些数据进行分析和应用，为医疗保险领域带来了新的发展机遇。

在医疗保险领域，隐私计算可以用于客户风险评估、精准定价、疾病预测和防控、医疗费用管理、预防医保欺诈、健康管理、商业健康保险应用、精准健康管理、医保费用控费等（如图 8-27 所示）。

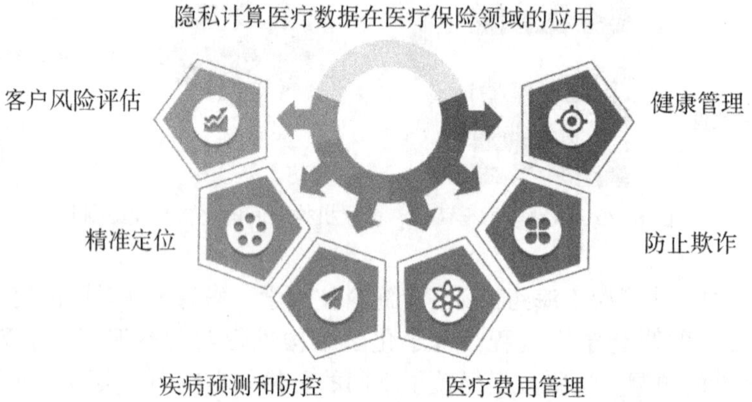

图 8-27　隐私计算医疗数据在医保领域的应用划分

8.3.1 客户风险评估

保险公司可以利用隐私计算技术来分析客户健康数据并进行风险评估。在这个过程中，个人健康数据不会暴露给第三方，如医疗机构或商业公司，从而保护了客户的隐私。同时，利用这些保护隐私的健康数据，保险公司可以更准确地评估客户的健康风险，提供更加个性化的保险产品。

在医保风险评估中，隐私计算可以发挥重要作用，解决数据共享和隐私保护之间的平衡问题。以下是隐私计算在医保风险评估中的应用场景：

（1）联合风险评估。不同医疗保险机构可能拥有大量的医疗数据，但由于隐私和法规等问题，无法直接共享这些数据进行综合的风险评估。使用隐私计算技术，这些机构可以在不共享原始数据的情况下，通过加密计算和联合算法实现风险评估，并将最终结果进行合并。

（2）保护敏感信息。医保风险评估可能涉及患者的敏感医疗信息，如疾病诊断、用药记录等。使用隐私计算，可以在不泄露具体患者信息的前提下，对数据进行加密和处理，确保敏感信息的隐私安全。

（3）共享研究数据。医保风险评估可能需要跨机构或跨国家的数据合作，以获取更准确的评估结果。隐私计算可以使不同数据拥有者安全地协作，将数据用于风险评估，同时保护数据的隐私。

（4）个性化风险评估。隐私计算允许个体的医疗数据在本地进行计算和分析，然后将匿名化的结果传递给中心服务器。这样，可以实现个性化的风险评估，而不需要向中心共享所有的个人数据。

（5）数据可用性。由于数据保护措施的增强，有些机构可能不愿意共享数据。使用隐私计算，这些机构可以放心地将数据用于风险评估，因为原始数据并没有离开本地，只有匿名化的结果被用于计算。

总体而言，隐私计算在医保风险评估中的应用可以在保护患者隐私的同时，促进跨机构的数据合作和研究，提高风险评估的准确性和效率。它为医疗数据的共享和利用带来了新的可能性，并为医保体系的优化和改进提供了有力的支持。

8.3.2　保险精准定价

保险公司可以通过隐私计算技术收集和处理客户的医疗数据，由此评估客户的保险需求和风险，帮助公司制定更加合理的保险产品和更准确的保险费用。这还有助于提高保险公司的盈利和客户的保障水平。隐私计算在保险精准定价中具有重要的应用潜力，尤其涉及敏感个人数据的保护和合规性要求。保险精准定价旨在根据个人的风险特征和数据来确定保险费用，以更准确地反映个人的风险水平。然而，个人的敏感数据（如健康记录、驾驶行为等）在保险定价中使用可能引起隐私和安全问题。

隐私计算技术可以解决这些问题，同时在保险精准定价中提供了以下应用：

（1）数据加密和隐私保护。隐私计算允许对个人敏感数据进行加密处理，使数据在未经授权的情况下无法被识别和访问。数据可以在加密的状态下进行计算和分析，确保个人隐私得到保护，不会暴露给保险公司或其他利益相关方。

（2）多方计算（MPC）。MPC 是一种隐私计算技术，它允许多个参与方合作计算，而无须共享原始数据。在保险精准定价中，MPC 允许保险公司和个人共同进行风险评估，同时保持数据隐私。这样，保险公司可以根据计算结果提供个性化的保险报价，而无须了解个人的具体敏感信息。

（3）隐私保护的机器学习。隐私计算可以结合差分隐私技术来保护机器学习模型的训练过程中的隐私数据。这确保在保险公司使用个人数据训练精准定价模型时，不会泄露个人身份或敏感信息。

(4) 数据合成和匿名化。隐私计算还可以用于生成合成数据，以替代原始数据，并保持数据分布和统计特性的一致性。这样，保险公司可以使用合成数据来开发和测试算法，而无须访问真实的敏感数据。

(5) 合规性和信任建立。通过采用隐私计算技术，保险公司能够遵守数据隐私法规和合规性要求，增强消费者对于个人数据安全的信任。这有助于建立积极的品牌形象，并吸引更多顾客参与个性化定价计划。

总的来说，隐私计算在保险精准定价中的应用，为保险公司和个人提供了一种平衡个性化定价和数据隐私保护之间的方法。它有助于实现更精确、公平和安全的保险定价模型，同时保护个人数据的隐私和安全。

8.3.3 疾病预测和防控

利用大数据和机器学习技术，结合隐私计算技术，保险公司可以分析海量的健康数据，预测患者疾病的发生风险。同时，还可以通过对历史数据的分析，预测社区疾病暴发的可能性和范围，从而帮助保险公司和公共卫生部门制定更加精确和有效的疾病防控措施。隐私计算在疾病预测和防控中的应用提供了一个强大的工具，可以充分利用大数据和机器学习技术，同时保护个人的隐私和数据安全。以下是在疾病预测和防控中应用隐私计算的一些优势和用途：

(1) 保护个人隐私。在疾病预测和防控过程中，涉及大量的个人健康数据，如病历记录、生物指标等。隐私计算技术可以确保这些敏感数据在分析过程中不会直接暴露给分析人员，保护了个人的隐私权。

(2) 合规性要求。许多国家和地区都有严格的隐私保护法规，对个人数据的处理有明确的限制。隐私计算技术可以帮助保险公司和公共卫生部门遵守这些法规，并确保数据处理的合规性。

(3) 疾病预测。利用隐私计算技术，保险公司可以对大量的健康数据进行分析，识别患者的疾病风险和潜在疾病发生的可能性。这样，可以提前采取预防措施，促进早期诊断和干预，从而降低医疗成本和提高治疗效果。

(4) 社区疾病防控。通过对历史数据的分析，结合隐私计算技术，保险公司和公共卫生部门可以预测社区疾病暴发的可能性和范围。这样，可以有针对性地制定防控措施，及时控制疫情的蔓延，保护公众健康。

(5) 疫情监测。隐私计算技术可以帮助实时监测疫情的传播和趋势，对疾病的爆发进行快速响应。这对于及时采取紧急措施和资源调配至关重要，尤其在防控传染性疾病时尤为重要。

总的来说，隐私计算技术在疾病预测和防控中扮演着关键角色，既保护了个人隐私，又提供了有价值的数据分析结果，有助于提高疾病预防和控制的效率和准确性。它为公共卫生部门和保险公司提供了更强大的工具，以更好地服务社会和公众健康。

8.3.4　医疗费用管理

保险公司可以利用隐私计算技术来管理医疗费用，以更加高效的方式进行报销处理。通过这种方法，保险公司可以快速审批医疗索赔，减少作弊行为，保障客户的利益。同时，保险公司还可以利用隐私计算技术与医疗机构协作，发掘节约医疗费用的机会，提高保险公司的盈利和效率。在医疗费用管理中，隐私计算技术可以发挥重要的作用，帮助保险公司提高效率、减少作弊行为，并促进与医疗机构的合作。以下是在医疗费用管理中应用隐私计算的一些优势和用途：

（1）快速审批医疗索赔。保险公司可以利用隐私计算技术对医疗索赔数据进行加密和隐私保护，从而确保敏感个人信息不被直接暴露。通过安全的多方计算（MPC）协议，保险公司可以在不揭示具体患者信息的前提下，对索赔数据进行快速审批，加快理赔流程，提高服务效率。

（2）减少作弊行为。使用隐私计算技术，保险公司可以对医疗索赔数据进行有效的验证和审查，以检测潜在的欺诈行为。由于敏感数据得到保护，索赔审核过程更加严谨和安全，可以降低作弊行为的发生率，保障客户的利益。

（3）与医疗机构协作。隐私计算技术使得保险公司能够与医疗机构进行安全合作，共享医疗数据，发现和分析节约医疗费用的机会。医疗机构可以在保护患者隐私的前提下与保险公司共享关键数据，为保险公司提供更准确的费用管理信息。

（4）提高盈利和效率。通过隐私计算技术，保险公司可以更精确地管理医疗费用，减少不必要的支出，提高盈利能力。同时，高效的费用管理流程也有助于降低管理成本，提高整体效率。

（5）改善客户体验。隐私计算技术可以帮助保险公司更加安全地处理客户的敏感数据，增强客户的信任和满意度。保险公司通过更快速、准确、安全的服务，提供更好的客户体验。

总的来说，隐私计算技术在医疗费用管理中为保险公司带来了多方面的好处，包括高效审批医疗索赔、减少欺诈行为、与医疗机构合作、提高盈利和效率，以及改善客户体验。这些优势有助于保险公司更好地管理医疗费用，提供更优质的服务，并在市场上保持竞争力。

8.3.5　预防医疗保险欺诈

隐私计算技术可以通过数据分析技术发现医疗保险欺诈现象，降低保险公司的风险和损失，同时保护客户的权益和利益。以下是一些隐私计算技术在防止医疗保险欺诈方面的应用：

（1）加密数据处理。保险公司可以使用隐私计算技术对医疗保险索赔数据进行加密处理，确保敏感信息不会被直接暴露。这样，索赔数据在进行数据分析时可以保护隐私，同时保险公司仍然可以获取有关欺诈行为的分析结果。

（2）多方计算（MPC）协议。通过使用 MPC 协议，保险公司和医疗机构可以在不直接共享具体个人数据的情况下，进行数据分析和比较。这样，保险公司可以发现异常模式和潜在的欺诈行为，而不会违反个人隐私。

（3）模式识别和异常检测。隐私计算技术可以应用于模式识别和异常检测，帮助保险公司发现可能的欺诈模式。通过比较医疗数据和历史索赔数据，保险公司可以识别不寻常的索赔模式，进而进行调查。

（4）欺诈分析和预警。利用隐私计算技术，保险公司可以建立欺诈分析模型，对索赔数据进行实时监控和分析。当出现可疑行为时，系统可以立即发出预警，帮助保险公司及时采取行动，降低欺诈风险和损失。

（5）数据共享与协作。隐私计算技术可以促进商业保险公司与公立医疗机构之间的安全数据共享与协作。公立医疗机构可以在保护个人隐私的前提下与保险公司共享医疗数据，帮助发现异常情况和欺诈行为。

通过应用隐私计算技术，保险公司可以更好地发现和防止医疗保险欺诈，降低潜在风险和损失，提高保险业务的可持续性和客户满意度。同时，客户的个人隐私得到有效保护，增强了公众对于数据安全的信心。

8.3.6 健康管理

保险公司可以利用隐私计算技术分析客户的健康状况和医疗需求，提供个性化健康管理和医疗咨询服务，帮助客户更好地管理和预防疾病，提高生活质量和预期寿命。在健康管理领域，隐私计算技术为保险公司提供了强大的工具，可以分析客户的健康状况和医疗需求，提供个性化的健康管理和医疗咨询服务。以下是在健康管理中应用隐私计算的一些优势和用途：

（1）个性化健康管理。利用隐私计算技术，保险公司可以对客户的健康数据进行分析和处理，为客户提供个性化的健康管理方案。根据客户的健康状况、生活习惯和医疗需求，定制健康管理计划，帮助客户更好地管理和预防疾病，提高生活质量。

（2）医疗咨询服务。通过隐私计算技术，保险公司可以对客户的健康数据进行匿名化处理，同时保护客户的个人隐私。在这种前提下，保险公司可以向客户提供专业的医疗咨询服务，为他们提供关于健康管理、医疗保健和预防措施的建议。

（3）疾病预测和预防。隐私计算技术可以帮助保险公司分析客户的健康数据，识别潜在的健康风险和疾病趋势。通过提前预测和预防，保险公司可以帮助客户采取积极的健康措施，减少疾病的发生和发展。

（4）健康监测和追踪。通过隐私计算技术，保险公司可以对客户的健康数据进行实时监测和追踪。这有助于保持对客户健康状况的了解，及时发现异常情况，以便及时干预和治疗。

（5）健康数据共享与研究。隐私计算技术可以促进健康数据的安全共享与研究。匿名化的健康数据可以被用于医学研究和公共卫生领域的分析，帮助改善医疗系统和健康政策。

通过应用隐私计算技术，保险公司可以为客户提供更加个性化、安全和有效的健康管理服务，帮助客户预防疾病、提高生活质量和预期寿命。同时，保护客户的隐私和数据安全，增强公众对于健康数据共享和管理的信心。

8.3.7　商业健康保险应用

保险与医疗健康大数据具有天然的契合关系，健康保险的内在逻辑就是建立在客户的健康和医疗数据的基础上，有效的健康医疗数据不仅能够帮助商业保险机构重塑流程，使经营和服务效率呈现指数级的改善；还能以智慧服务、智慧健管、数字风控等方式提升客户在获取商业健康保险的产品和服务过程中的体验，增强获得感；更为重要的是可以打开产品创新瓶颈，实现全人群、全渠道的供给覆盖。目前，受制于数据合规流通、数据源质量、覆盖面和有效性等问题，健康医疗大数据在商业健康保险领域价值尚未真正释放，但作为最有可能改变保险行业经营模式的力量之一，未来必将助力商业健康保险实现模式转型与创新，促使健康保险迈入以客户需求与体验为导向、以数据和科技为驱动的精细化和专业化发展新阶段。

8.3.7.1　案例一：隐私计算赋能商业健康保险核保，提升风控效率

商业健康保险的生存和发展取决于风险的选择与控制，这是一个关键和重要的保证。核保是商业健康保险公司对健康风险进行识别、分析、分类和评估的过程，决定是否接受要约，以及在什么条件下接受要约。核保作为健康保险风险选择与控制的主要手段，在商业健康保险业务中扮演着不可或缺的角色，具备不可替代的作用。与其他险种一样，核保是商业健康保险进行风险选择的主要手段。核保承担着统筹商业健康保险风险人口的职责，是保险公司进行风险筛选和风险控制的手段。核保质量的好坏直接影响了保险公司承保风险的质量和经营基础的稳定性。同时，核保对于保险公司的成本费用控制起着重要作用，它决定了公司未来的支付状况和保险公司的财务稳定性，并由此影响整个商业健康保险市场的供给状况和健康方向。当前，保险公司在核保环节主要依赖客户的体检报告、健康告知书等有限信息，根据核保手册、结合核保经验做出承保决定，这一方式不仅对核保人员的专业素养要求较高，也存在因信息不对称导致的欺诈风险和道德风险；另外由于核保流程烦琐、人工核保效率低、核保等待时间长等因素，存在客户流失风险。隐私计算在商业保险的应用实践如图 8-28 所示。

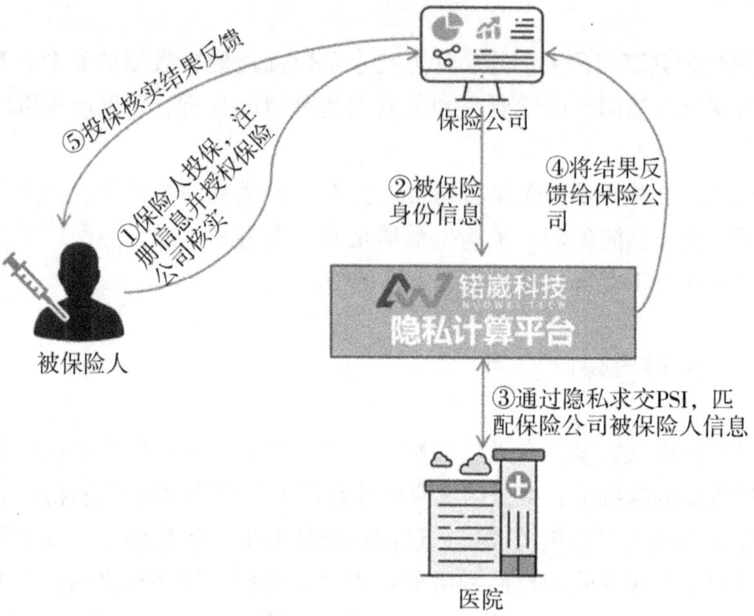

图 8-28　隐私计算在商业保险的应用实践

在核保业务中，某保险公司通过对接外部数据资源，将核保风控规则算法部署于数据源网关内，数据源仅需输出计算结果即可实现投保客户风险分级管理，对不同类别的风险采取适宜的业务处理方案。相较于传统风控，该公司将风控管理前置于核保业务场景，降低理赔欺诈风险，减少潜在客诉案件，并依据模型风险分级管理拓展带病体保险的销售。依托大数据技术应用，保险公司通过构建风险预测模型，在取得用户授权的前提下获取其健康、医疗、行为等数据，可实现风险等级的智能判断，快速完成核保决策。同时，保险公司基于搭建的核保决策树模型，借助智能交互问答方式完成核保健告，可以改变传统方式的"一刀切"做法，实现"可保尽保"，最大限度地满足参保人的保障需求。

保险公司在核保环节通过隐私计算技术连接内外部数据、利用规则引擎/决策树模型支持健康保险产品的在线智能核保，改变传统线下人工核保方式，实现 95%以上的非标体线上自动核保，实施反馈参保人核保决策，实现降本增效，并大幅提升用户体验，同时确保了患者健康、医疗、行为等数据的隐私安全。

8.3.7.2　案例二：依托隐私计算技术提高商保核赔效率及准确性

近年来，在隐私计算与商保结合方面进行探索的还有国家健康医疗大数据中心（北方）（简称"北方中心"）。为进一步完善全民医保体系，为健康医疗大数据赋能商保行业高质量发展提供强有力的技术支撑，2021 年 12 月 10 日，在中华预防医学会健康保险专委会 2021 年学术年会上，国家健康医疗大数据中心（北方）隐私计算与数据对撞中心正式发布。该数据对撞中心是在山东健康医疗大数据管理中心的指导下，依托国家健康医疗大数据研究院及北方健康的科研分析及数据治理能力打造，旨在进一步完善全民医保体系，有效降低人民群众的医疗负担，解决不同数据所有单位进行数据协作时的安全隐患，实现面向保险客户的投保、理赔等环节的快捷服务。

依托数据对撞中心“数据可用不可见，使用可控可计量”的隐私计算对撞平台与规则引擎，保险公司可全面安全对接省内多家医院数据，通过隐私计算技术对健康医疗、投保理赔数据的安全密文融合计算，利用区块链智能合约技术实现数据一次性使用后立刻销毁，快速、有效、安全获取核保、核赔判断结果。此外，保险公司还可扩大数据查询范围，包括但不限于第三方体检中心、在线医疗平台、在线购药平台等数据，从而保证信息的全面性、统一性、可信性、时效性、经济性、安全性。

依托数据对撞中心，通过将医疗机构的数据与保险机构进行连接、融合、对撞与保护，不仅可以极大地提高核保核赔效率及准确性，增强保险公司风控能力；还可有效落实《个人信息保护法》《数据安全法》《网络安全法》等法律法规要求，杜绝数据重复利用的溢出风险，有效保护数据所有者的权益；消费者则无须奔波，即可以“0”材料快速理赔，真正实现数据多跑路、群众少跑腿、医院少人工。

8.3.8　精准健康管理应用

伴随着老龄化加剧，广大人民群众更关注自身健康管理，目前来看，有价值的数据不仅仅局限在医疗机构，还来自体检中心、医药电商、保险公司、可穿戴设备厂商等渠道。这些数据反映了个人健康的侧面，不足以形成个人的全生命周期、全维度的健康画像，也会影响后续精准健康管理方案的制订。

8.3.8.1　案例一：精准健康管理闭环服务

由于个人健康数据为重要数据，各个机构不愿意让数据离开本地，如何让各机构实现在原始数据不离开本机构本地的情况下进行联合建模是当前最大的痛点。

可以通过隐私计算，打通这些不同主体来源的数据，让健康管理的各个环节更加全面（如图 8-29 所示）：①在个人健康数据资产方面。南京某康复医院通过对智能设备采集到的患者数据进行汇总、分析，结合隐私计算实现场景授权，利用大数据、人工智能等技术分析患者体征、喜好、健康状况等，建立数字健康画像，发现指标日常规律，揭示异常现象，提出预警和康复建议，针对每个患者定制个性化诊疗和康复护理方案，实现数字化康复。②在协同调用多方康养数据方面。河南省某县卫健委联合扶贫办等相关部门开展“县物联网+医养康数字化服务乡村振兴示范引领标杆试点项目”，依托物联网、大数据、人工智能等技术，建立以居民为核心的健康数字资产，形成个人健康画像。以隐私计算技术保障数据安全，打通各医疗机构的信息系统，建立统一标准的数据交换与共享系统，实现数据的共享，形成区域个人医疗数据资产。同时，结合授权机制，实现以患者为主体的主动发现、动态跟踪、精准服务的健康管理闭环。

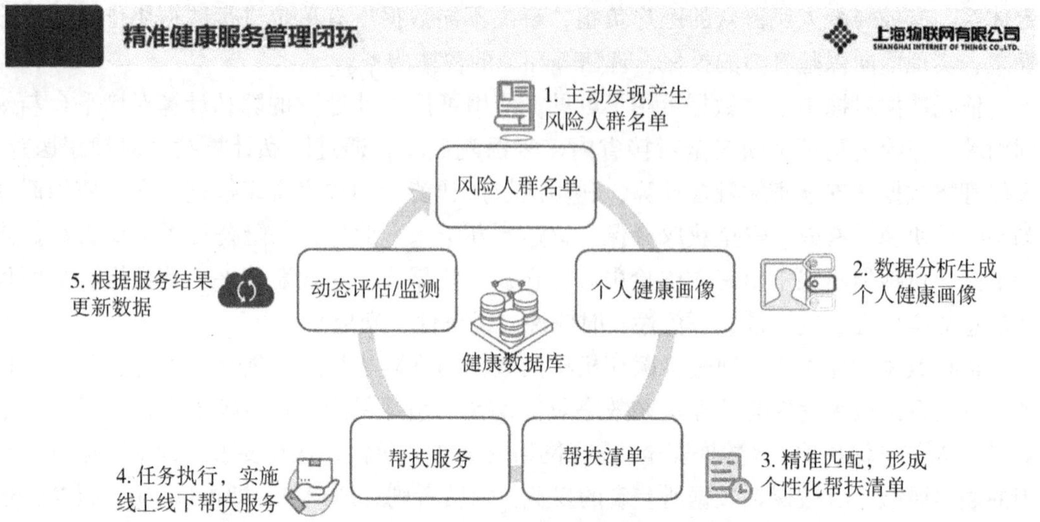

图 8-29　精准健康服务模式

8.3.8.2　案例二：Linksight 公司依托隐私计算技术实现个人软件包的多元敏感健康数据分析

隐私保护分析（PPA），这一项目是由 Linksight 的创始人于 2021 年实现的，他们当时仍受雇于 TNO 公司，这是荷兰一家知识型独立研究组织，专注于创新技术和科学研究，为社会和产业的发展提供支持。TNO 公司的使命是通过合作创新，为人们的生活和未来创造价值。他们与健康保险公司 CZ、林堡医院 Zuyderland 医疗中心和中央统计局合作完成了这项工作。这是荷兰首次将特殊加密技术 MPC 成功应用于真实的敏感个人数据。合并和分析来自不同来源的数千名患者的数据，同时确保完全的隐私。任何一方都看不到对方的个人数据，但可以从整体上得出重要的结论。

在该项目中，根据隐私设计方法对 4000 多名患者的数据进行了分析。CZ 使用了其索赔数据。Zuyderland 关于电子健康应用程序 Mijn IBDCoach 的使用和医疗保健结果的数据。荷兰统计局使用了有关社会经济因素的数据，如教育水平和收入。这些参与方都无法查看对方的敏感数据，也不存在可信第三方的问题。然而，他们能够共同计算电子健康应用程序对不同患者群体的有效性。

该项目还研究了法律方面。该方法符合《一般个人数据条例》（AVG/GDPR），但也符合特定于少数方的法律，如《医疗合同法》（WGBO）和《哥伦比亚广播公司法》。双方联合进行了数据保护影响评估（DPIA）。外部专家评估表明，这种方式对个人数据的保护得到了有力保障。通过使用 MPC，可以实现数据最小化、比例性和隐私设计。外部专家还研究了安全性并在各个层面验证了该方法。

通过这个项目，TNO 为分析跨医疗保健链的数据奠定了基础。这是迫切需要的，因为我们的医疗保健系统的可及性和可负担性面临着越来越大的压力。医疗保健领域也有许多创新和新的干预措施，结合数据可以产生新的见解。医疗保健提供者现在还可以持续监控其干预措施的效果。这样他们就可以在数据的支持下真正开始跨链合作。例如，可以对地区性的老年人护理进行不同的组织，可以根据当地的情况改进预测模型，各方可以进行相互比较等，从而逐步改善护理的所有方法。

在证明该方法在技术上和法律上有效后不久，Linksight 作为 TNO 的衍生公司成立，将这项技术和方法推向市场。目前，各个地区的医疗保健提供商、保险公司和市政当局正在使用 Linksight 平台建立数据合作。例子包括代尔夫特、阿赫特霍克和泽兰在老年护理方面的区域合作，或在肿瘤学和心脏病学方面的应用。

通过使用密码技术和制定良好的合作协议，这已成为可能。通过这种方式，可以最大限度地利用大量可用数据来改善护理，而不会损害隐私和机密性。这次利用患者数据进行的成功试验意味着可以更快地验证创新，从而更快地将创新推向市场。随着医疗保健市场面临越来越大的压力，这是非常理想的。

首次在实践中得到证明多方计算（MPC）等创新技术在此提供了解决方案。这些并不新鲜，但在 20 世纪 80 年代学术界就已经发展起来。从那时起，挑战就变成了如何将这些技术应用到实践中。TNO 与哥伦比亚广播公司（CBS）、健康保险公司 CZ 和林堡州 Zuyderland 医院合作，在荷兰首次证明这些技术也可以在个人数据实践中使用，并且符合最高标准的对于公民个人信息的保护。“医疗保健创新对于医疗保健极其重要，但并非每项创新都具有同等价值。借助这些新技术，我们可以使可用数据变得有意义。我们可以更快地确定哪些创新真正为护理增加了价值，以便患者以他想要的方式获得良好、适当的护理。但我们也更早地知道哪些创新有助于控制医疗成本的上升，或减轻医疗人员的压力。”隐私保护状态下实现个人软件包的多元敏感健康数据分析如图 8-30 所示。

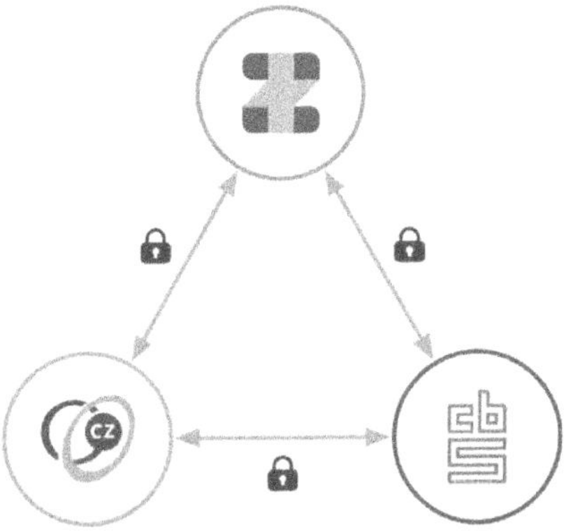

图 8-30　隐私保护状态下实现个人软件包的多元敏感健康数据分析

有大量数据可用，但它们分布在越来越多的不同组织和机构中。从数据中提取重要见解的常规方法是通过一种集中方法，其中一方拥有所有数据。结合数据源对社会非常重要。然而，法律法规以及社会对隐私和保密的担忧常常阻碍数据共享的通常方式。在某些情况下，这使得通过组合数据可以获得洞察力变得复杂。这些见解可能会导致医疗保健领域发生变化，因为它现在已作为标准提供。

（1）确保隐私和机密。技术和流程协议之间的联系防止个人信息被泄露。MPC 是密码技术的"工具箱"，使多方能够共同计算数据，就好像他们拥有一个共享数据库一样。由于数据是加密的，因此可以进行统计计算并从数据中提取见解，而各方都无法查看其他人的数据。流程协议确保只有授权方才能执行计算。在实施之前、期间和之后，还会根据这些协议对计算结果进行测试，以防止敏感信息泄露。

（2）练习测试患者数据。现场测试的目的是验证所开发的去中心化平台的可靠性和准确性。该验证是通过测量在 Zuyderland 内使用 eHealth 应用程序的患者的特殊个人数据的有效性来进行的。事实证明，这一实际测试是成功的，并为相关各方提供了深入了解电子医疗应用程序对医疗保健链的影响的机会。这方面的一些例子包括深入了解第二线使用电子医疗应用程序对第一线就诊的影响，以及使用电子医疗应用程序时社交环境的影响。这确保了未来治疗可以根据有效性更有针对性。所有参与的患者都被提前告知这项测试，并且 96% 的患者不反对他们的数据用于该项目。总共分析了 4350 名患者的数据。测试表明，与基于单个数据集进行分析相比，这种新形式的数据分析可以带来更完整的见解。它可以更好地了解护理链以及这些护理链内治疗的效果。这使得有可能帮助塑造区域层面的护理。

（3）广泛的社会应用。理论上，解决社会挑战的可能应用是很大的。除了以保护隐私的方式从患者数据中获取见解以改善护理之外，这些技术还可以用于减少社会日益严重的贫困等。或者通过不同政府组织之间的合作来改善政府服务。既然已经确定这些技术在实践中也有效，那么主要是政府部门、公共和私营公司以及知识机构联合起来在实践中部署和进一步开发这些技术的问题。因为开发的平台和 MPC 具有巨大的潜力。

8.3.8.3 案例三：荷兰 HERACLES 项目：TNO 依托隐私增强技术实现多机构数据共享

汇集患者数据可以产生宝贵的见解，从而改善荷兰的医疗保健并使其易于获取。在 HERACLES 项目中，我们以安全且可验证的方式与从健康保险公司到科技公司的各种组织汇集数据。经过近两年的精心准备，该项目现已启动。一项大规模研究项目的启动，其中隐私保护和数据保护是核心。

目前最大的问题是，随着时间的推移，有价值的患者健康数据分散在不同的组织中。将这些以各种格式存储（有时未加密）的数据汇集在一起，可以带来新的有价值的见解。

为了研究护理的有效性，有必要在较长时间内监测个体患者的护理和护理结果。对于此类研究，患者的身份并不重要，但有必要知道是否涉及同一患者。

在收集患者个体信息，以便在群体层面得出有关所提供护理质量的结论时，必须采用谨慎的程序来保护患者的隐私。为此，正在开发加密技术，如隐私增强技术，使利益相关者能够分析来自不同来源的数据，而无须共享泄露其身份的个人详细信息。以负责任的方式与对医疗保健结果或组织感兴趣的各方（如制药行业、健康保险公司和政府）共享信息仍然是一个挑战。

在 HERACLES 项目中，研究组织、流行病学家、医生、科技公司、患者协会、制药行业代表和健康保险公司将分享和利用他们的知识和专业知识，创建一个基于隐私保护技术的基础设施和协议系统，该系统将公私双赢，服务私人利益。

未来将使用这一待开发的基础设施和协议系统，为公共和私人团体提供安全的答案，回答这些团体根据自己在医疗保健领域的特定角色和背景提出的各种研究问题。以下组织参与了该项目：IKNL、Stichting Radboud UMC、UMC Groningen、AstraZeneca BV、Janssen-Clilag BV、Roche Nederland BV、Almende BV、Linksight BV、Pharmo Institute NV、SURF BV、CZ ZorgverzekeringenNV、Stichting Olijf 和 TNO 。

8.3.9　医保 DRG 分组控费

案例一：隐私计算在医保 DRG 建模中的应用

在疾病诊断相关分组（DRG）预测方面，DRG 支付方式改革促进医院注重内部成本管控，而加强病种成本核算管控是其重要抓手，也是众多医院完善 DRG 管理体系的主要建设内容（如图 8-31 所示）。但是在医院 DRG 管理过程中，需要越来越多的数据进行训练，但是每个地方训练模型不一样，每个医院的某个特征病类数据量也是有限的。为了解决这个问题，主要做法是通过打通不同医院的病类数据，搭建面向医院运营管理的数据融合平台。仅以单家医疗机构院内数据支撑 DRG 病种成本结构分析，难以发现 DRG 病种成本管理的瓶颈，属于“目短于自见”。仅以院内历史数据做纵向分析，或区域均值比较，其分析结果也存在局限性。故需要“借镜以观形”，以多家医疗机构的大数据为“镜”进行横向比较分析，同时基于同一病种下不同风险系数细分模型，不同质量维度进行分析，通过院内 DRG 病种数据与大数据模型的“总费用”“医事服务费”“平均住院天数”“药品”“耗材”等多个维度对比，了解“亏损”病种亏在哪里，“盈利”病种盈在何处，从而让 DRG 病种管理有的放矢。

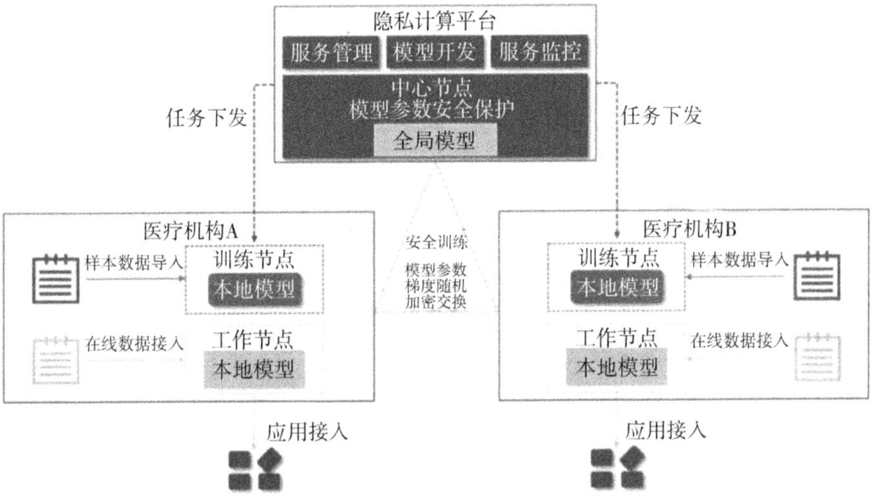

图 8-31　隐私计算在医保 DRG 建模中的应用路径

浙江省某三级医院利用联邦学习、多方安全计算、统计分析与机器学习等技术，依托医疗大数据管理平台，确保数据不出域，并维护患者隐私与数据隐私，实现跨医疗机构间样本共享、联合建模，优化医疗诊断预测分类模型，提升本地 DRG 模型准确度，为各医疗机构医疗诊断分类提供科学的决策参考。医疗机构间通过模型梯度或参数共享在中心节点形成全局模型，并在中心节点保护全局模型参数安全。

8.3.10 医疗保险风控应用

随着我国人口老龄化的加速，我国医疗费用的开销也在迅速增加，医保风控一直是一个热门的研讨话题。医保风控极具挑战的核心因素在于医保数据，而医保数据目前存在质量参差不齐以及数据难共享计算的难题。

案例一：基于隐私保护计算的医疗保险风控

目前来看，有价值的数据不仅仅局限在医疗机构，还有来自体检中心、医药电商、保险公司、可穿戴设备厂商等。这些数据反映了参保人的健康侧面，不足以形成个人的全生命周期、全维度的健康画像，也会影响后续精准健康管理、医保核保、医保风控等方案的制订。

三医联动是指在各地进行的医疗、医保、医药“三医”领域改革过程中，建成联动、协同、共享的三医联动信息平台、卫生健康大数据，三医共用的网络所涉及的医疗数据、患者隐私数据等敏感数据的传输存在泄露风险。由于健康数据为重要医疗敏感数据，各个机构不愿意让数据离开本地，如何让各机构实现在原始数据不离开本机构本地的情况下进行联合建模是当前最大的痛点。

可以通过隐私计算，打通这些不同主体来源的数据，让医保核保和风控场景下的数据模型更加精准和全面（如图 8-32 所示）。

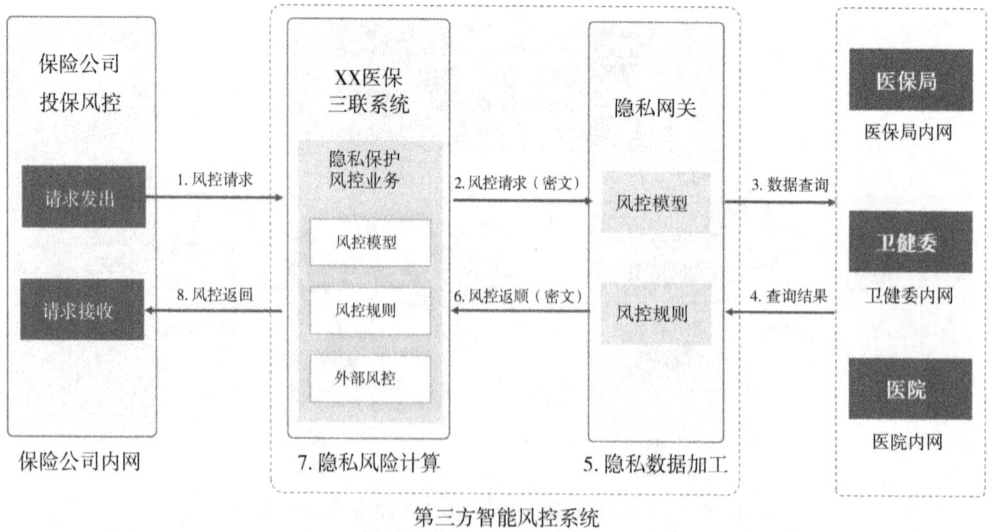

图 8-32　基于隐私保护计算构建医疗保险风控模型

某医保科技公司通过医保智能风控平台，打造了保险公司与医院、卫健委和医保局之间的核保风控通道，大大提高了保险公司的核保效率，降低了保险纠纷的比例。通过隐私计算技术，成功打通了保险、医院、卫健委和医保局之间的数据价值流通，最大限度地发挥了数据的生产要素价值，使得保险公司既能通过医保科技的医保智能风控平台安全、快捷地使用医院、卫健委和医保局的数据价值，又能避免直接访问各单位的数据所产生的法律风险和商务成本。

以上，隐私计算技术在充分保障医疗数据安全的前提下，打通了各医疗机构的信息系统，依托物联网、大数据、人工智能等技术，建立以患者为中心的健康数字资产，形成个人健康画像，实现医疗健康数据的共享，综合多方安全计算、同态加密、秘密分享、隐私求交集等技术，在保证数据交易流通的过程中不泄露原始数据的前提下，就可以对数据进行分析和计算，保障敏感数据在存储、计算、应用、销毁等全流程各个环节的“可用不可见”。

第 9 章　隐私计算发展态势

9.1　隐私计算市场发展迅速

据估计，2025 年我国数字经济规模将超过 60 万亿元，占 GDP 比重将逐步提升到 40%～50%，成为我国经济发展的一条主线。而隐私计算是保护数据流通的隐私安全、释放数据价值的关键技术，加速布局数据协作生态网络建设对我国数字经济发展有着重要意义。2022 年 4 月 10 日，《中共中央国务院关于加快建设全国统一大市场的意见》（以下简称《意见》）发布，建设全国统一大市场将给医疗行业带来新机遇与新发展。《意见》中对于加快培育数据要素市场，推动数据资源开发利用的要求，将为全国范围内的医疗健康数据资源融汇、流通交易和产业化、市场化创新应用，创造前所未有的有利条件，为市场运营主体在填补制度空缺、打通政策堵点、促进市场化运作等方面提供难能可贵的机遇。数字经济下，数据安全流通的需求促进了隐私计算行业的蓬勃发展。目前，数字经济已经成为带动中国经济增长的核心动力之一。据国家网信办报告，我国数字经济规模由 2017 年的 27.2 万亿元增长至 2021 年的 45.5 万亿元，总量位于世界第二，年均复合增长率达 13.6%，占国内生产总值比重从 32.9%提升至 39.8%。在当前我国数字经济快速发展的东风下，保护数据流通后的隐私安全、深挖数据价值是关键，隐私计算因此受到了广泛关注。

近年来，隐私计算技术迅速发展，得益于政策支持和市场需求的推动。这项技术已成为促进数据要素跨域流通和应用的核心工具，在医疗、金融、政务、通信、互联网、制造、能源等众多领域得到广泛应用。隐私计算技术解决了数据安全和数据价值发挥之间的矛盾，通过保持原始数据所有权不变，仅交换中间计算结果，实现了高度的安全性。当前，隐私计算正处于产业快速增长阶段，即将进入稳定发展期。随着我国数据要素市场的快速建设和隐私计算技术的进一步成熟，隐私计算的行业应用规模将持续增长。这一市场增长有两个主要因素：首先，传统的数据流通模式，如数据包传输和 API 调用，将被隐私计算的可信数据流通解决方案所取代。其次，传统模式下难以实现共享的数据，如医疗健康数据，将在隐私计算技术的支持下实现安全、合规的开放。

近两年来，随着技术的不断成熟，国内外隐私计算产业化步伐明显加快。未来几年，预计将会见证技术产品的快速迭代、应用场景的迅速升级，以及产业生态的逐步成熟。这个阶段将是隐私计算技术迈向更广泛应用和商业化的重要时期。

在市场需求方面，我国隐私计算服务的招标项目数量逐年递增。中国信通院根据公开招标数据统计，今年上半年的招标总数已达到 2022 年全年招标总数的 93%（如图 9-1 所示），招标类型从隐私计算平台部署扩展到数据要素流通平台部署及咨询服务。据艾瑞

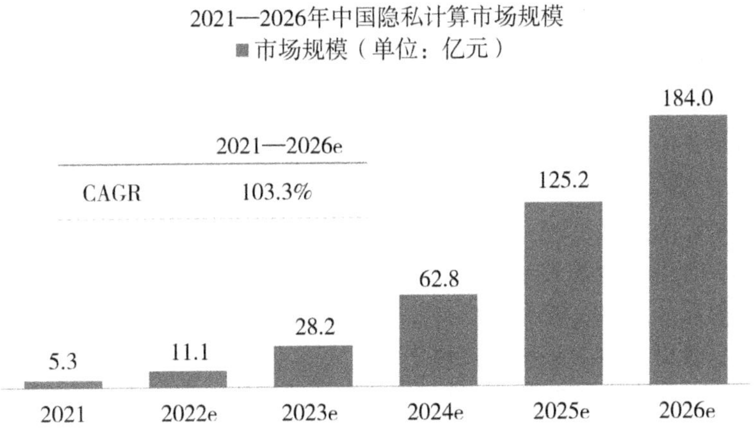

图 9-1　2021—2026 中国隐私计算市场规模

来源：PCview 隐私计算研究院《中国隐私计算行业洞察报告》。

咨询发布的《2022 年中国隐私计算行业研究报告》，2021 年中国隐私计算基础产品服务的技术采购中，金融、政务、运营商占比 75%。因此，如 80%的市场份额，医疗领域占比约为 10%。2022—2023 年是隐私计算招标爆发的两年，中国信通院根据公开招标数据统计，不同行业的隐私计算应用场景中金融行业招标占比最高，达到 24%，政务行业占比 21.5%，通信行业占比 15%，高校占比 10.5%，科研机构占比 6%。招标方主要涉及各自领域的机构和单位，如银行、金融机构、保险、证券、银联、交易所、支付机构、通信运营商、政府部门以及大数据中心等事业单位。同时，根据中国信通院的隐私计算应用调研及联合国大数据工作组近期发布的《联合国官方统计隐私增强技术指南》也可得出，隐私计算技术的典型应用也广泛见于金融政务、医疗、通信、互联网，以及高校、传媒、交易所等新场景中，其中多种技术融合的应用解决方案已逐渐成为各场景的主要技术应用模式。

在 2019 年，Gartner 首次将隐私计算列为启动期的关键技术。随后，2020 年，Gartner 再次强调隐私计算的重要性，并将其列为 2021 年企业机构的九大关键战略科技之一。Gartner 的预测表明，隐私计算将成为大数据产业发展中的基础性数据协作解决方案。预计在 2023 年之前，全球超过 80%的企业将面临至少一项以隐私为核心的数据安全保护法规。这一趋势显示，隐私计算技术在数据安全和隐私保护领域的重要性将不断增加；到 2024 年以数据隐私驱动的合规投入将突破 150 亿美元；到 2025 年，将有超过一半的大型企业会通过隐私计算赋能多方数据合作场景中的数据融合应用，60%的大型企业组织将在分析、商业智能或云计算中使用一种或多种隐私增强计算技术。

由隐私计算联盟联合行业多家单位共同编制的《隐私计算白皮书（2022 年）》对隐私计算技术提供方的商业模式进行了剖析，认为目前隐私计算技术提供方的商业模式主要分为平台建设与数据运营两大类，并根据这两类商业模式的相关数据进行测算，预计到 2025 年我国隐私计算市场规模将达到百亿元。PCview 隐私计算研究院发布的《中国隐私计算行业洞察报告》则根据行业用户采的隐私计算平台建设、互联互通平台建设、场景建模咨询、数据运营等各类隐私计算相关应用实践的资金投入，对市场规模进行了统计，并参照政策导向、行业用户需求的投入意愿与投入规划、产品成熟度与业务需求度的发展预判等多项因素，结合2021年的市场规模统计（公开招标与非公开招标的全部项目），对2022—2026年的市场规模进行了预测，认为到2026年，我国的隐私计算市场规模将达到184亿元。

PCview隐私计算研究院发布的《中国隐私计算行业洞察报告》指出，2021年，金融、政务、通信运营商构成了商用实践市场80%的规模占比，主要以隐私计算平台建设的投入为主，而数据分润、业务分润的商业模式需要在完善技术基础建设之上，逐步迎来规模增长，据估计未来基于数据分润、业务分润的商业模式可达到1000亿元的规模。相比于隐私计算平台建设这类传统的产品与技术服务的商业模式，基于业务场景应用与数据运营的商用实践将带来巨大的市场想象空间，但需要进一步完善服务模式、分润规则等内容。技术商需要不断强化技术能力、提成产品成熟度以便在竞争性磋商中取得优势，同时也可以围绕可信数据流通构建更高层次的发展战略。

对于数据运营而言，从传统数据集或API调用转向隐私计算模式进行升级改造将是未来的发展趋势。以医疗行业为例，医疗数据通常存储于不同的机构中，且单个医疗机构拥有的带标签的数据的规模和特征维度都有限。出于患者隐私和数据保护的考虑，医疗数据无法在多个医疗机构之间直接共享或集中整合。数据整合问题制约了AI技术在医疗领域的发展和应用。医学研究、临床诊断和医疗服务等领域对于基于大数据的统计分析和挖掘应用有着迫切需求。然而，这些领域依赖于众多患者的个人健康数据，这些数据规模庞大，信息价值高，但共享和流通却面临着巨大的困难。一方面，数据采集与整合面临跨机构的挑战。相似疾病的不同病例以及同一患者的多个病历数据通常分布在不同的医疗机构中。这些机构之间通常不愿意开放和共享数据，而且各自采用不同的数据标准和编码方式，使得跨机构的协作研究和诊断变得更加困难。另一方面，跨机构数据的联合应用也面临很大挑战。患者的个人医疗数据十分敏感，而复杂的诊疗数据在使用过程中难以有效管控。由于对个人隐私和数据安全的高度要求，许多机构在数据共享方面感到犹豫和困扰。这些因素使得跨机构数据的协同应用变得异常复杂。为了解决这个问题，越来越多的医疗机构开始采用基于隐私计算的数据合作方案，多个医疗机构在不需要共享原始数据的情况下就可以进行联合建模和联合数据分析，有效推动了AI技术在医疗领域的应用多地。例如，多家医疗机构可以通过横向联邦学习联合构建深度学习模型，在保护医疗机构数据隐私的前提下，通过多家医疗机构的数据进行联合训练，可以有效增加训练数据量，并显著提高目标检测模型的性能。多方联邦训练的模型表现出比单个医疗机构训练的模型更优越的性能。利用隐私计算技术，在建立分布式标准化数据库的基础上，可以实现分布式的联合统计分析，从而推动临床科研的发展。特别是在抗击新冠疫情期间，隐私计算发挥了关键作用。它促成了全球范围内的疫情数据共享，通过多方安全计算等技术，使科研人员能够在不泄露自身数据的情况下进行病例样本基因组的联合分析并共享结果。这有助于实时追踪病毒流行情况，并预测未来毒株的演化，为抗击疫情提供了强大支持。随着隐私计算概念在医疗健康行业的普及，预计越来越多的医疗机构和医学专家将采纳隐私计算技术，将其应用于医学研究实践。这将推动医疗健康领域的创新和发展。

在未来，平台建设不仅可以在现有的金融、通信、政务等核心行业的基础上继续扩充，也可以在医疗、能源、交通等创新领域在现有应用场景基础上进行深度拓展，随着其产品化、商业化进程的加速，以及用户对隐私计算的接受度的提高，隐私计算也正往更多领域和应用场景延伸，并且将形成跨机构、跨企业、跨行业的多类应用场景，有望在更多行业场景下进行拓展应用。

9.2　产业环境配套正在改善

9.2.1　法律法规层面

数据已成为新型生产要素，数字经济正在成为驱动我国经济可持续高质量增长的新引擎。而数据与其他生产要素本质的区别在于，数据隐私是数据流动过程中产生价值的根本出发点。因此数据的安全流通是数字经济发展的关键问题，国家陆续出台了多项法律法规和政策，其中以《网络安全法》《数据安全法》《个人信息保护法》三法为主的相继颁布与实施，让行业逐渐对数据的安全合规建设有了更明确的认知与更高的要求，在国家上位法层面共同推动了隐私计算产业配套环境的快速发展。隐私计算作为一种数据安全流通与计算的可信范式，得到了快速的发展，也被多数行业用户在数据安全合规建设中作为首选/必须方案纳入战略性技术投入之中。综上所述，法律法规与相关政策成为隐私计算行业发展的有效推动力。

9.2.2　国家政策层面

与此同时，我国各级政府持续重视隐私计算技术的发展，特别是 2022 年，国家相关部门密集出台了一系列政策文件，如 2022 年 10 月国务院办公厅印发的《全国一体化政务大数据体系建设指南》明确提出“探索利用隐私计算等多种手段，有效支撑地方数据资源深度开发利用”，2022 年 11 月国家卫生健康委发布了《十四五全民健康信息化规划》，提出推动多方安全计算等关键技术研发和应用，这也是隐私计算技术首次写入医疗行业政策。2022 年 12 月，中共中央和国务院发布了《关于构建数据基础制度更好发挥数据要素作用的意见》。这一政策文件明确了许多重要方面，其中包括推动隐私计算技术的研发和应用，这是首次将隐私计算技术引入医疗行业政策框架。此外，该政策还提出了建立数据产权分置的产权运行机制以及建立合规高效的数据要素流通和交易制度等重要举措。这些措施的出台将有助于促进数据要素的合法、合规流通，同时也将激发数据要素市场的活力，为数据产业的发展创造更加有利的环境。

这些政策文件均提出支持隐私计算技术探索，促进数据要素市场流通，为隐私计算产业的发展提供了良好的配套环境。

9.2.3 资本市场层面

在资本市场方面，隐私计算厂商经历了快速的发展，特别是在2021年，这一领域达到了资本投资的高峰。从2016年到2022年9月，中国的隐私计算行业共发生了57次融资事件，累计融资金额超过32亿元人民币。近年来，得益于政策支持和市场需求的增长，隐私计算技术得以充分发展，并引起了资本市场的广泛关注。从2016年到2022年3月，中国的隐私计算企业共经历了55次投融资事件，累计融资金额超过30亿元。资本市场在2020年与2021年保持着较高的热度，隐私计算厂商与数据安全合规服务商均迎来了时代性的发展机遇。隐私计算市场投融资分析如图9-2所示。

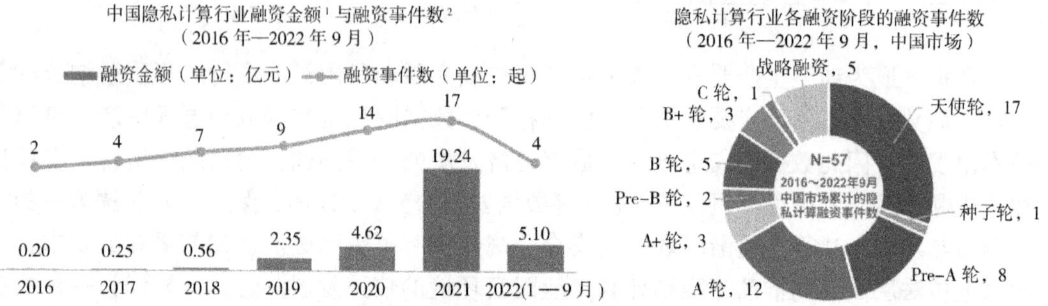

图9-2 隐私计算市场投融资分析

来源：PCview隐私计算研究院《中国隐私计算行业洞察报告》。

从隐私计算供应商看，市场格局已基本形成：

（1）蚂蚁、腾讯、百度、字节等互联网巨头。

（2）阿里云、金山云、华为云、优刻得等为代表的云服务商。

（3）富数、同盾、星环等成熟的网络安全及大数据公司。

（4）华控清交、锘崴科技、光之树、洞见等科技创业公司。

隐私计算行业已经逐渐出现梯队分化。头部企业在资本加持下正加速修宽护城河，同时在技术路线、整体战略方面，对整个行业也起到了一定的引领作用。

9.3 隐私计算技术体系逐渐成熟

过去几年间，隐私计算迎来一系列创新与突破，一方面，各主流隐私计算技术路线持续迭代优化，在单点层面提升了能力上限；另一方面，为了适应现实场景，开始探索通过技术融合等方式来突破瓶颈。技术的不断发展，使得隐私计算的可用性进一步提升，为技术大规模落地应用提供了必要条件。

（1）多方安全计算可用性进一步提升。多方安全计算是一种计算模式，用于多个参与方在没有可信赖的第三方的情况下，共同进行计算，以得出一个特定目标函数的结果。在此过程中，每个参与方可以确保只能获取自己的计算结果，而不能通过计算中的数据交互来推断其他任何参与方的输入数据，除非目标函数本身已经可以通过自身的输入和输出来揭示其他参与方的输入数据。使用多方安全计算技术通常会带来高额的通信和计算成本，如何在固定的安全模型下，满足现实可用的性能要求成为业内探索的一大关键问题。

解决该问题的一种方式是通过优化算法协议，降低整个计算过程的计算复杂度和通信复杂度。例如，发表在 EUROCRYPT 2023 上的研究成果 EOT 协议给出了高效、安全、可靠的 EOT 协议构造，实现了理论和技术上的双重突破。另一种方式是结合 GPU、FPGA、ASIC 等异构硬件能力，提高计算速度。例如，USENIX Security’22 上发布的多方安全计算 GPU 平台 Piranha，通过一系列的适配性调整，解决了 GPU 加速多方安全计算协议的挑战，在现有的 SecureML、Falcon、FantasticFour 协议实现上，相比 CPU 版本提速了数十倍。

（2）联邦学习技术进入快速发展阶段。联邦学习是一种机器学习模式，其中多个参与方在确保其原始私有数据不离开各自私密边界的情况下，以保护隐私数据的方式共享中间计算结果，以协作完成特定的机器学习任务。联邦学习通过对各参与方间的模型信息交换过程增加安全设计，使得构建的全局模型既能确保用户隐私和数据安全，又能充分利用多方数据，是解决数据孤岛和数据安全问题的重要框架，其强调的核心理念是“数据不动模型动，数据可用不可见”。过去两年间，联邦学习领域涌现出大量的优秀研究成果。技术创新集中在性能优化、安全加固、模型效用提升等方面。

在性能优化方面，为满足复杂模型训练的实际需求，业内持续探索高效的联邦学习算法，产出了包括本地多轮迭代、异步协调策略、one-shot 交互协议、压缩等各类技术方案。这些技术方案能够有效降低异构网络、物理距离、通信数据量等因素造成的通信瓶颈的影响，提高模型训练的效率。例如 2023 年 2 月发表在 *USENIX Security Symposium* 上的研究成果 Learning With Errors 技术实现了新型高效且满足差分隐私的安全聚合协议，在不损失模型精度的前提下，性能亦得到了大幅提升。

在模型精度提升方面，由于联邦学习需要使用多方对齐后的数据进行训练，在参与方数量增加时，交集数据规模可能会随之减少，导致最终训练的模型效果不佳。为解决这一问题，自监督学习、半监督学习、知识蒸馏、迁移学习等 AI 技术都被引入联邦学习中，以求更有效地发挥可用数据的价值，解决多方交集数据稀缺的问题。在医疗、金融等领域，数据异构异质会导致全局模型遭受严重的维度崩溃。2023 年 5 月发表在 *Nature Communications* 上的研究成果 ProxyFL，所提出的方法通过允许模型异质性消除了规范联邦学习的重大限制，在探索异构异质联邦学习模型方面取得了重大进展。

在模型安全方面，由于联邦学习需要多方共同参与，开放的环境可能会引入更多的安全风险，并且业内对于联邦学习的安全性证明仍不够充分，技术应用方对于联邦学习安全性的顾虑尚未消除。在安全威胁层面，需要考虑联邦学习中的完整性和可用性，对联邦学习造成安全威胁的攻击，干扰联邦学习训练或推理过程，影响联邦学习训练时的收敛速度或推理结果。在隐私威胁层面，会需要考虑破坏联邦学习中的机密性，对联邦学习造成隐私威胁的攻击，试图从联邦学习各个阶段获取隐私信息或其他信息。近年来，在增强协议的隐私保护能力、抵抗 FL 过程中可能存在的数据泄露、后门攻击等方向均有新方案、新技术的出现，在这些成果的支撑下，联邦学习的安全性正在持续、稳固提升。

（3）可信执行环境产业生态愈加繁荣。可信执行环境采用软硬件相结合的方法，在中央处理器内部建立一个安全区域，确保其中加载的程序和数据在保密性和完整性方面得到可靠保护。TEE 是一个隔离的执行环境，为在设备上运行的受信任应用程序提供了比普通操作系统更高级别的安全性以及比传统安全元件更丰富的功能。可信执行环境的技术成熟度不断提升，如目前应用最为广泛的 Intel SGX 产品逐步更新到第二代，对于计算架构 Enclave 空间大小、内存管理机制、远程认证协议等都有较大幅度的升级。此外，越来越多的硬件产品中都加入了可信执行环境相关能力，国内硬件厂商如海光、兆芯、飞腾、鲲鹏等纷纷推出了集成自研可信执行环境技术的硬件产品。

在产业生态方面，国内多家隐私计算厂商纷纷入局，开发隐私计算一体机的操作系统、运行环境、安全协议和算法库等软件组件，并提供联邦建模、隐私查询、隐私推理、安全求交等软件算法解决方案，定制开发隐私计算解决方案，满足特定的数据隐私和计算需求。为各行各业数据要素应用方提供可信赖的数据处理能力，进而形成更广阔的应用生态。

第 10 章 隐私计算展望

10.1 挑战和难题

10.1.1 产品成熟度需持续提升

隐私计算产品具备基础的数据管理、平台管理、常见算法调用等功能，但落实在具体医疗业务中，产品仍需要加强与业务需求的适配性、增加或者调整相关功能。在功能层面之外，根据终端客户反馈，安全、性能等技术能力也需不断提升，目前隐私计算的产品成熟度与技术能力存在较大的进步空间。隐私计算中的核心技术已经得到了理论层面的认证，但要能在医疗健康行业实际落地，还需要融合不同技术流派以及区块链、AI等互补技术，大多数企业尚在摸索期。

在医学研究和临床应用领域，在满足科研探索指标、医疗诊疗模型多样化的前提下，需要做到没有计算误差，或者是将误差控制在一个非常小的范围内。目前，隐私计算技术在精准防疫、基因分析、临床医学研究等领域逐步探索落地。由于医疗计算任务目标复杂，对计算精度和数据量都有很高要求，这势必对隐私计算平台提出了更高要求。隐私计算在医疗领域的应用具有广泛的潜力，但面临着一系列挑战和需求，需要不断改进和发展。

在业务需求适配性方面，随着医疗领域的不断发展，业务需求也在不断演变。隐私计算产品需要灵活适应不同领域的需求，包括医疗诊断、疫情监测、基因研究等。这可能需要产品具备可配置的功能，以满足各种不同的业务场景。

在安全性提升方面，医疗数据的安全性至关重要，尤其涉及患者的隐私信息。隐私计算产品需要不断提升安全性，包括联邦学习数据投毒攻击模型投毒攻击、安全多方计算恶意参与方行为检测、可信执行环境侧信道攻击等方面。此外，漏洞和安全威胁的监测和应对也需要不断改进。

在性能改进方面，隐私计算在医疗应用中通常需要处理大规模数据和复杂的计算任务，如基因分析和疫情模型。因此，性能方面的改进至关重要，包括算法优化、分布式计算、硬件加速等。目标是将计算误差降至最低，特别是在需要高精度的医学研究中。

在融合不同技术流派方面，隐私计算需要融合多个技术领域，包括密码学、分布式计算、区块链、人工智能等。产品和解决方案的发展需要整合这些技术流派，以满足医疗领域的多样化需求。

技术互补性应用方面，隐私计算可以与其他互补技术如区块链和人工智能相结合。区块链可提供数据不可篡改性，而人工智能可用于数据分析和预测。将这些技术结合起来可以增强医疗应用的效能和安全性。

在医学应用方面，隐私计算在精准医疗和疫情防控方面具有重要作用。它可以帮助医学研究人员进行大规模基因分析、精确诊断和预测疫情趋势。然而，这些任务需要高度准确的计算结果，因此对隐私计算技术的性能和精度有更高要求。隐私计算技术已经在临床应用和医疗研究中有所应用，但需要更广泛的实际探索和落地。这包括在医疗图像分析、患者数据管理、诊断模型开发等方面的应用。

总的来说，隐私计算在医疗领域的前景广阔，但需要不断改进和适应不断变化的需求。随着技术的进步和实践经验的积累，隐私计算产品和解决方案将逐渐成熟，为医疗健康领域带来更多的机会和创新。

10.1.2 数据合规痛点需持续规避

从技术层面而言，隐私计算实现的数据保护功能与国内外数据保护相关立法精神高度契合，具有广阔的发展前景。但是采用隐私计算在部分场景下进行应用，仍需明确用户授权同意机制。根据我国《网络安全法》及《民法典》的规定，数据处理者在处理数据时应公开收集、使用规则，并经用户同意。从理论上而言，数据合作方通过隐私计算技术实现数据分析与建模，不需要实际流转数据，且处理过程中的数据都进行了匿名化处理，或不需要获得用户授权同意，因此，隐私计算可以有效解决数据流通环节的用户授权问题。但实践中，在原始数据采集阶段，数据合作各方仍需获得用户授权同意。此外，由于个人信息的匿名化标准尚存争议，因此做好告知同意的授权管理，对强化数据合规仍具有重要意义。以联邦学习为例，尽管其无须参与者直接共享原始数据，但模型更新仍然会泄露参与者训练数据的相关信息，攻击者可以采用推理攻击判断具体的数据点或数据属性是否被用于训练，或采用逆向学习的方法还原原始数据。如果有切实的证据证明经过隐私计算的数据结果具有可逆性且已被泄露，那么它便不再属于法律规定的“经过处理无法识别特定个人且不能复原”的数据，数据未经授权或授权不充分的共享与转让存在被认定侵权的风险。因此，企业可能需要从模型隐私、输入隐私、训练数据隐私、输出隐私四方面保障数据的安全。在隐私计算的背景下，数据保护和合规性问题尤为重要，涵盖了模型隐私、输入隐私、训练数据隐私和输出隐私等多个方面。让我们更详细地探讨以下方面：①模型隐私方面。隐私计算确保模型的参数在共享和训练过程中不被泄露。采用差分隐私和同态加密等技术，确保模型参数的保密性。模型的架构和结构也可能包含信息，因此隐私计算要确保这些信息不被泄露。②输入隐私方面。在将数据提供给模型进行计算之前，数据通常需要经过匿名化处理，以确保用户的敏感信息不被揭示。采用差分隐私技术，通过向数据添加噪声来保护输入数据的隐私。③训练数据隐私方面。训练数据在进行联邦学习或分布式学习时，需要去标识化，以消除与个体相关的信息。联邦学习的核心理念是将训练数据保留在本地，不共享原始数据，从而降低数据泄露风险。④输出隐私方面。模型输出可以通过添加噪声来保护输出结果的隐私，确保结果无法准确地关联到个体。多个合作方的输出结果通常需要进行聚合，以保护每个合作方的隐私。

对于联邦学习，确实存在隐私风险，尽管原始数据没有直接共享。攻击者可以采用各种方法来尝试推断个体数据或数据属性，因此模型隐私、输入隐私和输出隐私是非常重要的。隐私计算是一项强大的技术，有望解决数据共享和分析中的隐私问题。企业和组织需要采取综合性的措施，包括数据去标识化、差分隐私、模型参数保护、输出噪声化等，以确保数据的安全性和合规性。此外，不断更新和遵守相关法规和法律，如《网络安全法》和《民法典》，也是保障隐私计算应用合法性和可行性的重要一环。

10.2 技术发展趋势

10.2.1 趋势一：多元技术融合

隐私计算作为前沿的数据安全技术，正处于飞速发展和技术创新的阶段。在多元技术融合的趋势下，隐私计算内部技术栈之间开始相互融合，同时也与其他新兴技术结合，以满足复杂化、规模化应用的需求。具有以下趋势：

内部技术栈互通融合：隐私计算内部涉及多个技术领域，如密码学、硬件安全等。随着隐私计算应用的拓展，这些技术之间的界限开始模糊，不再是孤立发展，而是相互融合发展，形成更加综合性和强大的安全技术体系。例如，联邦学习通常会结合多方安全计算、差分隐私、同态加密等技术，多方安全计算与同态加密往往是结合应用，而多方安全计算可以增强可信执行环境的认证技术安全，等等。内部技术栈的互通融合提高了隐私计算技术的广泛性和灵活性。

不同技术的组合应用：隐私计算技术不是单一技术，而是由多种技术组合而成的综合性安全技术体系。不同的技术组合能够有效解决多样复杂的安全需求。例如，可信计算、区块链等技术可以作为增强技术应用在隐私计算系统中，提高系统的安全性。通过不同技术的组合，可以根据具体应用场景和安全需求，构建更加强大和适应性强的隐私保护方案。

与新兴技术的结合：隐私计算不再是孤立存在，而是在新兴技术的推动下成为基础性安全技术。隐私计算与人工智能、云计算、大数据、区块链、物联网、边缘计算等新兴技术结合，逐渐成为安全解决方案的重要内容。随着新兴技术的不断发展，隐私计算将在基础设施安全保护、数据资产全链路安全保障、网络体系安全等综合性场景中发挥越来越重要的作用。这种与新兴技术的结合推动了创新技术的落地和应用，进一步促进了隐私计算的发展。

总的来说，多元技术融合是隐私计算发展的重要趋势。随着技术的不断进步和创新，隐私计算将在更多领域和场景中发挥重要作用，为数据安全和隐私保护提供更加全面和可靠的解决方案。同时，隐私计算与其他新兴技术的结合也将推动整个安全领域的进步和创新。

10.2.2 趋势二：泛在场景融合

泛在场景融合指的是隐私计算在各个行业、场景中的广泛应用和融合。目前，隐私计算已经在政务、金融、医疗等行业有所应用，但规模普遍较小，领域较为局限。比如，金融场景中保险公司与银行开展小范围的联合风控建模，只在内部开展联合分析；少数几家医疗机构应用隐私计算技术联合建模进行药物开发或者诊断。

近年来，全国各地积极开展数据交易平台的建设，越来越多的行业用户、政府部门通过数据交易平台进行数据流通，使得隐私计算的应用场景得到了扩展。未来，隐私计算技术将不再局限于行业内部或少数行业之间的数据流转场景，而会成为拆除行业信息藩篱，促进数据跨行业、跨领域流通的关键基础能力。

在泛在场景融合下，隐私计算将会有以下一些扩展：

数据合作与联合建模：隐私计算可以促进不同行业之间的数据合作与联合建模。不同行业的组织可以在不暴露敏感数据的前提下，共同开展数据分析和建模，以获取更全面的洞察和决策支持。

跨行业数据交易：隐私计算技术可以使数据在不暴露原始内容的情况下进行交易。跨行业的数据交易将成为可能，促进数据在不同行业之间的流通和共享。

数据开放与创新：隐私计算可以帮助行业将数据更加安全地开放给合作伙伴或研究机构，从而推动数据的创新应用和价值挖掘。

政府数据协同：政府部门可以采用隐私计算技术，实现不同部门之间的数据协同和合作，提高政府数据资源的整合和利用效率。

跨区域数据合作：隐私计算可以支持跨区域的数据合作，不同地区之间的组织可以安全地共享数据，推动跨区域问题的解决和合作发展。

总的来说，泛在场景融合将使得隐私计算在各个行业和领域中得到更广泛的应用。随着隐私计算技术的不断发展和推进，跨行业的数据流通将成为一项基础能力，推动数据驱动决策和创新的发展。同时，对于隐私保护的需求也将进一步提高，促进隐私计算技术的创新和应用。

近年来，全国各地积极推动数据交易进展，越来越多的行业用户、政府部门通过数据交易平台开展数据流通工作，这极大地扩展了隐私计算的应用场景。随着隐私计算的应用推进，隐私计算将不再局限于行业内部，或者少数行业之间的数据流转场景，而会成为打通行业壁垒、促进数据广域流通的关键，越来越多的行业都将进入隐私计算范畴，跨行业的数据流通成为一项基础能力。

10.2.3 趋势三：产业互联互通融合

近两年来，隐私计算产业确实呈现出繁荣发展的趋势，隐私计算产品不断涌现。原本主要由人工智能公司和互联网公司主导的隐私计算领域，现在吸引了金融、电力、医疗、网络安全等行业的企业纷纷加入。而且，高校和科研机构也一直通过产、学、研等途径进入隐私计算赛道。随着隐私计算产品的丰富多样，不同企业和机构开发的产品之间如何实现互联互通成为推动隐私计算发展的重要因素。互联互通的实现可以让不同的隐私计算产品之间进行数据交换和协作，形成更大规模和更强力的隐私计算网络，为用户提供更加全面和高效的服务。

富数科技与微众银行、中国移动联合洞见科技以及蚂蚁集团的尝试是一个积极的例子。通过合作与共享，它们证实了隐私计算产品之间实现互联互通的可行性。这种跨机构的合作可以带来以下好处：

（1）数据共享。不同机构拥有各自的数据资源，通过互联互通，可以让数据在不暴露原始内容的情况下进行交换，从而获得更全面、更准确的数据。

（2）跨行业模型融合。各个机构可能拥有不同的模型和算法，通过互联互通，可以将不同机构的模型融合在一起，形成更强大的集成模型，提高模型的性能和准确度。

（3）跨行业应用。隐私计算产品互联互通也可以促进跨行业的数据应用和共享。例如，将医疗数据和金融数据结合，可以进行更精准的医疗风险评估和保险定价。

（4）数据安全与隐私保护。互联互通需要考虑数据安全和隐私保护，通过加密和隐私计算技术，确保数据在交换和共享过程中得到充分保护。

隐私计算作为构建数据要素基础设施的关键技术，形成的产业链条需要互联互通。越来越多的隐私计算联盟正在致力于产业链的互通工作。相关企业遵循同一个技术应用框架进行协同发展会成为隐私计算产业发展的主流。另外，综观隐私计算产业上下游，产业链中的安全芯片、软件系统、一体机、隐私计算云化服务等产业逐步清晰，上下游协作也更加明显。

尽管隐私计算产品互联互通面临技术和合作的挑战，但这种跨界合作的尝试为隐私计算的发展开辟了新的道路。随着越来越多的企业和机构加入隐私计算领域，并在互联互通上取得成功，隐私计算产业将继续繁荣发展，为数据隐私保护和数据安全提供更多的创新解决方案。

10.3　政策布局趋势

10.3.1　趋势一：标准体系建立引领行业规范发展

当前，隐私计算领域的标准化工作在国内外众多标准化组织中正在积极进行。这些标准化工作主要围绕隐私计算的框架和功能展开，旨在规范隐私计算技术的应用和实施，提高产品的安全性和性能，并促进隐私计算在各个行业的落地应用。

一方面，完善的隐私计算安全评估标准至关重要。通过利用安全专家的建议和经验，以及形式化证明和审计，对隐私计算产品进行全面的安全评估和验证，然后形成隐私计算平台的选择依据，有利于降低对隐私计算安全性的顾虑，增加其在实际应用中的信任度。

另一方面，专业的检测和验证手段对于隐私计算产品的落地应用至关重要。隐私计算产品的安全性包括常规的算法协议安全性、通信安全性、密码安全性、系统安全性以及算法逻辑安全性。特别是在实时生成算法逻辑的场景下，例如，基于多方安全计算基础算子的组合实现多方联合统计分析，需要研究自动化安全检测、识别与预警技术手段，这些手段有助于发现潜在的安全漏洞和风险，提前进行预防和修复，确保隐私计算的应用安全性。

在隐私计算领域，安全性和性能、准确性之间常常存在着相互关联的关系。因此，隐私计算的安全等级划分非常重要，可以根据不同应用场景的安全需求，对产品的开发和实际落地应用中的安全性和性能进行平衡。这样的划分可以帮助企业和机构更好地选择适合自身需求的隐私计算方案，推动隐私计算技术在各个行业的广泛应用。

综上所述，隐私计算领域的标准化工作和专业的检测和验证手段为隐私计算产品的发展和应用奠定了坚实基础。随着标准化工作的不断推进和技术手段的不断完善，隐私计算将在更多行业中得到广泛应用，为数据安全和隐私保护提供更加可靠的解决方案。

10.3.2 趋势二：政策持续向好驱动多场景融合应用

当前，医疗领域的隐私计算产品已能支持较大规模应用的实施。在具体实践中，医疗机构、基因测序机构、科研机构等作为数据提供方，医疗机构、科研机构、制药机构作为数据使用方，通过隐私计算实现机构间数据互联互通，实现跨机构的精准防疫、药物开发、辅助诊断、基因分析、临床医学研究等应用。自 2017 年以来，国家相继颁布了一系列政策法规，促进数据在隐私安全的前提下有序流通。2021 年 7 月，GB/T 39725—2020《信息安全技术健康医疗数据安全指南》国家标准开始实施；2022 年 1 月，国务院办公厅印发的《要素市场化配置综合改革试点总体方案》，提出探索“原始数据不出域、数据可用不可见”的交易范式，明确要求在卫生健康等领域优先推进数据流通开放。

2022 年 8 月，国家卫生健康委、国家中医药局、国家疾控局印发《医疗卫生机构网络安全管理办法》，数据要素与数据安全工作并重，参考大数据、人工智能、区块链等数字技术，隐私计算依托技术优势或可成为下一个政策推动方向；2022 年 11 月，国家卫生健康委、国家中医药局、国家疾控局联合发布《“十四五”全民健康信息化规划》，提出“推动多方安全计算等关键技术研发和应用”，隐私计算技术作为建议方向，首次出现在卫生主管部门的政策文件。

由于数据隐私涉及一个国家的方方面面，因此，隐私计算技术的应用与政策强相关。例如 2018 年，欧盟颁布 *General Data Protection Regulation*（《通用数据保护条例》），严抓数据隐私监管，开出了多张天价隐私安全罚单，隐私计算技术受到前所未有的关注。在我国，《中华人民共和国网络安全法》《中华人民共和国数据安全法》《中华人民共和国个人信息保护法》等顶层法律的出台，也标志着数据安全及隐私保护法律地位的正式确立。

缩略词表

序号	缩略词
1	《联合国人权宣言》(Universal Declaration of Human Rights, UDHR)
2	美国卫生、教育和福利部(Department of Health, Education, and Welfare, HEW)
3	自动化个人数据系统咨询委员会(Secretary's Advisory Committee on Automated Personal Data Systems, SACAPDS)
4	个人可识别健康信息隐私标准(Health Insurance Portability and Accountability Act, HIPAA)
5	健康维护组织(Health Maintenance Organization, HMO)
6	受保护健康信息(Protected Health Information, PHI)
7	公开个人信息(Non-public Personal Information, NPI)
8	欧盟(European Union, EU)
9	欧洲经济区(European Economic Area, EEA)
10	数据保护官员(Data Protection Officer, DPO)
11	法国数据保护监管机构 CNIL(Commission Nationale de l'Informatique et des Libertés, CNIL)
12	英国信息专员办公室(Information Commissioner's Office, ICO)
13	意大利数据保护局(Garante per la protezione dei dati personali, Garante)
14	德国汉堡数据保护局(Hamburg Commissioner for Data Protection and Freedom of Information, HmbBfDI)
15	卢森堡数据保护委员会(Commission Nationale pour la Protection des Données, CNPD)
16	欧洲数据保护委员会(European Data Protection Board, EDPB)
17	稀疏线性回归(Sparse Linear Regression, SLR)
18	主成分分析(Principal Component Analysis, PCA)
19	支持向量机(Support Vector Machine, SVM)
20	自然语言处理(Natural Language Processing, NLP)
21	中央处理器(Central Processing Unit, CPU)
22	BGV 方案(Brakerski-Gentry-Vaikuntanathan)
23	CKKS 方案(Cheon-Kim-Kim-Song)
24	OT(Oblivious Transfer)协议
25	TPM(Trusted Platform Module)

(续上表)

序号	缩略词
26	隐私信息检索（Private Information Retrieval，PIR）
27	计算安全的隐私信息检索（Computational Private Information Retrieval，CPIR）
28	华为可信智能计算服务（Trusted Intelligent Computing Service，TICS）
29	SQL（Structured Query Language）join
30	可信执行环境（Trusted Execution Environment，TEE）
31	安全多方计算（Secure Multi-Party Computation，MPC）
32	联邦学习（Federated Learning，FL）
33	RNM（Recursive Newton Method）算法
34	计算机视觉（Computer Vision，CV）
35	通用人工智能（Artificial General Intelligence，AGI）
36	基于人工反馈的强化学习（Reinforcement Learning from Human Feedback，RLHF）
37	AIGC（AI-Generated Content，人工智能生成内容）
38	大型语言模型（Large Language Model，LLM）
39	国际标准化组织（International Organization for Standardization，ISO）
40	国际电信联盟（International Telecommunication Union-Telecommunication Standardization Sector，ITU-T）
41	中国通信标准化协会（China Communications Standards Association，CCSA）
42	电气和电子工程师协会（Institute of Electrical and Electronics Engineers，IEEE）
43	美国白宫行政管理和预算局（Office of Management and Budget，OMB）
44	《加州消费者隐私法案》（California Consumer Privacy Act，CCPA）
45	欧洲网络与信息安全局（European Union Agency for Cybersecurity，ENISA）
46	《隐私与电子通信条例》（Privacy and Electronic Communications Regulations，PECR）
47	卫生信息系统（Health Information System，HIS）
48	实验室信息系统（Laboratory Information System，LIS）
49	电子病历（Electronic Medical Record，EMR）
50	患者身份交叉索引（Patient Identifier Cross-referencing，PIX）
51	磁共振成像（Magnetic Resonance Imaging，MRI）
52	真实世界数据（Real-World Data，RWD）
53	卷积神经网络（Convolutional Neural Network，CNN）
54	联邦平均（Federated Averaging，FedAvg）
55	人类白细胞抗原（Human Leukocyte Antigen，HLA）

（续上表）

序号	缩略词
56	逻辑回归（Logistic Regression，LR）
57	梯度提升决策树（Gradient Boosting Decision Tree，GBDT）
58	深度神经网络（Deep Neural Network，DNN）
59	隐私求交（Private Set Intersection，PSI）
60	PIR（Private Information Retrieval）
61	GMPC（General Multi-Party Computation）
62	VTE（Venous Thromboembolism）
63	PSAD（Prostate Specific Antigen Density）
64	DRE（Digital Rectal Examination）
65	CRO（Contract Research Organization）
66	临床研究协调员 CRC（Clinical Research Coordinator）
67	FEDAMP（Federated Analysis and Machine Learning Platform）
68	RFCN（ Region-based Fully Convolutional Network）
69	WGBO（ Wet op de geneeskundige behandelovereenkomst）
70	DPIA（Data Protection Impact Assessment）（数据保护影响评估）
71	CBS（Columbia Broadcasting System）
72	EOT（Efficient Oblivious Transfer ）协议
73	CDR（Clinical Data Repository）
74	隐私保护计算（Privacy-Preserving Computation，PPC）
75	隐私计算平台（Privacy computing platform，PCP）
76	强制性脊柱炎（ankylosing spondylitis，AS）
77	SBT（Size Balanced Tree）
78	《通用数据保护条例》（GeneralData protection Regulation，GDPR）
79	健康保险携带与责任法案（Health Insurance Portability and Accountability Act，HIPAA）
80	单核苷酸多态性（Single NucleotidePolymorphisms，SNPs）
81	多方安全计算（Secure Multi-Party Computation，MPC）
82	秘密分享（Secret Sharing，SS）
83	混淆电路（Garble Circuit，GC）
84	不经意传输（Correlated Oblivious Transfer，COT）
85	零知识证明（Zero-Knowledge Proof，ZKP）
86	隐私保护机器学习（Privacy-Preserving Machine Learning，PPML）

（续上表）

序号	缩略词
87	机器学习即服务（Machine Learning as a Service，MLaaS）
88	电子前沿基金会（Electronic Frontier Foundation，EFF）
89	密钥交换算法（Diffie-Hellman，DH）
90	软件保护扩展（SGX，Software Guard Extensions）
91	安全内存加密（SME，Secure Memory Encryption）
92	正常执行环境（REE，Rich Execution Environment）
93	安全加密虚拟化（SEV，Secure Encrypted Virtualization）
94	开放移动终端平台（Open Mobile Terminal Platform，以下简称 OMTP）
95	差分隐私（Differentialprivacy，简称 DP）
96	差分隐私保护的随机梯度下降方法（differentially private stochastic gradient descent，DPSGD）
97	生成式预训练模型（GPT，Generative Pre-trained Transformer）
98	国际标准化组织（International Organization for Standardization，简称为 ISO）
99	数字疗法（Digital Therapeutics，DTx）
100	临床决策支持系统（Clinical Decision SupportSystem，简称 CDSS）
101	Machine Learning Ledger Orchestration for Drug Discovery，简称 MELLODDY）
102	统一医学语言系统（Unified Medical Language System，UMLS）
103	医学系统命名法-临床术语（Systematized Nomenclature of Medicine Clinical Terms，SNOMED CT）
104	统一医学语言系统（Unified Medical Language System，UMLS）
105	临床决策支持系统（Clinical Decision Support System，CDSS）
106	全基因组关联研究（Genome-Wide Association Studies，GWAS）
107	SEER（The Surveillance，Epidemiology，and End Results）
108	肿瘤基因组图谱（The Cancer Genome Atlas ，TCGA）
109	群体学习方法（Swarm Learning，以下简称 SL）
110	前列腺癌（Prostate cancer，PCa）
111	前列腺特异性抗原（prostate specific antigen，PSA）
112	虚拟筛选（virtual screening，VS）
113	荷兰应用科学研究（TNO，Toegepast Natuurwetenschappelijk Onderzoek）
114	疾病诊断相关分组（Diagnosis Related Groups，DRG）

结 束 语

过去几年中，医疗行业数字化获得了长足发展，众多医院和医疗机构积累了大量医疗数据，为隐私计算的落地提供了很好的土壤。基于隐私计算技术赋能的医疗数据要素的流通，可以有效推动医疗数据共享、临床研究、新药研发、医疗保险等领域的发展。为加快推动隐私计算技术应用在医疗数据产业的创新发展，深圳市卫生健康发展研究和数据管理中心组织业内专家编写了《隐私计算在医疗行业中的应用报告》。本报告在梳理隐私计算技术和应用研究背景的基础上，结合最新的政策法规精神，阐述了隐私计算技术近期的演变和发展趋势，对医疗数据应用现状重新进行了整理分析，梳理了隐私计算技术在医疗数据应用的场景和落地实践，结合深圳市医疗卫生现状进行调研，分析了当前隐私计算技术在产业、应用方面的最新形势和发展机遇，剖析了隐私计算技术的未来展望，并提出相应发展态势、合规探讨，旨在为推动隐私计算技术更有效地推动医疗数据的应用提供助力。通过引入先进的数字化技术和数据管理机制，优化健康数据的收集、存储、分析和应用，提高数据的质量、安全性和可利用性。

2022 年 4 月 10 日，《中共中央国务院关于加快建设全国统一大市场的意见》（以下简称《意见》）发布，建设全国统一大市场将给医疗行业带来新机遇与新发展，《意见》提出，要加快培育数据要素市场，建立健全数据安全、权利保护、跨境传输管理、交易流通、开放共享、安全认证等基础制度和标准规范，深入开展数据资源调查，推动数据资源开发利用。《意见》中对于加快培育数据要素市场，推动数据资源开发利用的要求，将为全国范围内的医疗健康数据资源融汇、流通交易和产业化、市场化创新应用，创造前所未有的有利条件，为市场运营主体在填补制度空缺、打通政策堵点、促进市场化运作等方面提供难能可贵的机遇。

2022 年 11 月国家卫生健康委、国家中医药局、国家疾控局等发布的《“十四五”全民健康信息化规划》（以下简称《规划》）中明确提出“推动多方安全计算等关键技术研发和应用”。因此，采用隐私计算等先进技术，打破现实中存在的“数据孤岛”，充分发挥数据驱动产业业务创新的价值，对当前我国建设“数字中国”“健康中国”具有十分重要的意义。针对健康医疗大数据应用中的各种安全问题，现阶段基于隐私计算等技术都出现了不同程度的解决办法，联邦学习和多方安全计算等技术路径也为解决机构互信、数据孤岛和多中心隐私数据共享问题给出了详细的解决方案。

数据已经成为数字社会的基础要素，推动数据的合理应用将极大地提高社会生产力。数字经济通过构建以数据为纽带的管理场景、交易背景和应用情景，将资源优势加快转变为各个机构主体的强大实力。因此，医疗健康大数据活动应当坚持“政府主导、统筹规划、创新融合、规范有序、安全可控、共享共建”的原则，充分保障个人信息权益和个人隐私，也要在隐私安全基础上充分加强市场化共享应用。在医疗领域，数据共享需求聚焦以下三个方面：

（1）从数据层面看，医疗信息化已经在数据的基础设施建设、存储、采集、治理、分析、价值挖掘等准备阶段，积累了大量可用的医疗大数据，如今正向实质上的价值挖掘与分析、知识提取等科研应用和临床探索。数据主体（患者）对数据共享具有强烈诉求，在保障数据安全的前提下，数据在医疗机构之间共享，以降低医疗服务费用；数据生产者（临床工作与科研者）具有数据共享内在驱动力，从数据共享机制中获取大样本医疗数据，以支持科研和业务建模；数据监管者（卫生健康行政管理者）承担数据共享行政责任，推动医疗数据共享，提供决策支持和整体智治。

（2）从应用层面看，当前医疗信息化技术尚不足以支撑跨医院、跨区域的协同应用，基于数据、信息实时共享的分级转诊、双向转诊、远程会诊、多中心科研、智慧药物临床试验等高效协同应用，是互联网医院、区域智慧医疗、大数据应用等的基础要求。通过医疗数据共享形成大数据，依托信息共享有效整合共享患者电子病历和居民电子健康档案，建立下一代的临床数据中心，提供精准医疗服务，向患者提供智慧服务，向医务人员提供智慧医疗，向科研人员提供真实世界研究证据，向医院管理层提供智慧管理。

（3）从产业化角度看，医疗信息化手段将在连接和打通上下级医疗机构、实现医疗资源的二次分配和资源共享方面发挥重要作用。基于多机构协同，分布式计算与存储，机构之间的信息系统需实现互联互通，才能实现一体化管理、资源的整合、数据共享和业务分工协作。医疗产业信息化建设势必促进临床业务数据与新兴技术的结合，其中数据实时安全的共享是核心需求点。

隐私计算、区块链等新兴技术重塑医疗数据分享、使用方式和渠道，变革医疗信息共享和服务模式。为医疗健康大数据共享提供了全新的模式，核心的患者隐私信息可用不可见，极大地推进医疗科技和医药产业发展方面的数据应用价值。同时，在医学科研多中心协作、医疗医药产业交叉融合方面，隐私计算实现了“原始数据不出域”，能够帮助扩大生物样本数据样本量；在数据安全共享方面，隐私计算技术帮助电子病历信息实现跨科室、跨医院汇聚，将企业与医院间的合作方式由传统的“一对一”升级为“一对多”甚至“多对多”，实现研发效率的跃升，这种跨域协同可以大幅缩短创新药物、器械的研发周期，推动医药产业的发展。

在考虑当前信息化工作实际的同时，为未来数字健康发展预留空间，与“十四五”国家信息化规划、国民健康规划与卫生服务体系规划等政策文件充分做好衔接，统筹处理好继承与发展的关系，既做好顶层设计，又充分总结地方经验；既充分考虑当前全民健康信息化建设基础，明确信息技术运用的“路线图”和“任务书”，重在补短板、强基础，又着力促进新兴信息技术与卫生健康行业深度融合，力求锻长板、谋突破。

对照“十四五”国家相关规划等政策文件，紧紧把握信息化为业务赋能的定位，提出“十四五”期间全民健康信息化的发展目标，力求形成以数据资源为关键要素，以引领支撑卫生健康事业高质量发展为主题，以数字化、网络化、智能化促进行业转型升级，重塑管理服务模式的体系框架。

为把《规划》落细落实，在确保安全的前提下，聚焦信息化建设过程中存在的重点难点问题，坚持问题导向、需求导向和应用导向，通过实施全民健康信息新基建、数字化智能化升级改造等一系列重大工程与开展互通共享攻坚、健康中国建设等一系列优先行动，通过多种新兴技术融合，为信息化建设落地落实提供强有力的抓手。

2022 年 12 月 2 日，《中共中央国务院关于构建数据基础制度更好发挥数据要素作用的意见》（以下简称“数据二十条”）发布。“数据二十条”的核心目标是建立四项关键数据基础制度，包括数据产权制度、数据要素流通和交易制度、数据要素收益分配制度，以及数据要素治理制度。在解释文件中，明确指出“数据二十条”的导向是解决市场主体在实际操作中面临的问题。它引领了数据产权观念的创新，强调了使用权，而不仅仅是所有权，特别关注了数据使用权的流通。为此，提出了建立数据资源持有权、数据加工使用权和数据产品经营权的“三权分置”数据产权制度框架，构建了中国独特的数据产权制度体系。另外，还强调了建立安全可控、弹性包容的数据要素治理制度，确保数据安全贯穿整个数据治理过程。这一制度体系涵盖了政府、企业、社会多方协同参与的治理模式，创新了政府治理方式，明确了各方主体的责任和义务，完善了行业自律机制，规范了市场秩序，形成了有效市场和有力政府相结合的数据要素治理格局。

在医疗领域，健康医疗大数据的价值释放必须有安全做保障和支撑，继续加强政策法规体系的可操作性建设并与国际接轨，同时研发经济有效的安全保护新技术，双管齐下，不断拓展基于隐私计算技术在健康医疗大数据的应用场景，为健康医疗数据领域的数字经济的发展提供助力！

参考文献

［1］中国信息通信研究院. 隐私计算白皮书（2021）［R］. 2021.

［2］中国移动通信联合会，中国信息通信研究院，等. 2021 隐私机密计算蓝皮书［R］. 2021.

［3］闫树，吕艾临. 隐私计算发展综述［J］. 信息通信技术与政策，2021（6）：1-11.

［4］李凤华，李晖，牛犇. 隐私计算理论与技术 网络技术［M］. 北京：人民邮电出版社，2021.

［5］隐私计算联盟. 隐私计算白皮书（2022）［R］. 2022.

［6］WANG S，JIANG X，WU Y，et al. Expectation propagation logistic REgRession（EXPLORER）：distributed privacy-preserving online model learning［J］. Journal of biomedical informatics，2013，46（3）：480-496.

［7］R L RIVEST，L ADLEMAN，M L DERTOUZOS. On data banks and privacy homomorphisms［J］. Foundations of secure computation，1978，11：169-180.

［8］隐私计算联盟，中国信息通信研究院云计算与大数据研究所. 隐私计算应用研究报告（2022 年）［R］. 2022.

［9］WARNAT-HERRESTHAL S，SCHULTZE H，SHASTRY K L，et al. Swarm learning for decentralized and confidential clinical machine learning［J］. Nature，2021，594（7862）.

［10］辛均益，陈如梵，王林，等. 生物医学大数据中的隐私计算［J］. 医学信息学杂志，2022，43（10）：1-7.

［11］LIU R，RIZZO S，WHIPPLE S，et al. Evaluating eligibility criteria of oncology trials using real-world data and AI［J］. Nature，2021.

［12］贾轩，白玉真，马智华. 隐私计算应用场景综述［J］. 信息通信技术与政策，2022（5）：45-52.

［13］MATHIEU GALTIER. MELLODDY：a "Co-opetitive" Platform for Machine Learning across Companies Powered by Owkin Technology［EB/OL］.（2020-02-17）［2023-04-14］. https://www.melloddy.eu/blog/melloddy-a-co-opetitive-platform-for-machine-learning-across-companies-powered-by-owkin-technology.

［14］PCview 隐私计算研究院. 2022 年中国隐私计算行业洞察报告［R］. 2022.

［15］沈百荣. 全国高等学校教材 医学信息安全［M］. 北京：人民卫生出版社，2023.

［16］LIU Y，KANG Y，ZOU T Y，et al. Vertical federated learning：concepts， advances, and challenges [J]. IEEE transactions on knowledge and data engineering, 2024, 36 (7): 3615-3634.

[17] 大数据协同安全技术国家工程研究中心. 大语言模型提示注入攻击安全风险分析报告（2023）[R]. 2023.

[18] 之江实验室. 生成式大模型安全与隐私白皮书（2023）[R]. 2023.

[19] YAO A C. Protocols for secure computations [C]. Proc of the 23rd annual IEEE symposium on foundations of computer science, 1982.

[20] 陈廷寅，冯嵩，韩冠平，等. 国家临床医学研究中心大数据共享协作平台建立与应用 [J]. 中华医院管理杂志，2022，38（5）：337-342.

[21] 董军，王欣，李军，等. 临床决策支持系统的构建与应用 [J]. 中国卫生质量管理，2016，23（3）：16-19.

[22] 张燕，杨一帆，伊人，等. 隐私计算场景下数据质量治理探索与实践 [J]. 大数据，2022，8（5）：55-73.

[23] 周午凡，董宏伟，张丽霞. 国外隐私计算最新进展及对我国的启示 [J]. 通信世界，2022（5）：32-35.

[24] CHEN C, WU Z P, LAI Y Y, et al. Challenges and remedies to privacy and security in AIGC: exploring the potential of privacy computing [J]. Blockchain, and Beyond, 2023.

[25] NURIA RODRíGUEZ-BARROSO, STIPCICH G, DANIEL JIMéNEZ-LóPEZ, et al. Federated learning and differential privacy: software tools analysis, the Sherpa. ai FL framework and methodological guidelines for preserving data privacy [J]. Information fusion, 2020.

[26] 田申，高震，张吉，等. 隐私计算法律适用规则报告 [C]. 2021 年数据合规流通论坛，2022.

[27] 鞠鑫，曹京，陈佛忠，等. 隐私计算在卫生健康行业的应用与安全研究 [J]. 信息通信技术与政策，2023，49（2）：43-48.

[28] 孙颖，李超峰，林丽，等. 鼻咽癌专病科研数据库建设与应用 [J]. 中国数字医学，2021，16（1）：7-12.

[29] 郭子菁，罗玉川，蔡志平，等. 医疗健康大数据隐私保护综述 [J]. 计算机科学与探索，2021，15（3）：389-402.

[30] 隐私计算联盟. 隐私计算医疗应用白皮书（2022）[R]. 2022.

[31] 方滨兴，贾焰，李爱平，等. 大数据隐私保护技术综述 [J]. 大数据，2016，2（1）：1-18.

[32] 微众银行 AI 团队发布新版联邦学习白皮书 [J]. 中国金融电脑，2020（5）.

[33] 李凤华，李晖，贾焰，等. 隐私计算研究范畴及发展趋势 [J]. 通信学报，2016，37（4）：1-11.

[34] FENG C, SHUANG W, JIANG X Q, et al. PRINCESS: privacy-protecting rare disease international network collaboration via encryption through software guard extensions [J].

Bioinformatics, 2017, 33 (6): 871-878 .

[35] 锘崴科技 NovaVita v3.26 开启基因数据隐私机密计算新时代 [EB/OL]. (2020-10-09) [2023-11-20]. https://kjj.sx.gov.cn/art/2020/10/9/art_1479726_58893959.html.

[36] GENTRY C. Fully homomorphic encryption using ideal lattices [C]. Annual ACM symposium on theory of computing, 2009.

[37] WOOD A, ESKO T, YANG J, et al. Defining the role of common variation in the genomic and biological architecture of adult human height [J]. Nature publishing group, 2014.

[38] 华佳烽. 面向医疗数据查询计算的隐私保护方法研究 [D]. 西安: 西安电子科技大学, 2020.

[39] 洪烨. 基于机器学习算法的糖尿病预测模型研究 [D]. 黑龙江: 哈尔滨工业大学, 2016.

[40] XIONG Z, CHENG Z, LIN X, et al. Facing small and biased data dilemma in drug discovery with enhanced federated learning approaches [J]. 中国科学, 2022 (003): 065.

[41] 陈如梵, 王林, 郭兰停, 等. 生物医疗场景下的隐私保护计算应用 [J]. 信息通信技术与政策, 2022 (5): 60-67.

[42] 张燕, 杨一帆, 伊人, 等. 隐私计算场景下数据质量治理探索与实践 [J]. 大数据, 2022, 8 (5): 55-73.

[43] 隐私计算联盟. 隐私计算应用研究报告 (2022 年) [R]. 2022.

[44] ZHOU Z L, ZHANG B S, ZHOU H S, et al. Endemic oblivious transfer via random oracles, revisited [A]. Advances in cryptology-EUROCRYPT, 2023.

[45] Gartner 发布 2021 年重要战略科技趋势 [J]. 中国信息化, 2020 (10): 40.

[46] 中国信息通信研究院. 隐私计算与区块链技术融合研究报告 (2021) [R]. 2021.

[47] 石元兵, 张舒黎, 曹占涛, 等. 隐私计算融合应用研究 [J]. 通信技术, 2022, 55 (7): 919-925.

[48] 隐私计算联盟. 可信隐私计算研究报告 (2022 年) [R]. 2022.